癌症患者怎麼吃？

孫凌霞 著

營養抗癌，
每一口都是康復的力量

從特殊營養管理到日常生活調整，
針對不同癌種，制定專屬康復計畫

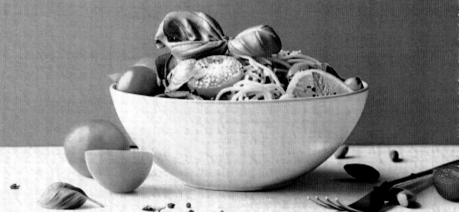

【為康復加菜！從科學角度打破飲食迷思】

名貴補品值得買嗎？罹癌了需要改吃素嗎？
吃不下打營養針就夠了嗎？為什麼「躺著養病」不可取？
消化道沒了功能如何補充營養？喝含糖飲料能幫助術後快速康復？

從營養學基礎知識到如何調整飲食來對付治療的副作用，
再到不同癌症類型特殊飲食推薦，一本書全方位支援癌症患者康復！

目 錄

目錄

目錄

序言

民以食為天，亞洲人特別關心吃。正所謂關心則亂，在亞洲關於癌症的各種謠言和失誤中，和吃相關的也是最多的。

老百姓對癌症兩個字特別恐慌，所以總想靠吃點什麼東西來防癌，同時也擔心吃到致癌的食物。做自媒體的人非常清楚大家喜歡看這種文章，所以每天不厭其煩地炮製一篇篇行銷文。網路上充斥了「吃了××會防癌」、「吃了××會致癌」這樣的標題。似乎一種食物，不是防癌，就會致癌。有沒有科學依據不重要，關鍵是為了獲得流量，騙取利益。

如果一個人生病了，身邊更是會出現很多「好心人」，開始推薦五花八門的「抗癌飲食」：番薯、大蒜、洋蔥，甚至還有蟾蜍、蜈蚣、童子尿等。

對這麼多關於吃的說法，大家無所適從，到底應該相信哪一個？

毫無疑問，營養對癌症患者特別重要。

我一向認為，與晚期癌症抗爭，身體整體狀態，尤其免疫系統功能是關鍵。由於癌細胞能不斷進化，所以任何療法都很難殺死所有的晚期癌症細胞，總會出現一些殘餘。但如果免疫系統很強大，就有可能抑制住，甚至清除掉殘餘的癌細胞，達到最好的治療效果，甚至實現臨床治癒。

優質的營養保障，是免疫系統、神經肌肉系統維持功能的基礎。保持患者的身體狀態，對降低副作用，提高治療效果都有好處。治療過程中，如果患者體重能維持住，是一個很好的現象。

但現實情況卻不容樂觀，亞洲很多患者和家屬缺乏營養知識，甚至

聽信各種謠言，導致患者體重直線下降，身體機能大幅降低。

最近我回老家，見到一位年輕的大學生癌症患者。這男生本來很帥，體重60公斤，但患癌後由於心理壓力和治療副作用，體重直線下降，短短幾個月就降到了35公斤，完全是皮包骨。免疫力也變得非常差，潰瘍、感冒、腹瀉，無時無刻不困擾著他，狀態讓人非常擔心。

這樣的情況並非少數。很多患者並不是死於癌症本身，而是死於營養不良。一提起癌症患者，很多人第一印象就是瘦弱，但這其實是可以介入的。

每天都有人問我：「鳳梨（李治中），癌症患者應該怎麼吃？到底哪些說法是科學的？」我很想幫助大家解答，但這方面我確實不專業，很怕會誤導大家，所以一直沒寫。

很幸運，現在凌霞出手了。她的這本書，我強烈推薦每一位癌症患者和家屬都好好讀！

凌霞是我在美國就認識的好朋友，也是我最信賴的臨床營養師之一。凌霞在美國留學，畢業後在美國頂尖醫院做了多年的一線臨床營養師，知識非常前沿，經驗也很豐富。如果你相信科學，相信現代營養學，那聽凌霞的準沒錯。

凌霞是我見過最有耐心、最關心患者的專家。每次我們討論一件事，她的出發點都是怎麼能更好地幫助患者。諮詢她問題的人，不管熟悉不熟悉，她通常都會當作個案仔細分析，給出詳細的建議。凌霞脾氣很好，但我也見過她發飆：「患者營養太差了，居然瘦成了這樣！氣死我了！」

這本書，是她十多年經驗的精華總結。從營養學基礎知識，到怎麼調整飲食來對付治療的副作用，再到不同癌症類型特殊的飲食推薦，凌

霞不僅告訴大家原理，更有很多實務操作的推薦。我相信這本書對大家會有很直接的幫助，讓患者能更好地對抗疾病，活得更長、更好。

致敬生命。讓我們相信科學，好好吃飯。

李治中（鳳梨），著名科普作家，
著有暢銷書《癌症・真相》、《癌症・新知》

此書獻給每一位勇士 —— 所有與癌症抗爭的患者和家人：

因為每天都是新的一天

因為我有我愛和愛我的人

因為疾病不能定義我是誰，只有我自己可以去定義我的人生

因為我還能為身邊的人和這個世界帶來更多美好

因為我愛這個世界，這個無比精彩，一切皆有可能的世界

……

當癌症這個惡獸闖入了生活，我們中的很多人勇敢地用自身獨特的背景，以獨特的方式也做著英雄般的事情。

我深信，所有沒能擊垮你的，都將使你變得更強大！向生命致敬！

生命不息，勇者勝！

—— 湯姆・馬西里耶（Tom Marsilje）
（一位優秀的癌症藥物研發科學家，
一位勇敢樂觀面對晚期癌症的患者，
一位癌症科學資訊的傳播者、患者組織的倡導者）

序言

第一部分　癌症患者的營養基礎

食物即藥物，藥物即食物。

Let thy food be thy medicine, thy medicine be thy food.

—— 希波克拉底（Hippocrates）

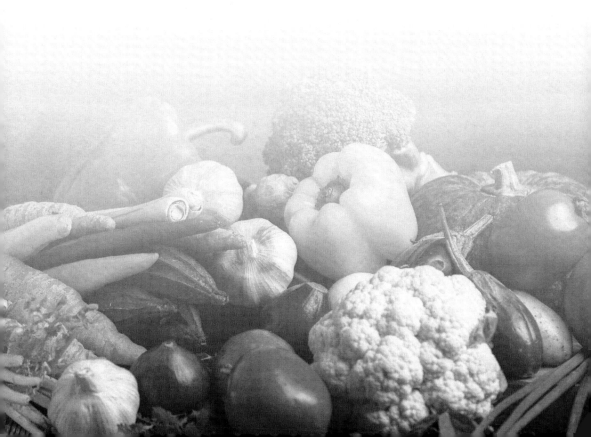

營養不良會增加癌症患者的死亡率嗎？

本文要點

癌症患者營養不良發生率高。營養狀況直接跟治療效果、術後恢復、感染率和死亡率密切相關。10%～20%癌症患者的死亡並不是因為癌症本身，而是營養不良所導致的！營養不良患者在醫院的感染率是營養正常患者的2倍，住院時間是營養狀態正常患者的1.5倍，而死亡率更是高達3倍，住院費用也高達3倍。

不吃和亂吃是目前癌症患者飲食營養的兩個失誤。想用不吃來餓死癌細胞是不可能的，不注重營養飲食，透過偏方和超級食物來治療癌症或者輔助治療癌症也是不可能的。

保障患者的營養狀態有三點：①重視營養，與治療同等重要；②飲食不佳時，積極尋求專業人士的幫助，積極配合醫生及時進行營養評估並開展適合的臨床營養介入；③不要道聽塗說，從可靠資訊源獲取飲食相關資訊。

　　癌症是導致成年人死亡的最主要因素，每天大概有1.2萬人被新確診為癌症，我們之中超過1/3的人將在有生之年身患癌症，以後家家戶戶都有癌症患者將成為常態。很多人談癌色變，一說到癌症，就和絕症掛鉤。其實，癌症的治癒率已經逐步提高，慢慢在向慢性病的趨勢發展。

　　是什麼在左右生存率？是什麼在影響治療的順利進行？是什麼導致有的患者術後恢復好，有的患者治療效果差？

　　除了癌症本身的分期、分級、嚴重程度以及治療的方法外，還有一

個非常重要的因素，就是營養，即患者在確診時、治療期間和治療後的營養狀況。飲食，不僅是吃飯滿足果腹之需，更是為身體的正常運作提供所需的營養物質；在患病之時，還為身體對抗疾病、康復瘉合提供適合的物質基礎。

我們常看到癌症患者消瘦羸弱，尤其是頭頸癌、胃癌、肺癌、胰腺癌以及各種晚期癌症患者。這是患者身體的肌肉和脂肪組織減少，體重降低，進而身體功能下降而導致的消瘦羸弱，這樣的消瘦羸弱其實就是營養不良的表現。營養不良的癌症患者並不是少數，有些癌種甚至高達85%的成人患者都有營養不良。研究報導的數據表明：住院的癌症患者，在確診時大概有20%的患者營養不良，在治療的過程中，營養不良的發生率繼續上漲，大概有27%的患者營養不良。其中骨腫瘤、胰腺癌的患者尤為突出，有50%的患者營養不良。年齡大的患者營養狀況更加不好，有1/370歲以上的老年患者，在確診時就已經營養不良。

營養不良會有哪些「不良影響」？

營養狀況直接與治療效果、術後恢復、感染率、死亡率相關。10%～20%的癌症患者的死亡是營養不良所致，並不是癌症本身。研究顯示，營養不良的患者在醫院的感染率是營養狀態正常的患者的2倍，住院時間是營養狀態正常患者的1.5倍，而死亡率更是高達3倍，住院費用也高達3倍。

對於癌症患者，體重下降6%就會降低對治療的敏感度，降低生活品質和生存率。體重沒下降，不代表沒有營養不良的風險。很多實體瘤患者，腫瘤不斷增大，看似體重沒變，實則身體肌肉組織減少，營養狀況下降。

研究顯示，就算是體重改變不大且在正常範圍內的癌症患者，肌肉減少顯著的，手術的併發症也會顯著增多。同時，身體承受的化療藥物

的毒副作用，也會因為肌肉減少而顯著增加，有的藥物毒副作用甚至增加到2倍。毒副作用大，患者很可能就承受不了有效的治療劑量，而且還要承受藥物帶來的更大毒副作用，治療效果顯然是要大打折扣的。科學家在研究了近8,000名成人實體瘤患者後，發現瘦體組織也就是肌肉組織減少，產生了肌少症的患者，死亡率增加了44%！

　　所以說，保障營養狀況可以在相同的疾病狀況和治療條件下，最佳化治療效果，減少住院時間，降低感染機率，減少治療費用。

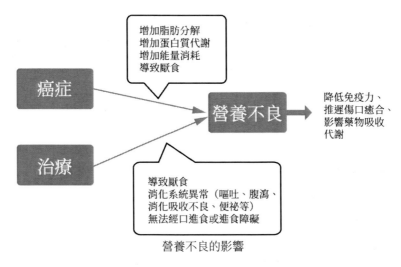

營養不良的影響

為什麼營養不良在癌症患者中很常見？

　　癌症是一類代謝性疾病，它使人體代謝異常，增加身體炎症，令人食欲不振，還會加速體內蛋白質的分解，減慢蛋白質的合成；加速脂肪的分解，減少脂肪的合成，使得身體消瘦。同時，癌症的治療方式尤其是化療和放療，也不同程度地加速了蛋白質周轉，導致蛋白質流失；而且放療和化療副作用會導致一系列消化道異常症狀，如噁心、嘔吐、腹瀉、便祕、吸收不良等，影響患者進食獲取營養。

也就是說，對於癌症患者，無論是疾病本身還是治療都增加了身體消耗，影響營養的攝取和吸收利用。

就像一個水缸，日常入水量和出水量基本平衡，水缸裡的水就基本保持不變。在癌症治療期間，就如同水缸的出水口擴大了，不停地漏水，而入水口的水流卻不斷地變小，成為一滴水的狀態，水缸裡的水量就不斷被消耗而得不到足夠的補給。

癌症患者需要如何確保營養為治療和康復助力？

首先，我們要破除關於飲食營養的兩個失誤：一是不吃；二是亂吃。

先說不吃。

有的人覺得，在生病期間多補充營養是在餵養癌細胞。可事實卻是我們身體的正常細胞和癌細胞都需要營養。想透過飢餓來餓死癌細胞的，同時也餓死了正常細胞；想要餓死癌細胞而不餓死正常細胞沒那麼簡單：癌細胞比正常細胞更強勢，不斷繁殖，而正常細胞是有細胞週期的。所以，想透過飢餓來餓死癌細胞，就太小瞧癌細胞了，最後和癌細胞同時被餓死的還有患者本人。

還有人說，給了藥物以後就更不能吃，因為藥物殺死癌細胞，而營養會幫助修復癌細胞。其實癌症的治療藥物對癌細胞這種快速增長的細胞影響更大，對正常細胞的殺傷力小於癌細胞。一場屠殺後，哪個先長回去哪個贏，給足營養，健康細胞才更容易長好。

所以，想透過單純的飢餓來治療癌症是萬萬不可取的。

再說亂吃。

有的患者和家屬四處搜尋各式各樣的偏方，或者指望某一種食物是靈

丹妙藥，吃了就一定會好，這是不可能的。試想如果某一種偏方有用，為什麼不公諸於世？世界各國那麼多優秀的科學家前仆後繼地苦苦研究治療癌症的方法，這個方子絕對能讓發明者一夜成名，受全世界矚目，坐擁諾貝爾獎。同時，再明碼標價商業化，利潤絕對碾壓各大藥廠，這樣名利雙收的大好事，為什麼不做而是要躲在民間默默做個「偏方」呢？

目前也沒有哪一種單獨的食物或者營養素被科學驗證是可以治療或者輔助治療癌症的。大量吃某一種單一食物，只會造成營養攝取的不均衡，而身體需要的營養素攝取不足，反而加劇營養不良，更不利於整體治療和康復。更有甚者還因為大量吃某種食物而導致了其他疾病。之前遇到一個患者，家裡是做冬蟲夏草生意的。他患病後，長期大量吃冬蟲夏草，最後因為重金屬超標而中毒入院。

無論是否生病，好的飲食基礎都是營養豐富且均衡的膳食。不但需要有供給人體所需熱量的營養素 —— 蛋白質、脂肪、碳水化合物，還需要維繫人體健康的其他營養素，如維生素、礦物質以及植物營養素。生病的時候是在這樣的膳食基礎上調整，以滿足疾病治療和康復的需求。

破除了失誤以後，究竟怎樣做才能保障癌症患者的營養呢？

首先，要高度重視營養，把飲食和確保營養狀態放到一個策略高度。在癌症治療期間，飲食已經不單單是平日的一日三餐果腹之需，滿足味覺的歡愉，更是治療的重要一部分。吃的情況和營養狀況的好壞，直接關係到治療效果、生存率以及康復情況。只有在策略上重視了，我們談戰術（怎麼做）才有意義。

其次，如果自己吃不夠或者吃不了的時候，就要積極配合醫生，及時進行營養評估並開展適合的臨床營養介入。營養介入不能等到重度營養不良的時候才進行，那個時候很難糾正營養狀況了。要未雨綢繆，等

大雨傾盆、屋頂已破的時候，再來修補屋頂，已經來不及了。

最後，不要道聽塗說，要從可靠資訊源獲取資訊。臨床營養學相對於其他學科，是一個新興學科，還在不斷發展完善，同時營養與飲食也是最貼近日常生活的，無論是三姑六婆還是街坊鄰居，每個人都能就這個話題說點什麼；另外，網路上還充斥著各種祖傳偏方、祕方，什麼能吃、什麼不能吃的建議，常常讓患者和家人覺得資訊爆炸不知如何是好。真正可靠的資訊，一般是這個領域專業人士的建議和可靠專業的官方組織的推薦。比如關於這次新型冠狀病毒，院士的分析，肯定比親戚群組裡非醫學和公共衛生專業的大姨的要可靠得多；官方的建議，肯定是比網路上的各種小道資訊可信。

所以，作為患者，面對各式各樣的飲食建議，不要盲目相信，更多的是靜下來想一想：這樣的資訊和觀點是哪裡來的；來源是否可靠；結論是怎樣推演出來的；是否真正適用於自己的情況等等。盡可能諮詢專業的醫生和臨床營養師來幫助自己。

在癌症的治療和康復中，營養應該是我們患者自己能做的最多的一件事了。被確診癌症，很多患者和家屬頓覺天地崩塌，人生失去控制。對於治療，醫生決定手術怎麼做，化療做多少，放療要不要做。然而，吃，這件事，是患者和家屬可以最大限度參與的，可以自己控制的；如果做得好，可以幫助治療順利進行、保障治療效果、助力康復，而且還能降低發生二次癌症和其他併發症及患慢性病的風險。

希望患者在抗癌路上，吃好飯，重營養，保治療，促康復！

疾病到來，我忽然覺得什麼都無法控制，但我還能控制什麼樣的食物進入我的身體，想辦法好好吃飯，讓我重新有了一些人生的掌控權。

—— 一位癌症患者

癌症患者的飲食原則是什麼？

本文要點

被確診癌症以後到底怎麼吃呢？基本原則是「營養膳食一二三」：一個中心，兩個基礎，三個調整。也就是以確保營養狀況在治療和康復中的策略意義為中心，營養全面均衡的膳食和食品安全是基礎，根據疾病狀態調整營養素的供給量、食物的形態以及營養的供給方式。

被確診癌症，關於能吃不能吃、多吃少吃的話題從來沒有停止過。那癌症患者到底應該怎麼吃呢？我把幾條基本原則總結為「營養膳食一二三」：一個中心，兩個基礎，三個調整。

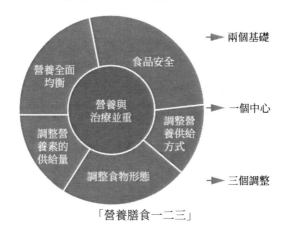

「營養膳食一二三」

一個中心

以保障營養狀況在治療和康復中的策略意義為中心，將飲食攝取與接受放化療、吃藥、手術的重要性等同起來。

兩個基礎

(1) 營養全面均衡的膳食。

(2) 保障食品安全。

三個調整

(1) 調整營養素的供給量。例如，移植期間、手術後、放化療期間增加優質蛋白質的攝取量；評估藥物和營養素的相互作用、治療以及手術的影響，按需調整微量營養素攝取。

(2) 調整食物的形態。例如，咀嚼困難，可以將食物切碎或做成泥；吞嚥困難，可以調整飲品的黏稠度；吃不下固體，可以喝高營養密度的液體等。

(3) 調整營養的供給方式。例如，吃不下或不能用嘴吃食物時，考慮腸內營養（管飼）的方式；消化道功能嚴重受損或者喪失的時候，則可以透過腸外／靜脈營養供給。

營養重要性的策略意義在上一篇文章中已經介紹過，在此不再贅述，下面主要對「兩個基礎」中的「營養全面均衡的膳食」進行詳細介紹。

什麼是營養全面均衡？

全面的意思是，我們身體需要的各種營養素都要吃到；均衡表示各個營養素的占比要符合身體需要，不是什麼好，就猛吃，而是講究各種營養素的攝取平衡，只靠單一營養素是無法保證身體健康和正常生理功能的。

有哪些營養素呢？

　　營養素可簡單分為宏量營養素和微量營養素。此外還有水。

1. 宏量營養素：
　主要包括蛋白質、碳水化合物和脂肪，可以為身體提供熱量。

(1) 蛋白質

　　蛋白質在人體中參與身體組織的構成，大到肌肉組織，小到細胞；幫助消化食物，消化食物的消化酶就是蛋白質；維持免疫系統的功能，我們熟悉的抗體也是蛋白質。因此，蛋白質在治療和康復期的意義十分重大。

　　蛋白質主要存在於肉、蛋、奶、禽、魚蝦水產、大豆及大豆製品（如豆腐、腐竹、豆漿等）中，它們也被稱為完全蛋白質，可以獨立提供人體所需的所有必需胺基酸，是優質蛋白質來源；另外，平常吃的米、麵、雜豆類、堅果、種籽及其他穀物中也含有不少蛋白質，不過絕大部分不屬於完全蛋白質，不能獨立提供人體所需的所有必需胺基酸；而蔬菜水果中含有的蛋白質的量就非常少了。治療期間最好確保至少一半的蛋白質來源是完全蛋白質。

(2) 碳水化合物

　　碳水化合物能給人體快速提供能量，還能幫助維繫腸道微生態的健康。碳水化合物可以分為能被我們人體消化吸收的一般碳水化合物，以及身體不能消化吸收的膳食纖維。膳食纖維雖不能被人體消化吸收，但能被腸道中的有益細菌利用，幫助維繫整個腸道的微生態健康。而腸道微生態的健康對身體的免疫、代謝以及情緒都有積極的影響。

碳水化合物主要來源於平常吃的主食，如米、麵、番薯、馬鈴薯、玉米、山藥等；另外，水果、蔬菜、豆類、奶類中也含有碳水化合物。蔬菜、水果、粗糧、全穀物、豆類和堅果等也是膳食纖維的優質來源。

選擇碳水化合物的時候，如果沒有特殊的疾病需要，優先選擇那些完整的食物（如全穀物、全麥、糙米等），減少精緻深加工過的碳水化合物（如白麵、白米、甜點、蛋糕、糖等）。

未經過精緻深加工的完整食物營養更豐富，含有更多的維生素、礦物質及膳食纖維；而經過精緻深加工的碳水化合物，營養素含量少，並且在身體中會比較快地被消化吸收，易引起血糖的快速大幅度波動，容易使人覺得疲勞，也不利於長期的健康。

(3) 脂肪

脂肪一般可以分為不飽和脂肪、飽和脂肪和反式脂肪。

不飽和脂肪主要來源於植物和魚類等水產品，在常溫下呈液體。例如，平時炒菜用的菜籽油、橄欖油、玉米油、深海魚油等都富含不飽和脂肪；食物中的堅果、種籽，如核桃、杏仁、松子、瓜子、亞麻籽等也富含不飽和脂肪。不飽和脂肪有益於健康，是脂肪的優質來源。

飽和脂肪在常溫下是固態，主要來源於動物食品，如豬油、雞油等。椰子油和牛奶中的大部分脂肪也是飽和脂肪。飽和脂肪吃得過多會升高膽固醇水準，增加心血管疾病和中風的風險。所以盡量少用高飽和脂肪的油類烹飪，做菜時去除肉類上可見的油脂和禽類的皮，可以幫助減少飽和脂肪的攝取。

反式脂肪主要是用化學方法將不飽和脂肪變為飽和脂肪，起初是為了延長食物存放的時間，防止油脂酸敗。然而，大量的科學研究證實，

這類脂肪對健康十分不利，會增加身體炎症和心血管疾病的發病率，建議盡量不吃。反式脂肪主要存在於烘焙的糕點、餅乾、深度加工和油炸的食品中。購買有包裝的食物時可以看食物標籤，選擇沒有反式脂肪的食品。

　　建議在膳食中，盡量選擇更健康的不飽和脂肪來替代不太健康的飽和脂肪，拒絕非常不健康的反式脂肪。

2. 微量營養素

　　相較於蛋白質、碳水化合物和脂肪，我們人體對維生素、礦物質、植物營養素等的需要量較少，在這裡簡單劃分為微量營養素。

　　維生素、礦物質、植物營養素還有水，雖然不能提供熱量，但對日常健康的維繫、抵抗疾病、幫助康復是非常重要的。它們參與體內生化反應、維持身體機能正常運轉、保障免疫力、幫助傷口癒合和身體組織的修復等。

　　維生素和礦物質相信大家不陌生。植物營養素，顧名思義，來自植物，也稱為植物化學物質，如胡蘿蔔素、番茄紅素、花青素等都屬於這一類。植物營養素對健康是十分有益的，越是顏色豐富的蔬菜水果，含有的植物營養素越多。

　　維生素、礦物質及植物營養素廣泛存在於我們日常的食物中，從膳食中就能獲得。多種類的食物攝取有助於獲得不同的微量營養素。由於癌症本身以及治療對營養素吸收代謝的影響，一些患者可能會對某些微量營養素的吸收和利用產生問題，進而可能增加這些微量營養素缺乏的風險，這就需要根據疾病和治療的情況對膳食進行調整，具體內容接下來的章節會展開講解。

3. 水

水幫助消化食物、吸收營養、維持體溫、排除廢物等。飲水不足或者由於化療和放療的副作用導致的嘔吐和腹瀉會造成失水過多，嚴重的脫水還會危及生命。另外，化療期間很多藥物都有毒副作用，增加飲水量，可以幫助毒素排出體外，降低出血性膀胱炎的發生。

營養全面且均衡的一餐長什麼樣？

食物多樣性可以幫助我們全面攝取營養，尤其是把食物吃得色彩豐富如彩虹一般，更有助於多種有益營養素的攝取，那麼該如何運用到每日的膳食中來呢？推薦大家每天至少吃12種不同的食物，每週至少吃25種不同的食物。做菜用的辛香料也可以算是一種食物，如薑、蒜、辣椒等。

營養如何均衡呢？營養學會推薦了膳食寶塔和膳食餐盤，可以讓大家直觀地看到不同的食物類型大概應該吃多少。

膳食寶塔中將不同的食物組由底到頂排列，越往上推薦的攝取量就越少。膳食餐盤是直觀的表示，如果把一餐所吃的食物種類都放到一個盤裡，它們之間的占比關係一目了然。例如，穀薯類是我們膳食的基礎，在寶塔的最下面，在膳食餐盤中占的量超過1/4。膳食寶塔還推薦了全穀物、雜豆類、薯類的攝取量，它們都是非精緻深加工的碳水化合物，這樣，一半的主食都來源於比較好的碳水化合物了。蔬菜和水果可以提供豐富的微量營養素和膳食纖維，它們合在一起在每日食物中的占比是最高的，在膳食餐盤中占一半的量。多吃蔬菜水果可以幫助攝取更多有益健康的營養素。肉、蛋、奶、禽、水產等能提供優質的蛋白質，還有很多微量營養素，在膳食餐盤中占的量略小於1/4。但在癌症的治療

中，這部分優質蛋白的攝取可能就需要增加到平時的 1.2 ～ 2 倍，在膳食餐盤中的占比就會變多一些。

　　膳食餐盤上還標注了一天一杯奶製品。奶製品是優質蛋白質和鈣的良好來源。不過，在治療期間，不是所有患者都能耐受奶製品，有些患者可能會出現腹脹、腹痛等乳糖不耐受的症狀。如果出現這些症狀，可以在喝牛奶前吃乳糖酶或者選擇舒化奶（乳糖被處理過的牛奶）。對於營養不良的患者，可以把奶製品換成特殊醫學用途配方食品的營養奶，同時，我建議在膳食餐盤中增加一杯水。因為在治療中，喝足夠的液體也是很重要的。

　　有了營養全面且均衡的膳食，我們才能在這個基礎上，根據疾病狀況、治療狀況和臨床狀況來進一步調整患者的飲食和營養攝取。

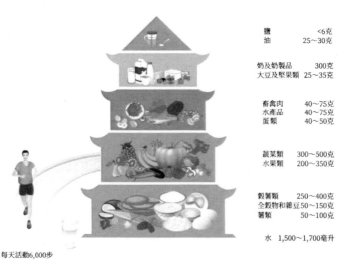

平衡膳食寶塔（2016）
圖片來源：《中國居民膳食指南（2016）》
http://dg.cnsoc.org/imgnewslist_0601_3.htm

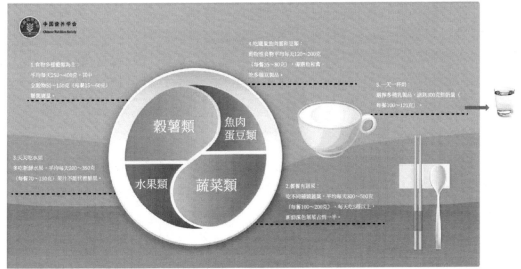

平衡膳食餐盤（2016）
圖片來源：《中國居民膳食指南（2016）》
http://dg.cnsoc.org/imgnewslist_0601_3.htm

以下幾個問題可以幫助大家自查一天的膳食是否營養全面。

(1) 蛋白質有了嗎？優質蛋白占到一半了嗎？

(2) 主食吃什麼，全穀物粗糧占到一半了嗎？

(3) 今天吃蔬菜了嗎？

(4) 今天吃水果了嗎？

(5) 是否用健康的油脂來代替不健康的油脂？

最後這首打油詩送給大家，希望大家都能好好吃飯。

肉蛋奶禽魚蝦豆，優質蛋白我最棒。

主食粗糧占一半，根莖玉米和薯豆。

每餐都要有蔬菜，顏色豐富營養佳。

水果同樣不能少，每天一份要保證。

食品安全要注意，乾淨衛生防感染。

　　我倒是覺得生病以來生活品質得到了前所未有的提升，以前整天忙於工作從不享樂，現在除了化療，主要工作變成吃喝玩樂，有空就出去旅遊走親訪友，也終於有時間陪伴照顧年邁的老母親，重拾少年時的興趣愛好開始繪畫。疾病讓我學會了活在當下，學會了表達自己的意願，不再忍氣吞聲，學會了首先愛自己，而不是事事考慮別人而喪失自我。

—— 張蔭

（三陰性乳腺癌遠處轉移患者，

一位抗癌勇士，「鳳梨因子」社群讀者留言）

癌症患者需要忌口哪些食物？

本文要點

　　癌症患者治療期間，患者往往免疫力低，對於所有患者，真正需要忌口的是食品安全風險高的食品。食品安全風險高的食物主要有10類：醃製食品，飲料機販賣的飲料，無照攤販售賣的食物，未全熟的肉蛋類，外賣的沙拉、冷盤、壽司、生魚片、生蠔，外賣的熟食滷味，未經過巴氏殺菌的乳製品、果蔬汁，超市加工過的水果拼盤、鮮切水果，自製的優格。除了食品安全外，注意藥物和營養素相互作用，閱讀藥物說明書，遵醫囑。

　　治療期間，大家都會交流需要忌口的食物。一般人往往特別在意牛羊肉、公雞、無鱗魚、韭菜這些「發物」（導致舊病復發之物）。但站在營養師的角度，這些都不是真正危險的食物。

癌症的治療，如常用的放療、化療以及骨髓移植，都會對患者的免疫系統造成一定程度的抑制，使得患者的免疫力比沒有患病的人要弱。免疫力低，感染的風險就會高。因而在飲食上，需要注意食品安全，以降低可能的感染風險。對於所有癌症患者來說，在治療期間，真正需要避免的到底是什麼呢？是下面這10大類食品安全風險高的食品。

醃製食品

　　上榜理由：此類食品（如醃肉／魚、火腿、乾巴〔醃製牛肉〕、香腸、臘肉、煙燻肉等）本身高鹽而且食品安全風險高，不推薦食用；如需食用，必須高溫加熱做熟，少量食用解饞。醉蝦、醉蟹、糟滷很容易滋生細菌，治療期間不建議食用。

　　推薦替代：新鮮肉、魚、蛋、禽，加工直到熟透。

飲料機販賣的飲料

　　上榜理由：此類飲料由於容器衛生難以保障，安全風險高；這類飲料一般高糖，不利於治療期間血糖的控制；碳酸飲料喝了以後容易肚子脹，飽腹感強，就吃不下真正有營養的食物了。

　　推薦替代：飲用水；體重下降需要補充營養者，可飲用口服營養補充液，如特殊醫學用途配方食品中的全營養產品或者藥字號的腸內營養液。

無照攤販售賣的食物

　　上榜理由：食品原材料和加工過程的衛生難以得到保障。

　　推薦替代：家中自製；到安全衛生的餐廳或飯店等處購買。

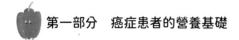

未全熟的肉蛋類

上榜理由：沒有全熟的牛排、溏心蛋、白斬雞等，容易受到細菌感染，加熱至全熟才能殺死絕大部分的有害菌。

推薦替代：將這些食物加工直到熟透。

外賣的沙拉、冷盤

上榜理由：外賣食品原材料和加工過程的衛生無法確認安全清潔，生的食品風險尤其高。

推薦替代：自製，將這些食物加工直到熟透。

壽司、生魚片、生蠔

上榜理由：這些食物容易受到細菌汙染，不宜生食。

推薦替代：不吃壽司，魚、貝類烹飪加工直到熟透。

外賣的熟食滷味

上榜理由：熟的肉類只能在室溫下放置2小時，太久就會造成大量的細菌生長，如果不知道加工和儲存情況，應該避免。

推薦替代：自製，做好後及時放入冰箱，再次食用時需要徹底加熱。

未經過巴氏殺菌的乳製品、果蔬汁

上榜理由：未殺菌的乳製品可能存在有害菌，比如，農場現擠出來的牛奶是沒有殺菌的，而巴氏殺菌可以殺死有害菌，降低感染的機率。

推薦替代：經過巴氏殺菌的乳製品、果蔬汁。

超市加工過的水果拼盤、鮮切水果

上榜理由：食品原材料和加工過程不知道是否是安全清潔的，容易受到細菌汙染，食品安全風險高。

推薦替代：買帶皮的蔬菜水果在家自己洗乾淨再削皮。

自製的優格

上榜理由：自製優格不容易控制菌種，容易產生其他有害菌。不推薦在治療過程中食用自製的優格。

推薦替代：購買可靠廠家銷售的經過巴氏殺菌的優格。

注意用藥安全，個體化忌口。

除了在治療期間忌口食品安全風險高的食物，其他需要癌症患者忌口的食物就是個體化的了。一些藥物和營養素會有相互作用，影響藥效。例如，服用達沙替尼（Dasatanib）、凡德他尼（Vandetanib）、尼羅替尼（Nilotinib）、伊馬替尼（Imatinib）、他莫西芬（Tomaxifen）、長春新鹼（Vincristine）等藥物的時候，建議不要喝葡萄柚果汁或者大量吃葡萄柚，因為這些藥物在身體裡發揮作用，需要一個叫CYP酶的系統來幫忙，而葡萄柚會影響這個酶，使需要這個酶代謝的藥物的藥效加強，增加藥物毒副作用。另外，巰嘌呤（6MP）服用前1小時和服用後2小時內不建議吃乳製品，乳製品和藥物同食會降低藥物的有效性。但也不用過度擔心，在整個治療期間都忌口乳製品，不同時吃也就沒有關係了。

這些個體化的忌口是來源於藥物與營養素之間的相互作用，是有針對性的，無須盲目忌口，大家吃藥的時候要注意閱讀藥物說明書，與藥師和醫生交流，遵醫囑用藥和迴避相應的食物。

癌症讓我成了一個更加有耐心、更加有同情心的人。我現在珍惜每時每刻的生活，珍惜身邊的萬事萬物，盡最大努力每天都學習一些新的東西。

—— 塔尼亞・梅吉亞（Tania Mejia）

（《紐約時報》專欄，摘自「鳳梨因子」）

預防感染買菜做飯要注意什麼？

本文要點

要想確保食品安全、降低感染風險，除了避免高風險的食物，還需要在買菜做飯的各個步驟注意食品安全，包括購買食材、烹飪準備、烹飪的過程以及儲存食物。

在前面我們介紹了癌症患者在治療期間該避免的高風險食品，事實上，在食材採購和烹飪過程中，對操作的衛生要求和對細節的把控也很重要，而這一點常常被大家忽視。

下面從食材採購到儲存的4個步驟，逐一剖析在家做飯的安全原則。

購買食材

✦ 購買過程中注意生熟分開。比如購物車裡的生肉和果蔬分開各放一邊，或者用袋子把生肉單獨包裝。

◆ 食材採購結束儘早回家。例如買了生肉、蛋、奶類需要冷藏的食物，應該在2小時內放到冰箱裡，如果是夏天，盡量不超過1小時。

◆ 注意檢查產品有效期，以及食品表面是否有腐敗、黴變等。

◆ 對於骨髓移植期間的患者，如果想生吃水果，推薦吃可以剝皮的種類，如香蕉、橘子等，避免吃不容易徹底清洗的，如草莓、藍莓等。

烹飪準備

1. 清洗

◆ 準備食材前先洗手，用肥皂或洗手液清洗手的每一個部位（手指、手掌、手背等），不少於20秒（可以唱一曲生日歌，不放心就唱兩遍）。

◆ 雞蛋、生肉（包括肉、禽、魚、蝦等）上容易附著細菌，處理這些食材後需要認真洗手以後再碰觸其他食物。

◆ 生食蔬果一定要徹底清洗乾淨。

2. 解凍

◆ 冰凍食品不能長期放在室溫下解凍，安全的解凍方式包括：提前放在冰箱冷藏室；用流動的冷水沖；使用微波爐。

◆ 解凍以後的食物不能再放回冰箱冷凍，應盡快烹飪。

3. 切菜

◆ 生熟食材需要使用不同的菜板和刀具，避免交叉汙染。

烹飪中

✦ 要煮熟！尤其是肉、蛋、禽類。煮熟可以使烹飪的溫度足夠高到殺滅大部分細菌。雞蛋全熟需要蛋清和蛋黃都成固體，肉、禽、魚、蝦類也要做到全熟。

✦ 如果不確定什麼才算全熟，可以買一個烹飪溫度計，紅肉（豬、牛、羊肉）和魚肉最中心的溫度最低達到71℃，禽肉（雞、鴨、鵝等）最中心的溫度最低達到82℃。

✦ 治療期間，不推薦進行白斬雞、溏心蛋、醉蝦、醉蟹等半熟食物的烹飪，同時也不推薦生的肉蛋類作為食物佐料，如壽喜鍋的生蛋蘸料。就算是包裝標注可生食的雞蛋，安全起見，在免疫抑制期，嗜中性球低的時候也建議不要生食。

✦ 盛放生食材的餐具不要重複用於盛放加工後的菜品，避免交叉汙染。盛放過生食材的器具用清潔劑洗乾淨後才可以放熟的食材。

食物儲存

✦ 食材存放在冰箱裡時，需要注意生熟分開。比如蔬果、熟食放在冰箱的上部，而生肉等放在下面，防止生肉的汁水滴到蔬果和熟食上面。在冷凍區裡，也需要將即食的冰淇淋等和生的肉類分開放。

✦ 冰箱門上的卡槽一般溫度高於冰箱內部，不建議將肉、乳製品等容易腐敗的食物放在冰箱門的卡槽內。

✦ 做好的食物，在室溫下放置不要超過2小時，因為室溫條件下容易滋生細菌。吃不完的食物，應儘早放入冰箱，熱的食物直接放入冰箱，並不會損害食物或是冰箱，只是多用一點點電。

✦ 盡量現做現吃。剩的肉菜米飯密封後通常可以冷藏儲存3天。但是

冷藏並不代表沒有細菌會生長，在治療期間，放在冰箱裡的飯菜建議不要超過24小時；如果實在需要長期儲存，可以考慮冷凍，冷凍時間也不要超過2個月。

✦ 冷凍不是萬事大吉，冷凍的食物也是有儲存期限的（表1-1）。冷凍不能殺菌，有的細菌喜歡低溫，比如李斯特菌也能在低溫下緩慢生長。

✦ 關注冰箱內部溫度，冷藏室的適宜溫度為1～4℃，過高容易滋生細菌，過低不利於蔬果保鮮。冷凍室一般是–18℃。

✦ 對於牛奶、果汁、優格等飲品，未開封前按照包裝上的保鮮期限儲存；開封後，如果不能一次喝完，應盡量避免直接對嘴飲用，而是單獨倒在杯、碗中，剩餘部分儲存在密閉容器儲存於冰箱，最多放置3天。如果已經對嘴飲用，剩餘部分應密閉儲存於冰箱，並於24小時內食用完剩餘部分，超過24小時以後就不要再吃了。

表1-1　食物低溫儲存時間

食物種類	冰箱冷藏儲存時間	冰箱冷凍儲存時間
新鮮的紅肉	3 天	8 個月
新鮮的禽肉 （雞、鴨、鵝等）	1~2 天	6 個月
帶殼生雞蛋	3 週	不適宜
新鮮魚蝦	1~2 天	2~3 個月
牛奶、優格	3 天	不適宜

注：如果購買有包裝的冷凍肉、禽、魚、蝦類，以包裝上的冷凍儲存時長為準。

癌症治療期間飲食的兩個基礎：營養全面均衡的膳食和保障食品安全，我們都聊過了，你都掌握了嗎？接下來的篇幅我們會聊一聊如何根據疾病狀況和治療來調整飲食與營養攝取。

保持樂觀，每日堅持做自己喜歡的事！感恩生命中每一份際遇，都是旅程，都有意義！

—— 王欣蘭（一位抗癌勇士，「鳳梨因子」社群讀者留言）

怎麼知道有沒有營養不良？

本文要點

營養對癌症的治療十分重要，營養介入不能等到重度營養不良的時候再進行。作為患者，我們可以透過下面這個小問卷，從年齡、疾病類型、身高和體重以及飲食攝取這四個維度來簡單評估自己的營養狀況，針對不同的營養不良風險，做出及時的介入，以良好的營養狀況來保障治療的順利進行並助力良好的康復。

營養對癌症的治療十分重要，貫穿癌症治療的始終。營養介入不能等到已經重度營養不良的時候才進行，而是應該早發現、早介入，這樣才能最佳化營養狀況，保障治療的順利進行。

通常，在癌症確診的時候就應該進行營養篩查，針對有營養不良風險的患者，需要專業的臨床營養師／醫生做營養評估並給予適合的營養介入。作為患者，我們更清楚自己的身體狀況，也能時時關注自己的營養狀況，希望大家能對自己的營養狀況進行監測，當自己有營養不良風險的時候就及時和醫生交流，讓自己能及時得到應有的營養支持與介入。

下面這個小問卷幫助大家看看自己的營養狀況：

1. 你的年齡是否超過70歲？（　）

    A‧是（1分）

    B‧否（0分）

    舉例：老李65歲，還不到70歲，0分。

2. 你是否患有如下疾病：頭頸癌、肝癌、胃癌、食道癌、胰腺癌、肺癌？（　）

    A‧有（2分）

    B‧沒有（0分）

    舉例：老李沒有這些疾病，0分。

3. 你是否還患有下列疾病：糖尿病、腎病、炎性腸病？（　）

    A‧有（2分）

    B‧沒有（0分）

    舉例：老李沒有這些疾病，0分。

4. 你的身體質量指數（BMI）是（　）。（計算BMI可以用目前的體重〔公斤〕除以身高〔公尺〕的平方）

    A‧20＜BMI＜35（0分）

    B‧18.5＜BMI≦20，或BMI≧35（1分）

    C‧BMI≦18.5（2分）

    舉例：老李體重73公斤，身高1.75公尺‘，他的身體質量指數（BMI）就等於23.8（$73 \div 1.75^2$），0分。

5. 你過去3～6個月體重變化的情況是（　）。計算體重改變：（平常的體重或者3～6個月前的體重－現在的體重）除以平常的體重或者3～6個月前的體重。（注：如果計算出來是負數，則表示體重增加。）

　　A‧無變化，或者體重下降或升高小於5%（0分）

　　B‧體重下降在5%～10%之間（1分）

　　C‧無計劃的體重升高大於10%（1分）

　　D‧體重下降大於10%（2分）

　　舉例：老李近2週的時間裡體重從73公斤掉到了69公斤，他的體重變化為5.5%（〔73公斤－69公斤〕÷73公斤×100%），1分。

6. 你過去一週的進食情況是（）。

　　A‧進食量是生病前進食量的50%～75%（1分）

　　B‧進食量是生病前進食量的25%～50%（2分）

　　C‧進食量低於生病前進食量的25%或者是無法進食（3分）

　　舉例：老李過去一週進食情況是什麼都吃不下，只能喝點水，屬於進食量低於生病前進食量的25%或者是無法進食，3分。

　　把上面6個題目的所有分數加到一起，就得到總分了。

　　舉例：老李的總分是0分＋0分＋0分＋0分＋1分＋3分=4分。屬於營養不良風險高，務必看臨床營養門診，如果是住院患者，應該申請營養科會診。

　　表1-2是營養不良風險自測評分和營養狀況。

表 1-2　營養不良風險自測評分和營養狀況

總分	營養狀況
0分	目前無營養不良風險，可以一週以後再測一次
1分	目前營養不良風險低，可以一週以後再測一次
2分	目前營養不良風險中等，建議諮詢專業臨床營養師
3分及以上	目前營養不良風險高，務必看臨床營養門診，如果是住院患者，申請營養科會診

注：
（1）第二題中列舉的診斷是營養不良風險高的癌症類型。第三題中列舉的疾病是對營養吸收和代謝有顯著影響的疾病。對於癌症患者，患有這些疾病進一步增加了營養不良的風險。
（2）這個營養不良風險自測小問卷是我根據已驗證的營養篩查工具（PG-SGA, NRS2002, MST, MUST）改編的，並且參考了肥胖對患者病死率影響的文獻，目的在於讓癌症患者可以自我監測營養不良的風險。這個工具並未臨床驗證作為醫學診斷的標準。

　　希望這個小問卷能幫助大家更清楚自己的營養狀況，在營養不良高風險的時候及時與醫生／臨床營養師溝通，得到專業的醫學營養介入，確保治療的順利進行和更優質的康復。

　　我一直都知道自己的人生短暫，所以我才活得這樣竭盡全力。
I always knew that I would live a short life, which is why I lived so fiercely.

—— 班・貝爾斯（Ben Barres）

怎麼知道吃的營養夠不夠？

本文要點

要保障良好的營養狀況，吃得充足是基礎。判斷吃得夠不夠，主要有4個方法：將目前的飲食量和日常飲食量做對比，如果不如平常吃得多，肯定是不夠的；估算需要量以及飲食量，看看是否夠；關注體重的變化；尋找專業臨床營養師幫助評估。

我一直強調良好的營養狀況對整個治療和康復的重要性。要保障良好的營養狀況，吃得充足是基礎。

我們身體的攝取和消耗就像一個蓄水池的入水和出水。作為成年人，一般身體健康狀態下，如果不刻意減重或增重，出水量和入水量是差不多一致的，蓄水池的水位差不多是持平的。患病期間，疾病本身和治療都會增加身體的消耗，就像是蓄水池的出水量增加了，要想保持蓄水池水位持平，就要增加入水量。也就是說，在生病期間，我們的消耗量增加了，攝取量也需要相應增加，才能保障身體的基礎需要。

癌症有不同的種類，不是每一種癌症都會增加人體對熱量的需要，但是，幾乎所有癌症患者在治療過程中，蛋白質的需要量都是增加的。不少患者在治療期間出現食欲不佳，吃的量都達不到平常的量，所以還是要強調注意飲食，最大化每一口食物的營養密度，尤其多吃富含優質蛋白質的食物。

很多患者都會問：「我怎麼知道自己吃得夠不夠呢？」

下面給大家介紹幾種可以自己操作的方法，來初步判斷自己在疾病治療期間吃的是否充足。

進食量與身體健康時做對比

　　這個方法是最簡單且有效的方法。大家可以回想一下自己未生病時的飲食狀況，如果現在生病後吃的變少了，那基本可以判定，現在吃的難以滿足身體的需要，就應該增進食欲、最佳化每一口食物的營養。如果現在生病吃的和原來差不多，那麼說明食欲還是不錯的，注意多吃含優質蛋白質的食物就好，因為治療期間，身體比平日需要更多的蛋白質。

進食量和需要量的估算對比

　　臨床營養師通常會用這樣的方法來初步評估患者的飲食情況，看進食量是否滿足需要量。除了可以看飲食的量是不是吃夠了；還可以看飲食的品質，是否提供不同營養素的食物都吃了。

　　首先是身體的需要量。對於熱量，比較準確的方法是透過儀器來測量，臨床上使用較多且可靠的是間接能量測量儀，也叫代謝車。這種儀器可以直接測量患者的熱量消耗，進而給予相應的補充。正常情況下家庭不會有這個測量儀的，一般就是在醫院裡對晚期惡性腫瘤、骨髓移植需要完全人工餵養的患者，醫務人員才可能使用到這個工具。

　　日常我們使用更多的是經驗估算。癌症患者在治療期間每公斤體重需要 25 ～ 35kcal（1kcal=4.183kJ）[1]的熱量。如果是營養狀況不錯的患者，每公斤體重30kcal就可以了；如果是手術術後或者骨髓移植的患者，則需要高一些，大概每公斤體重35kcal。重度營養不良的患者可能需要更高；而肥胖或者治療期間基本上臥床的患者，需要量就比較低一些，對於成年人，如果是治療期間體重下降顯著而營養不良的患者，一般使用生病前的日常體重來計算。

---

(1)　kcal：千卡。kJ：千焦。

　　大家在家裡，可以簡單地用每公斤體重30kcal熱量來估算。比如一個60公斤的患者，治療期間通常需要不低於1800kcal（60公斤×30kcal/公斤）的熱量。

　　熱量的需要量知道了，那蛋白質的需要量又是多少呢？通常，治療期間，每公斤體重一般需要1.2～2克蛋白質。治療結束後，處於康復期的患者，一般情況下蛋白質的需要量跟健康狀態的人差不多，可以用每公斤體重0.8～1克蛋白質來估算。也就是說，如果一個患者60公斤，每天需要吃的蛋白質，在放化療等治療期間大概是90克（60公斤×1.5克/公斤），骨髓移植期間大概需要120克（60公斤×2克/公斤），在康復期大概是60克（60公斤×1克/公斤）。

　　估算了需要量，我們如何估算自己的進食量呢？

方法一：熱量和蛋白質計數法

　　記錄每次吃的東西，估算有多少熱量和蛋白質。相對準確的參考就是去查詢每一種食物的營養成分及其含量，進而計算出一天攝取的熱量和蛋白質的量。現在方便快捷的辦法就是使用一些手機應用程式（APP），直接把食物輸入進去就可以查出其大概的熱量和蛋白質含量。

　　每種食物都查是一件比較麻煩的事，不過查幾次心裡就有譜了。更簡單的方法就是只估算優質蛋白質的量。因為在治療過程中，尤其是東亞的患者，日常進食蛋白質不足量。我通常會建議患者簡單地估算一下優質蛋白質的攝取量，看是否能滿足需要量的60%。也就是說，從肉、蛋、奶、禽、魚、蝦、蟹、貝、大豆和大豆製品中攝取的蛋白質的量是否達到需要量的60%。例如，患者需要蛋白質的攝取量是90克，那麼54克蛋白質來自於這些食物即可。從表1-3可知，一般我們所吃的煮熟的肉

類大概可以提供蛋白質的量是肉的質量的20%。也就是說，一頓飯吃了100克牛肉，差不多是吃了20克的蛋白質，那麼根據上面的例子，就還需要再吃34克的蛋白質才能達到目標量的60%，也就是達到54克。這個方法需要估算的食物少，相對可操作性高一些。書後附錄列表裡有《常見高蛋白質食物列表》可以參考。

表1-3列出了常見動物性食物蛋白質的含量。

表 1-3　常見動物性食物蛋白質含量比較（克 /100 克可食部）

食物名稱	含量	食物名稱	含量	食物名稱	含量
豬肉（肥瘦）	13.2	雞	19.3	鯉魚	17.6
豬肉（肥）	2.4	鴨	15.5	青魚	20.1
豬肉（瘦）	20.3	鵝	17.9	帶魚	17.7
牛肉（瘦）	20.2	雞肝	16.6	海鰻	18.8
羊肉（瘦）	20.5	鴨肝	14.5	對蝦	18.6
豬肝	19.3	鵝肝	15.2	海蟹	13.8
牛肝	19.8	雞蛋	12.7	赤貝	13.9
		鴨蛋	12.6	烏賊	15.2
		雞蛋黃	15.2		
		鹹鴨蛋	12.7		

數據來源：《中國居民膳食指南（2016）》。

等食欲正常就可以參考下面講的第二個方法，慢慢做到飲食的全面且均衡，既保證數量也保證了品質。

方法二：膳食指南參考法

根據自己的體重，估算需要的熱量，不同能量需要水準的平衡膳食模式和食物量（克/〔天×人〕）。例如體重60公斤，治療期間每天需要的熱量為每公斤體重30kcal，那麼一天所需要的總熱量就是1800kcal（60公斤×30kcal/公斤），穀物需要大概225克，蔬菜需要400克，水果需要200克，畜肉禽50克，蛋類40克，水產50克等。如果是特別瘦或者特別胖的患者，建議找專業臨床營養師來給予膳食指導。

體重和身體成分

體重的變化趨勢也可以反映吃得夠不夠。連續吃得不足，就會導致體重減輕。我通常會推薦患者每週測一次體重，關注自己的體重變化。測的時候，盡量穿相似的衣服，在一天的同一時間，比如早上起床排便後測量。如果體重降低，就一定要引起重視。通常我們的體重會有一定的上下浮動，但是如果下降超過5%，就需要告知醫生，進行專業的營養評估和介入。

最希望的還是避免體重下降。如果不能防止體重減輕，那也應該在專業醫生和營養師的指導下，進行有效的控制，盡量確保體重不再繼續減輕，防止營養狀況進一步惡化。

對於體重正常的患者，在治療期間應盡量維持住體重，而對於體重過輕的惡性腫瘤患者（BMI<18），建議逐漸實現穩步增重，盡量將身體質量指數控制在健康體重範圍的中間值（BMI在20～22），以更好地應對各種癌症治療。

尋求專業人士的幫助

食欲不佳、飲食量不如平常的患者，有條件的話，可以到醫院看臨床營養科門診。專業的臨床營養師可以對患者的疾病和飲食狀態做一個全面的評估，給出具體的建議。看臨床營養師前，建議記錄一下自己1～3天的膳食，便於營養師評估膳食情況。

兩年前的春天，我被查出子宮頸癌二期，後面治療成果不太好，一個月後復發，直接進入晚期，開始了舒緩治療。而父親，在我確診後的2週，被發現直腸癌三期。我沒有放棄，每天用筆記記下自己的醫療歷程，如每日吃了什麼藥物，有什麼樣的副作用，是否起效，今天又做了什麼治療，化療、放療、免疫治療輪番來，核磁共振、彩色超音波、放射線等，是否水腫、發燒、癌痛等。每天睜開眼睛的第一件事，想到活著真好，我又從老天那裡獲得多一天時間。

—— Emily Xu（「鳳梨因子」社群讀者留言）

放療期間怎麼吃？

本文要點

營養不良會導致放療的精準度和耐受性下降，不利於治療的順利進行。放療期間良好的飲食和營養狀態是保障治療和康復的基礎。參考前面章節介紹的癌症患者的膳食基礎上做出相應調整，提供質地軟潤易吞嚥、高營養密度的飲食，保障飲水、預防脫水。根據放療的部位和產生的不同副作用嘗試不同的應對措施。積極和專業醫務人員溝通，採取必要的營養介入手段。

　　放療是目前在癌症治療中應用十分廣泛且有效的療法。放療是透過高能放射線損傷癌細胞來治療癌症，但放療並不是只損傷癌細胞，也會損傷到正常的細胞和組織，所以放療在治療癌症的同時，也不可避免地帶來一些副作用，會影響到患者的正常飲食以及營養素的消化和吸收。再加上癌症本身就會改變身體的代謝，在放療期間，患者的營養狀況也會不同程度地惡化。研究報導，頭頸癌患者在放療開始前大概有24％的人營養不良，放療後，營養不良者增加44％～88％，其中重度營養不良發生率高達20％～40％。

　　營養不良會導致放療的精準度和耐受性下降，不利於治療的順利進行。放療需要使用個體化的體位固定模具以保證放療的精準度。如果患者體重下降顯著，很可能這個模具就不再適合，標記的治療位點就不再準確，進而影響到放療的精準度。而且很多時候，癌症都是綜合療法，比如先放療，使腫瘤縮小一些、邊界更清晰以後，再採取手術切除。如果放療期間營養狀況差，手術前已經營養不良的患者，術後傷口不易癒合，而且感染等併發症的發生率也會升高，不利於術後康復。

　　所以，放療期間保障營養十分重要。

如何保障放療期間的營養狀況呢？

　　首先，要積極關注營養狀態。明確營養狀況的好壞關係到治療的順利進行和康復，不容忽視。不能認為營養不良就是治療的常態，體重下降、身體消瘦、吃不下是治療本該就有的，而是應該積極地採取措施並和醫護人員溝通，選擇適合自己的營養介入方法。

　　其次，在放療期間的飲食可以注意以下三點：

1. 調整飲食，最佳化膳食營養密度

　　放療期間的飲食可以參考〈營養不良會增加癌症患者的死亡率嗎？〉一文中提到的癌症患者的基礎膳食。在這個基礎膳食上做如下調整：

✦ 食物的質地可以選擇容易咀嚼吞嚥的泥狀食物以及營養豐富的流質食物（如營養糊）。書後也有一些食譜可以參考。

✦ 確保優質蛋白質的供應。放療期間，身體對蛋白質的需要量大概是未生病時的 1.5 倍。放療期間可以多食用富含優質蛋白質且易消化的食物，如水蒸蛋、豆腐、蒸魚、乳製品[2]等。膳食中蛋白質吃不夠的時候，可以使用乳清蛋白粉來增加蛋白質的攝取。

✦ 確保蔬菜水果的供應。不能因為擔心治療期間的感染，擔心食品安全就減少或者不吃蔬菜水果。食品安全很重要，可以參考前文做好防控。蔬菜水果富含維生素、礦物質、植物營養素等，這些營養素十分重要，參與身體重要的生理活動，對抵抗癌症、修復受損的細胞必不可少。放療期間，對咀嚼和吞嚥蔬菜水果有困難的患者，可以把蔬菜水果榨汁或者做成果蔬泥。

✦ 保障飲水、預防脫水。放療期間容易產生脫水，充足的液體攝取也是正常生理活動的基礎。放療期間小口多次飲水或者其他液體有助於緩解口乾的狀況。推薦的液體有自製鮮榨的果蔬汁、油脂低的湯、奶[3]和豆漿；如果體重下降、營養不良的患者，可以喝特殊醫學用途配方食品的全營養液。

✦ 忌菸酒。抽菸喝酒會加重口腔不適的症狀，而且菸酒都是已經明確的致癌物，所以癌症患者應該忌菸酒。

(2) 如果生病前吃乳製品／喝奶會腹脹腹瀉，很可能是乳糖不耐受；另外，腹部的放療也容易導致乳糖不耐受。可以選擇不吃乳製品，如果想吃的話，可以使用乳糖酶或者是處理過不含乳糖的乳製品，如舒化奶等。大部分給成人使用的特殊醫學用途配方食品的全營養配方都是無乳糖的，可以選擇來替代乳製品。

(3) 同上。

2. 應對放療引起的飲食營養相關的副作用

對於放療期間的飲食營養管理，更多的是對放療引起的副作用的預防和處理。放療對飲食和營養狀態的影響主要取決於放療的部位。不同部位的放療，引起的副作用不同。表1-5列舉了不同類型的癌症和放療部位可能帶來的與營養攝取相關的副作用。這些副作用並不是每個患者都會出現，也不局限於這些，只是這些副作用發生的頻率高一些。針對不同的副作用，可以參考接下來的篇章中針對每種常見副作用的處理方式，嘗試適合自己的應對方法。

表 1-5　不同癌症類型放療部位與長短期副作用

癌症類型	放療部位	短期副作用	長期副作用 （症狀在治療結束後 90 天依然存在）
腦癌	頭部	食欲減退 噁心、嘔吐 吞嚥障礙 疲乏	頭痛 吞嚥障礙 疲乏
口腔癌、鼻咽癌、甲狀腺癌	頭頸部	食欲減退、味覺或嗅覺改變 口乾、唾液變稠 口腔黏膜炎、食道炎 咀嚼、吞嚥障礙 疲乏	味覺或嗅覺改變 蛀牙 下顎僵硬、咀嚼困難
乳腺癌、肺癌、食道癌	胸部	食欲減退 吞嚥障礙 食道炎、胃粘膜炎 疲乏	食管狹窄 胸痛 肺部炎症

胃癌、肝癌、胰腺癌、膽囊癌、腎癌	腹部	食欲減退 噁心、嘔吐 胃部不適、胃粘膜炎 腸炎 乳糖不耐受 營養素吸收不良 腹瀉 疲乏	腹瀉
結直腸癌	下腹部	腹瀉 乳糖不耐受 食欲減退 噁心、嘔吐 營養素吸收不良 疲乏	腹瀉
前列腺癌、膀胱癌、卵巢癌、子宮頸癌、子宮癌	骨盆部	腹瀉 便秘 營養素吸收不良	腹瀉 尿血

3. 積極地和專業的醫務人員溝通，採取必要的營養支持手段

　　如果自主飲食困難，不能滿足治療期間的營養需要，可以考慮營養介入。首先可以使用特殊醫學用途配方食品或者藥字號的腸內營養液作為口服營養補充，如果還是吃不夠，就需要透過管飼的方式將營養液打到身體裡，給身體提供營養。對於重度營養不良的患者，尤其是治療對營養狀態影響巨大的患者，例如重度營養不良的三、四期的頭頸癌患者，可以請醫生和臨床營養師在放療前，針對患者的個體情況進行評估，考慮放療前進行胃造廔，這樣在治療期間就可以透過胃造廔提供營養，保障患者的營養狀況，進而保障治療的順利進行和良好的康復。

在這條路上，我們擁抱所有，包括憂傷恐懼，包括幸福快樂，包括平靜安寧⋯⋯

—— 吳軍（前細支氣管肺泡癌患者，「鳳梨因子」社群讀者留言）

化療期間怎麼吃？

本文要點

化療期間抵抗力下降，營養需要量上升，治療還會帶來一系列消化道不適的症狀，影響飲食和營養狀況。化療期間的飲食需要注意食品安全；保障營養攝取，增加高蛋白質的食物；不同的化療藥物可能會帶來不同的副作用，針對不同的副作用嘗試不同的應對方法。

化療是目前大部分癌症患者都會使用到的治療方式。化療藥物透過影響細胞的分裂和增長來抑制癌細胞，但同時也會影響正常的細胞，尤其是快速生長的細胞，如消化道黏膜細胞以及毛囊細胞，這也就是為什麼在化療期間，很多患者都經歷了掉髮和一系列消化道症狀，如胃痛、腹瀉等。同時，不少化療藥物也會產生骨髓抑制作用，導致白血球、嗜中性球等減少，所以在化療期間，抵抗力不如未生病的時候，感染風險升高，食品安全就是非常重要的了。

化療期間的飲食需要注意以下三點：

(1) 注意食品安全：保障食品安全，降低感染風險十分重要。在〈癌症患者需要忌口哪些食物？〉和〈預防感染買菜做飯要注意什麼？〉中有詳細的分享。

(2) 保障營養攝取：治療期間蛋白質的需要量比平時高，是平時的1.5～2倍，建議多吃富含蛋白質的食物。可以參考〈如何讓每一口都吃好？〉裡分享的一些方法來增加每一口食物的營養密度，增加蛋白質的攝取量。

(3) 應對治療期間的副作用：化療藥物可能帶來的副作用，如噁心、嘔吐、腹瀉、便祕、食欲差等問題，後面都有單獨討論，將詳細給出可嘗試的具體應對方法。

表1-6列舉了常見的化療藥物可能帶來的影響營養和飲食攝取的副作用。這些副作用只是可能出現的問題，每個人的感受不同，不必有心理暗示，只需知道出現這些問題可能是藥物所致。需要注意的是，藥物對電解質的影響，有的降低、有的升高，一般程度可以透過飲食調整，但如果升高或降低顯著就需要醫生給予電解質矯正了。書後附錄中有食物中鉀和鎂的含量列表供參考。

表1-6　不同化療藥物容易產生的副作用以及對電解質和營養素的影響

藥物	易產生的副作用	對電解質和營養素的影響
氟尿嘧啶 （5-FU）	噁心、嘔吐、腹瀉、口腔黏膜炎	—
卡培他濱 （Capecitabine）	噁心、嘔吐、腹瀉	—
順鉑 （Cisplatin）	噁心、嘔吐、腹瀉、味覺改變	降低鉀、鎂、鋅
卡鉑 （Carboplatin）	噁心、嘔吐、周圍神經損傷（手足神經麻木、灼熱、刺痛）	—
奧沙利鉑 （Oxaliplatin）	噁心、嘔吐、腹瀉	—

藥物	易產生的副作用	對電解質和營養素的影響
多西他賽 （Docetaxel）	噁心、嘔吐、腹瀉、口腔黏膜炎	—
甲基芐肼 （Procarbazine）	噁心、嘔吐、便秘、腹瀉、口腔黏膜炎	降低鉀、鈣、磷 注意：服藥期間以及停藥後的2週之內不要吃富含酪胺的食物，容易使血壓過度升高（食物舉例見此表後文）
甲氨蝶呤 （Methotrexate）	噁心、嘔吐、腹瀉、味覺改變、厭食、口腔黏膜炎	降低維生素B12、葉酸
長春新鹼 （Vincristine）	便秘、口腔黏膜炎、厭食	—
培美曲賽 （Alimta ／ peme-trexed）	噁心、嘔吐、厭食	—
伊立替康 （Irinotecan ）	噁心、嘔吐、腹瀉、厭食	—
長春瑞濱 Vinorelbine	噁心、嘔吐、腹瀉、便秘、口腔黏膜炎	—
吉西他濱 （Gemcitabine）	腹瀉、口腔黏膜炎	—
依託泊苷 （Etoposide）	厭食、腹瀉、口腔黏膜炎	—
多柔比星／阿雲素 （Doxorubicin ）	噁心、嘔吐、腹瀉、口腔黏膜炎、尿液呈橘紅色	—
巰嘌呤 （Mercaptopurine/ 6MP ）	噁心、嘔吐、腹瀉、口腔黏膜炎	注意服藥前1小時和服藥後2小時內不要吃乳製品

藥物	易產生的副作用	對電解質和營養素的影響
門冬醯胺酶 （Asparaginase）	噁心、嘔吐、厭食、口腔黏膜炎、血糖上升	—
白消安 （Busulfan）	噁心、嘔吐、腹瀉、血糖上升	降低鉀、鎂
伊馬替尼 （Imatinib）	噁心、嘔吐、腹瀉、厭食	—
放線菌素 （Dactinomycin）	噁心、嘔吐、腹瀉、口腔黏膜炎、口乾、味覺改變	—

高酪胺的食物：

✦ 發酵食品和調料：乳酪、豆瓣醬、臭豆腐、醬油、味噌、照燒醬及酵母發酵的麵包、饅頭等。

✦ 醃製食物：醃魚、醃肉、香腸、肉乾、燻肉、泡菜等。

✦ 動物肝臟。

✦ 荷蘭豆、蠶豆、利馬豆（lima beans）、小扁豆（lentils）。

✦ 成熟過度的香蕉和酪梨，以及果乾（如葡萄乾、西梅乾）。

✦ 酒以及含咖啡因的飲品和食品（咖啡、可樂、茶、巧克力）。

　　表1-6只列出了部分化療藥物，如果想查詢更多藥物的副作用和對電解質、營養素的影響，注意閱讀藥物的說明書，同時積極與醫生和藥師溝通。OncoLink 和 Cancer Research UK 都有提供不同抗癌藥物的詳細資訊，可以參考https://www.oncolink.org/cancer-treatment/oncolink-rx或者 https://www.cancerresearchuk.org/about-cancer/cancer-in-general/treatment/cancer-drugs/drugs。

希望是人類最強大的情感之一，最近我一直被它充滿，而且越來越強烈。如果我這重新燃起的希望，還有它所帶來的美妙結果，會讓我爭取到更多的時間來等待免疫騎兵的到來，它或許就可以拯救我的生命。

—— 湯姆・馬西里耶

移植期間怎麼吃？

本文要點

造血幹細胞移植對患者身體的影響是十分巨大的。每一個需要骨髓移植的患者，基本上都存在營養不良的問題。患者營養狀況也直接關係到移植的治療效果以及生存率。移植前後的營養都十分重要。移植前需要糾正營養不良，最好能尋求專業人士的幫助。移植之後，飲食需要保障食品安全，降低感染風險；同時補充充足的熱量，增加高蛋白質的食物；積極和醫生溝通，恰當應用腸內腸外營養支持；合理使用膳食補充劑。長期的營養健康也不容小覷，鐵過量、骨質流失以及長期代謝性疾病都是需要關注的問題。

對於成人癌症患者，造血幹細胞移植主要是針對白血病、淋巴癌、多發性骨髓瘤的一種重要的治療手段。大家常聽說的骨髓移植就是造血幹細胞移植中的一種，也是使用最多的一種，另外兩種是外周血造血幹細胞移植和臍帶血移植。

造血幹細胞移植對患者身體的影響是巨大的。在移植前，患者通常需要接受高劑量的化療、全身放療等治療。治療帶來的副作用會引起嘔

吐、食欲低下、黏膜炎等症狀，嚴重影響飲食攝取進而惡化營養狀況。而移植之後也可能出現移植物抗宿主病，皮膚、黏膜、腸道等受損，容易出現口腔黏膜炎、嚴重腹瀉等症狀，進一步惡化患者的營養狀況。所以，營養不良在移植患者中非常普遍，而患者的營養狀況又直接關係到移植的治療效果以及生存率。所以，務必要重視移植前後的營養。

在我曾經工作的美國醫院，沒有專業臨床營養師對患者進行營養評估並按需給予營養介入，是不可以進行移植的。臨床營養在東亞的發展還沒有很成熟，希望患者們能意識到營養的重要性，爭取到醫院專業的臨床營養資源，如果醫院目前還沒有的話，希望本書裡的建議能對患者有所幫助。

移植前

評估營養狀態，改善營養不良。

如果移植前就已經有營養不良，例如體重下降或者飲食不足平日3/4的患者，就應該積極進行營養介入。可以先透過增加膳食的營養密度，或者使用口服營養補充劑（腸內營養液或者特殊醫學用途配方食品）來補充營養；如果口服還是不足的話，應該積極考慮管飼營養支持。只有把移植前的營養狀況改善了，移植的效果才有保障。研究報導，移植前營養不良患者的植入時間更長，是營養狀況良好患者的1.25倍，並且住院時間也延長，是營養狀況良好患者的1.4倍。建議有條件的患者在確定需要造血幹細胞移植治療時就去看專業的臨床營養門診或者請臨床營養科會診。

移植期間到植入後的 3 ～ 6 個月

移植期間的營養介入是非常個體化的，每個患者的情況不同，專業的臨床營養師會根據患者的狀況進行調整。從普遍適用的角度考慮，這裡主要給大家分享重要的五點建議。

1. 保障食品安全，預防感染

移植期間，免疫被抑制，非常容易發生感染，保障食品安全尤為重要。從購買食材、儲存、烹飪、食用都須注意食品安全。

以往，移植期間醫務人員會推薦嚴格的低嗜中性球飲食，也被稱作無菌餐，要求高壓、高溫烹飪，忌口所有生的蔬菜水果等。越來越多的研究顯示，嚴格的低嗜中性球飲食與僅遵守食品安全指南相比，在降低感染風險方面並沒有優勢，反而不利於患者的食欲和營養的攝取，並且增加家屬和護理人員的負擔。

因此，現在越來越多的移植中心會推薦遵守食品安全指南而不需要嚴格執行低嗜中性球飲食。

患者需要遵守的食品安全指南包括把食物烹飪至全熟、蔬果洗乾淨剝皮食用即可（不容易洗乾淨的水果不建議生吃，如草莓、桑葚等），詳細的內容可以看本書關於食品安全的篇章〈癌症患者需要忌口哪些食物？〉、〈預防感染買菜做飯要注意什麼？〉。這樣的嚴格食品安全飲食需要持續 3 ～ 6 個月，一般自體移植是 3 個月，異體移植是直到抗排異的免疫抑製藥物顯著降低劑量或者停藥。

考慮到各國實際情況和各個醫院的不同情況，對於移植後如何操作保障食品安全，請遵醫囑。

2. 保障充足的熱量和蛋白質

移植期間，身體所需要的熱量高於平時，一直到植入以後才恢復到日常的需要。蛋白質的需要量是顯著上升的，至少達到平日需要量的2倍，一般推薦每公斤體重1.5～2克蛋白質，一直持續到移植後3個月。所以，在膳食方面，推薦高熱量、高蛋白質的飲食。可以參考本書中如何透過吃來增加膳食熱量和蛋白質部分〈如何讓每一口都吃好？〉。

3. 積極和醫生溝通，恰當使用營養支持

由於移植準備期間通常會使用高劑量的化療藥物，常常會引起嚴重的胃腸反應，產生嚴重的嘔吐、腹瀉等症狀。等到移植物植入以後，可能會出現移植物抗宿主病（graft versus-host disease，GVHD），也就是移植進入體內的外源細胞攻擊自身的細胞，最容易受到影響的是皮膚、腸道、肝臟，患者容易出現的症狀是噁心、嘔吐、嚴重的腹瀉、皮疹等。如果消化道症狀非常嚴重，口服膳食或者是腸內營養可能就無法耐受，腸外營養就可以用來供給營養，等到水樣腹瀉的量小於每天500毫升，再重新開始腸內營養或者口服膳食。

膳食可以先從流質飲食開始，先嘗試低膳食纖維、無乳糖、低脂肪的膳食，如米湯、清粥、水豆花（嫩豆腐花）、蛋花湯等。但注意，米湯、清粥等食物基本沒什麼蛋白質，不利於移植後營養的補充，所以，對於本身營養狀況不佳的患者，推薦使用商業成品中低長鏈脂肪、水解肽類的特殊醫學用途配方食品。身體耐受後，消化道不適漸漸減輕，就可以加入更多的固體食物，但也要先選擇低膳食纖維、無乳糖、低脂的固體膳食，等身體逐步恢復，再慢慢增加食物多樣性。

4. 注意選擇合適的膳食補充劑

多種維生素礦物質

由於移植期間的飲食限制比較多，尤其是蔬菜水果經過反覆高溫高壓消毒殺菌，食物中維生素的流失顯著，而且患者食欲也不佳，微量營養素缺乏的風險增加。在這種情況下，一般會推薦患者使用不含鐵的多種維生素礦物質補充劑，來幫助補充這個階段的身體所需。選擇產品的時候有以下幾點注意：

(1) 正規品牌生產的可靠產品。對於國產產品，最好選擇經國家相關監管單位批准的註冊或備案產品。

(2) 不含鐵。移植期間患者由於大量輸血或紅細胞，容易產生鐵過量；除非醫生明確指出需要補充鐵，否則不使用任何補鐵的製劑。如果買不到無鐵的多種維生素礦物質補充劑，可以選擇複合維生素補充劑。

(3) 各個營養素的劑量最好不要超過膳食推薦劑量（見書後附錄），尤其是維生素A、葉酸，以及各種礦物質，除非某種營養素缺乏，再額外按需補充。

維生素D

研究顯示，造血幹細胞移植的患者中很多都存在維生素D缺乏，而維生素D缺乏可能影響治療效果和生存率。所以在移植期間建議監測血清25-羥維生素D，來評估是否需要給予高劑量的維生素D補充劑。

如果維生素D不足（血清25-羥維生素D低於30ng/毫升，即75nmol/公升），需要比較高的劑量，例如每天2,000～5,000單位[4]（即50～

---

(4) 單位，即指國際單位（international unit，IU），1IU=0.025μg（微克）。

125μg），持續6～8週，再監測，如果血清25-羥維生素D正常了，不再缺乏維生素D了，可以每天繼續補充1,000單位的維生素D來維持。如果沒有條件監測血清25-羥維生素D，也可以在移植期間每天補充1,000單位的維生素D，優先選擇維生素D₃補充劑。如果血清25-羥維生素D高於50ng/毫升，即125nmol/公升，就不應該補充維生素D了。

鋅

移植期間如果出現嚴重腹瀉，尤其是大量水樣便，很容易導致鋅的缺乏。如果大量的水樣便腹瀉持續3天，可以選擇補充鋅，劑量為每天每100毫升腹瀉量補充1mg鋅（例如水樣腹瀉800毫升，則鋅補充劑的劑量為每天8mg），持續2週。如果同時使用複合維生素礦物質補充劑，注意一起計算在內，這裡的劑量是一天的總劑量。切不可在沒有專業醫生和臨床營養師的指導下自己長時間補充高劑量的鋅，過量補充鋅會導致銅的缺乏。

5. 免疫抑製藥物對電解質的影響

免疫抑製藥物可能會導致血鉀和血鎂過高或者過低，例如環孢素（Cyclosporine）、他克莫司（Tacrolimus）。如果異常程度不高，可以透過飲食進行調整，如果血鉀、血鎂顯著升高或降低就需要醫生給予矯正的措施了。書後附錄有含鉀和含鎂食物的介紹供參考。

移植的長期影響與營養管理

1. 鐵過量

移植的患者在移植過後可能較長的一段時間裡都存在鐵過量的問題，所以含鐵的補充劑是需要避免的，除非醫生有明確的推薦。

2. 骨質流失

研究報導，造血幹細胞移植的患者，一年以後有一半都有骨質疏鬆的問題。移植的患者注意維生素D和鈣是否缺乏，按需補充。關於維生素D的問題上文已講過。鈣沒有靈敏的監測指標，血鈣水準並不能反映鈣是否缺乏。一般在臨床上我們推薦移植的患者一天補充1,000～1,500毫克的鈣，分2～3次服用，每次補充500毫克的鈣，注意不要一次服用超過500毫克，不利於鈣的吸收。鈣補充劑持續到移植後3個月再根據膳食情況來調整鈣補充劑的量。

3. 代謝性疾病

移植患者容易出現血脂異常、高血糖、高血壓等代謝性疾病。健康的飲食以及規律運動可以幫助預防這些代謝性疾病的發生。關於飲食和運動可以參考後文中治療結束以後飲食和運動的建議。

在死神面前無所畏懼，那不是與生俱來的，是因為有愛，有牽掛！絕症不可怕，絕望才是末路……

—— 會群芳（「健康不是鬧著玩」社群讀者留言）

術後大補如何預防失誤？

本文要點

手術期間的飲食和營養很重要，也存在不少失誤：術後才考慮營養，術後盲目忌口，術後只喝湯，依賴名貴補品，過度使用營養針。

手術是癌症治療中的重要手段，術後大補更是傳統飲食文化中不可或缺的理念。所以我總會被問道：「患者在手術之後，該吃點什麼補身體呢？」事實上，重視術後營養固然重要，但也有不少「陷阱」要小心。

術後才考慮營養

我被問到手術營養問題的時候，患者的手術通常已經做完了。其實術前營養更為重要。要想康復好，術前沒做好，術後再怎麼補也是心有餘而力不足。試想：手術前，身體就處於營養不良的狀況，養料都供給不足，那麼做完手術，哪還有養料來修復身體呢？所以，術前糾正營養不良其實就是預康復，為術後的身體恢復奠定基礎。

大量的研究顯示，術前營養不良是增加癌症手術術後併發症、延遲傷口癒合、增加術後感染的風險、增加住院時間和住院費用，以及病死率升高的獨立影響因素。所以，不能只在術後才開始考慮營養，術前就要重視營養。

術後盲目忌口

做手術後，很多患者耳邊都充斥著各式各樣發物的忌口經驗分享，禽肉、畜肉、魚蝦、蛋奶都被冠上「發物」的名號，通通是需要忌口的食物。然而，這其實並不利於術後傷口的恢復。這些所謂的發物都是優質蛋白質含量高的食物。手術過後，身體細胞組織損傷，蛋白質是構成身體細胞組織的磚塊，是傷口修復不可缺少的原料，磚塊不夠，修補身體這棟大樓也就無從談起。另外，蛋白質還是身體對抗感染這場戰役中的士兵。術後感染風險升高，敵人變強了，不增援士兵，怎麼能打勝仗呢？再者，癌症本身就會加速我們體內蛋白質的分解，降低合成。所

以，內憂外患之時，更要增兵強將。

　　沒有任何臨床證據表明盲目忌口發物可以幫助術後康復，相反，大量的事實證明盲目忌口只會讓患者營養不良，既不利於術後修復，也不利於癌症本身的治療。

　　所以，盲目忌口不可取，所有需要忌口的食物，都應該是有理有據的。例如，一個患者沒生病前就對魚蝦過敏，一吃全身溼疹，那麼術後他忌口魚蝦，才是有理有據的。如果術前吃魚蝦什麼問題都沒有，何必術後浪費這個提供優質蛋白質的好食材呢？就不要去湊這個「忌口」的熱鬧了。

術後只喝湯

　　在傳統的飲食文化中，湯經過精心的熬製，包含了各種食材的精華，成了大補神器。我常常看到家屬們給術後的患者熬製各種湯，魚湯、雞湯、骨頭湯，輪番上陣，還特意囑咐，「湯一定要喝完，精華都在湯裡」。患者常常都喝得肚子飽飽的。然而事實卻是，這些湯裡的「精華」，並不是術後身體修復所需要的「精華」。那麼，術後身體修復需要的「精華」是什麼呢？

　　手術過後，身體需要把這些切開的組織修復好，這個過程需要多種營養素的參與，就像蓋房子，鋼筋、混凝土、磚塊都得備齊。在多種營養素中，最不可或缺的就是蛋白質、維生素和礦物質。然而湯裡的營養成分很有限，除了大量的水以外，就是一些脂肪，非常少量的蛋白質，基本沒有維生素，礦物質也極少。大量的研究顯示，缺乏蛋白質、維生素A、維生素C以及鋅，傷口都是沒法很好癒合的。並且，喝湯把肚子填飽了，反而吃不下富含蛋白質、維生素和礦物質的食物。修復傷口的

原料都保障不了，傷口怎麼能長好呢？

　　所以，術後只喝湯不吃肉是非常低效的「大補」手段，無法讓身體獲得必需的營養素以及能幫助術後身體康復的有益營養素。不是就有月子期間，媽媽喝月子湯，爸爸吃肉，最後爸爸們都吃得體態圓潤、「胖」若兩人嗎？

依賴名貴補品

　　各種名貴補品，如人參、靈芝、冬蟲夏草，只要家裡買得起，就不能虧了患者。然而，貴的就是好的嗎？手術期間花大價錢買的這些名貴補品並不能幫助患者術後康復。

　　這些補品價格昂貴，性價比低，如果一味地吃這些補品，影響了正常飲食，反而加重營養不良。更重要的是，有的補品對手術順利進行還可能有不利的影響。比如人參、靈芝、冬蟲夏草都有一定程度的抗凝血作用，手術前吃可能會增加手術失血的風險。尤其是人參，已經有明確的臨床建議是術前至少一週不要吃人參。另外，人參和冬蟲夏草對血糖的控制有一定影響，手術期間隨意吃人參和冬蟲夏草，會增加低血糖的風險。低血糖對於手術是很危險的。大家可能都聽說過，血糖高一點，只要不是酮症酸中毒，是不會立即有生命危險的，但是，低血糖卻是立即可以要人命的。經歷手術，患者本身就像在闖關，為什麼還要給身體增加這個打怪的難度呢？

　　所以，千萬不要迷信名貴的補品，不要在幫助患者手術恢復的路上撿了芝麻丟了西瓜。好好吃飯，從日常的食物中獲取營養來滋養身體，這些營養才是保障身體機能的基礎，不但對手術治療和康復友好，也對錢包友好。

過度使用營養針

癌症患者治療期間，難免不想吃東西，再加上手術後，醫生可能使用營養針／腸外營養。有的患者想，既然打了營養針，營養就有保障了，也就不用再吃東西了。營養針是不得已的選擇，並不是首選。如果術後併發症無法吃東西且無法透過胃腸道給予營養才需要使用營養針。打營養針期間也需要定時評估，只要消化道功能有所恢復，就要盡可能地開始使用消化道，這樣才有助於整個身體功能的恢復。記住：消化道是「用進退廢」的，更何況消化道還是人體最重要的免疫器官之一。所以，千萬不要以為打了營養針就萬事大吉了，不斷努力恢復正常飲食才是我們的目標。

澄清了這些失誤，我們下面來看看如何吃得明智以便更好幫助手術準備和術後康復。

癌症會迫使你改變生活中大大小小的事兒。其實這些都沒關係，只要你能專注於人生中的最重要的東西。和你的家人、朋友們在一起，互相關心，充滿感激地過好每一天。

—— 湯姆・馬西里耶

手術期間怎麼吃？

本文要點

手術期間如何補充營養助力康復？術前需要戒菸戒酒，評估營養狀態，檢查並糾正貧血，做好術前一天的飲食，遵醫囑

禁食禁飲。術後注重早期口腔運動和肢體運動，循序漸進地增進飲食，根據具體的手術類型的情況進行長期的飲食調整和營養補充。

只要說到做手術，大家都有一致的心願，就是能順利完成手術並且快速康復。我們今天就來說說，作為患者和家屬，在手術期間我們到底如何配合醫生，如何管住嘴、吃好飯，來更好地幫助手術的順利進行並且實現快速康復呢？

手術前 1 ～ 4 週

1. 術前一個月戒菸酒

菸酒是明確的致癌物質，得了癌症做手術還不戒的話，還會對治療不利。術前一個月戒菸戒酒，利於減少手術出血、降低術後併發症的發生率和病死率。

2. 評估術前營養狀況

術前營養狀況的好壞直接關係到手術的順利進行和術後康復。改善術前營養狀況可以顯著降低術後併發症的發生率，例如術後感染率，還能縮短術後住院時間，降低治療費用，並且也利於癌症患者的長期生活品質。

特別推薦所有需要手術的癌症患者，儘早地要求營養科會診，或者去看臨床營養門診，對自己術前的營養狀況做一個全面評估，按需進行適合的營養介入。如果沒有條件儘早看專業營養師的患者，可以使用前面文章中提到的營養狀況自測問捲來簡單評估自己的營養狀況，如果評估是：

　　0分，即沒有營養不良風險的患者，正常飲食即可（可以回顧前面的癌症患者的基礎膳食），好好吃飯，配合醫生的要求準備手術即可。

　　1分，就需要進行營養補充了，可以參考下一個章節的文章〈如何讓每一口都吃好？〉來改善自己的膳食。

　　2分或者以上，可以使用特殊醫學用途配方食品的口服營養補充液，來補充營養，改善營養狀況，一般可以每天補充500kcal。如果食慾很差，吃不下多少，就算是給了口服營養補充液也還是喝不下多少，能吃進去的還不足平日未生病前的一半，就強烈建議去營養科會診，和醫生討論使用腸內營養管飼的方法來幫助補充營養。

　　如果是3～6個月體重下降大於10％，就強烈建議和醫生討論，如果手術是可以擇期的手術，務必先進行2週的營養介入來改善營養狀態，再行手術，所謂磨刀不誤砍柴工。

　　營養介入也應該優先口服營養補充，其次管飼營養，只有當口服或者管飼都不能滿足所需的營養或消化道沒有功能，才考慮使用腸外營養方式作為術前營養補充。千萬不要一說到術前營養補充，就首選營養針。

3. 術前檢查並矯正貧血

　　術前貧血會增加手術輸血的可能並增加手術併發症和病死率。術前儘早請醫生評估是否有缺鐵性貧血，可以檢查血紅蛋白、平均紅細胞體積（mean corpuscular volume，MCV）或者鐵蛋白（ferritin）。鐵蛋白是缺鐵性貧血最靈敏的指標，比血紅蛋白能更早發現缺鐵性貧血。如果確診缺鐵性貧血，需要補鐵矯正。一般使用口服補鐵劑即可，也優先考慮口服，如果是重度缺鐵性貧血或者是吸收嚴重受損，才考慮使用靜脈補鐵。

飲食方面可以多吃富含鐵的食物，如牛肉、動物肝臟等。植物食物裡，豆類、菠菜等都富含鐵，可以搭配富含維生素C的食物一起吃，來幫助植物來源鐵的吸收。本書附錄部分有富含鐵以及富含維生素C的食物的介紹。

手術前24小時

快要做手術了，大家最常聽到的就是要提前禁食禁飲。術前禁食禁飲主要是為了防止誤吸，因為大部分手術的時候需要全身麻醉，如果我們腸胃裡有東西就容易反流或者嘔吐，由於身體被麻醉，不會關閉氣管，就容易將嘔吐物誤吸到肺裡，進而導致吸入性肺炎，危及生命。所以，絕不可在馬上就要做手術的時候隨意吃喝。

那是不是快要做手術，就提前幾天不吃了呢？這也是不對的，餓得人心慌，血糖過低，也會在手術過程中發生危險。所以，術前科學合理的禁食禁飲是很重要的。

1. 術前 24 小時到術前 12 小時

能吃：正常飲食即可。

不建議吃：平常沒吃過的、以前吃了自己會不舒服的或者過敏以及不耐受的食物。

2. 術前 12 小時到術前 6 小時

能吃：選擇好消化、低油脂的食物，如豆腐花、脫脂奶、豆漿、無油水蒸蛋、水果、蔬菜等，如果想吃肉類，可以選擇清蒸魚肉（選擇白色的魚肉，而不是鮭魚這一類紅色的魚肉，顏色深的一般含脂肪高）。另

外，遵醫囑完成術前第一次碳水化合物補充，即在術前8～12小時，喝完800毫升，12.5%的碳水化合物飲品，以補充100克碳水化合物。一般醫院都會有商業成品提供給患者。

不能吃：油脂高的食物，如油炸食品、肥肉、動物和禽肉的皮、堅果等，如豬腳、東坡肉、紅燒肉等就不要吃了，因為脂肪含量過高的食物胃排空較慢。

術前6小時都還能吃飯！不是說手術前一天晚上就不讓吃了嗎？

那是老觀念啦，過去認為術前10～12小時就應該開始禁食，結直腸手術禁食時間可能更長。可是近十餘年來，外科手術以及臨床營養領域越來越多的研究發現，術前禁食禁飲時間過長可能導致急性炎症反應和胰島素敏感性下降等不良情況的發生；而縮短術前禁食時間，則有利於減少手術前患者的飢餓、口渴、煩躁、緊張等不良反應，還有助於減少術後胰島素抵抗，緩解身體肌肉和脂肪組織的分解代謝，甚至可以縮短術後住院時間。所以，只要不是胃排空延遲、胃腸蠕動異常等的患者，都不用禁食那麼久的。

3. 術前 6 小時到術前 2 小時

能吃：清流質，就是看起來是透明的液體，包括清水、糖水、無渣果汁、清茶等。

另外，完成術前第二次碳水化合物補充，即在術前2～3小時喝完400毫升，12.5%的碳水化合物飲品，以補充50克碳水化合物。一般醫院都會有商業成品提供給患者。

不能吃：任何固體食物或含乳飲品（牛奶、優格），以及不透明的看起來與奶顏色差不多的特殊醫學用途配方食品營養液。

4. 術前 2 小時

能吃：沒有可以吃的了，或者遵醫囑。

不能吃：禁食禁飲。

在手術之後，我們如何從營養的角度加速康復呢？

術後 24 小時

1. 不能吃東西，嘴巴可以先動起來

我之前在美國工作的醫院，外科醫生會在術後給患者開口香糖的處方，讓患者透過咀嚼刺激消化道儘早恢復功能。過去十年也有很多研究都報導了術後咀嚼口香糖有助於術後腸道功能的恢復、儘早排氣、降低動力性腸梗阻的發生。咀嚼口香糖沒有明顯的副作用還便宜，大家可以在手術之後嘗試咀嚼口香糖，讓嘴巴動起來。有糖無糖的口香糖都沒關係，一天嚼三四次，每次大概15分鐘即可。等到可以吃喝就不用嚼口香糖了。如果咀嚼口香糖讓你覺得肚子脹氣不舒服，可能是咀嚼過程中吞入了過多的空氣，就不要再嚼了。

2. 飲食

大部分患者術後一般不需要長期禁食，胃腸手術的患者也是一樣的。手術後當天就可以小口慢飲清流質，推薦先慢慢喝水或者清茶。腸道功能的恢復並不是要等到排氣排便之後的。術後早期恢復飲食有利於胃腸功能的快速恢復，有助於維護腸黏膜功能，防止腸道菌群失調和腸道細菌移位，還可以縮短術後排氣時間，降低術後感染發生率，減少術後住院時間。

3. 運動

　　大部分患者不需要術後一直躺著休養，除非是一些需要固定位置恢復的手術，或者醫生明確表明術後不可活動。術後清醒即可半臥位或適度在床上活動，一般手術後當天即可下床活動。術後早期下床活動，有助於整個身體的康復，促進呼吸、胃腸、肌肉骨骼等多系統功能的恢復，有利於預防肺部感染、褥瘡和下肢深靜脈血栓的形成。俗話說，躺著養病，其實一直躺著真的不是養好了病，而是養出了病。

術後1～3天

1. 飲食

　　術後次日就可以開始流質飲食，如米湯、清湯、牛奶（如果病前喝牛奶會腹脹腹瀉、有乳糖不耐受的，此時則不應該喝含乳糖的牛奶）、豆漿、特殊醫學用途配方奶（推薦術前營養不良的患者優先選擇這類飲品）。

2. 運動

　　根據自己的適應程度活動起來，且每日逐漸增加活動量。

　　下圖中的小朋友是我以前工作的醫院的小患者，她剛做完了開胸的心臟手術，身上還連著各式各樣的管子，大家都鼓勵她在重症監護室就活動起來。小朋友都走起來了，你呢？

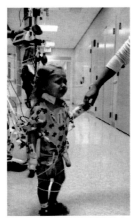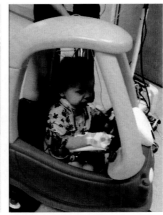

開胸手術後的小患者
圖片來源：美國約翰霍普金斯醫院（Johns Hopkins Hospital）
兒童重症監護室的推特（Twitter），已獲得許可在本書中使用。

術後一週及之後

1. 術後補充營養助力康復

　　術後的飲食根據耐受情況，逐漸由流質飲食轉為半流質飲食，逐漸增加飲食量，慢慢過渡到正常飲食。

　　術後身體要恢復、傷口要癒合，離不開營養的供給。通常，在流質飲食期間，不容易吃夠營養，我們傳統飲食文化中的流質飲食就是湯、稀粥、藕粉等這類蛋白質和維生素都很低的食物。建議參考〈如何讓每一口都吃好？〉來改善飲食的營養密度，參考書後食譜自製營養糊，還可以考慮使用特殊醫學用途配方食品的營養液。如果已經是營養不良的患者，就推薦在流質飲食期間直接使用特殊醫學用途配方食品的營養液，以提供全面均衡的營養。當飲食過渡到正常飲食的時候，如果吃的量不夠，也還是可以透過特殊醫學用途配方食品的營養液來補給。如果

還是吃不下多少東西，或者術後一週都吃不到正常飲食量的2/3，就要和醫生商量，考慮透過腸內營養管飼的方式來提供營養了。

2. 根據手術調整飲食

不少惡性腫瘤的手術會顯著影響消化道的生理功能，很可能手術以後，不能在短期內回到正常的飲食模式，還需要特別注意一些營養素的補充，如胃癌手術、食道癌手術、腸癌手術等，在後面的內容中和大家進一步分享。

注意：每一個患者的個體情況和手術情況不同，還請遵從醫生的具體建議。

希望在手術的戰場中，你用營養武裝好自己，贏得勝利！

得知自己罹患乳腺癌後，我對自己說，世界上受苦的人那麼多，為什麼不能是我？自此，便坦然接受手術、8次化療、25次放療。如今一年半了，我依然還算正常地活著，只是更加明白了生死不由人，過好每一天最重要！願每一個被死神親吻過的生命都能活得比生病前還要精彩些！

—— 張煜欣（「鳳梨因子」社群讀者留言）

補充營養也會危及生命嗎？

本文要點

對於重度營養不良的患者，快速大量補充營養反而可能危及生命。營養不良的癌症患者是再餵養綜合症的高危人群。患者應該主動和醫生交流自己的體重改變情況和近期的飲食情

> 況。進行營養補充，尤其是人工餵養的時候應該先補充維生素 B_1，營養給予由少到多，循序漸進，密切觀測，按需補充電解質。

我在醫院工作的時候，有一天，病房裡來了一個頭頸癌的患者，一眼看過去非常消瘦，在過去的3個月內，體重掉了近20%的日常體重，而且過去一週都沒怎麼吃東西，已經算是重度營養不良了。住院醫生看了患者後跟我說：「這營養狀況太差了，得快點補充營養，不知道消化吸收功能怎麼樣，再給他上一個靜脈營養吧！」我著急地大聲說道：「不可以太快的！」住院醫生愣了一下，問我：「你怎麼了呀？平日最關心患者營養狀況的是你，最迫切要給患者進行營養介入的也是你。」

看了前面的文章，大家應該都了解了營養對於癌症患者的治療和康復都是至關重要的。但是，對於重度營養不良的患者，快速大量補充營養反而有可能危及生命。

我們最開始發現這個現象是「二戰」時期，對重度營養不良的囚犯以及饑荒中長期飢餓的人重新給予大量食物，發現他們出現了神經系統和心肺功能的異常狀況，這些人之前都沒有這樣的疾病。後來又陸續發現給長期飢餓的人重新餵養，還出現了電解質紊亂，尤其是血液中磷過低的情況。當我們在臨床中開始使用腸內腸外營養支持時，發現給長期飢餓、重度營養不良的患者快速且高劑量的營養輸入還會導致患者死亡。臨床工作者給這個症狀取了一個非常形象的名字，叫「再餵養綜合症」。

在醫院工作的時候，每年我都要給新來的住院醫生上課，為了引起他們對再餵養綜合症的重視，都會講道：營養相關的操作在絕大多數情況下，可能是大家會經歷的各種醫學操作中最不容易出人命的；無論手

術還是給藥，出人命的風險都大大高於營養相關的操作。但是再餵養綜合症確確實實是餵養就可以把患者餵死的。

這到底是怎麼回事呢？營養，竟成了鬼門關的推手？

當我們正常飲食的時候，吃下去的食物會經過消化吸收以及一系列體內的生化生理反應變成我們需要的營養物質，被身體內的細胞利用，維持身體正常的生理功能和日常活動。我們熟悉的三大營養物質：碳水化合物（醣類）、蛋白質、脂肪，就是身體主要的能量來源。維生素、礦物質，還有很多植物營養素等，雖然不提供能量，但也是身體正常運作不可缺少的，比如維生素B_1就參與碳水化合物的代謝，還有大家熟悉的鈣和維生素D幫助骨骼健康等。

對於絕大部分人，在我們吃東西的時候，最優先給身體提供能量的就是碳水化合物。碳水化合物大部分在身體透過消化變成葡萄糖，葡萄糖進入我們血液中，透過胰島素的幫助，葡萄糖和一些電解質就可以進入我們的細胞，在細胞中進一步代謝，為我們的身體提供能量。胰島素就像一把鑰匙，控制著細胞的大門，決定多少葡萄糖可以進去。用不完的葡萄糖會變成脂肪儲存起來。

當長期飢餓的時候，身體中的營養物質不足，蛋白質、脂肪的合成就會被抑制，並且身體中的脂肪和蛋白質會分解為我們提供能量，維持身體的基本功能，這也是我們會看到飢餓很久的人出現身體消瘦的原因。

當給長期飢餓的人快速大量補充營養的時候，大量葡萄糖進入血液裡，刺激了胰島素的分泌。胰島素把細胞的大門開啟以後，葡萄糖就攜帶著血液裡的電解質（鉀、磷等）一起進入細胞內。身體長期飢餓，得不到供給，體內的電解質和維生素本來就少。同時，由於供給了食物，身

體又開始合成脂肪和蛋白質，這個過程也消耗我們身體的電解質以及維生素，最顯著的就是磷、鉀和鎂，同時還有參與碳水化合物代謝的維生素B_1。這就導致了血液裡的磷、鉀、鎂等電解質進一步降低，以及出現維生素B_1的缺乏。這些降低和缺乏就帶來了顯著的臨床狀況，如體內囤積體液、神經系統異常、心肺功能異常、代謝性酸中毒，嚴重的會出現昏迷、癲癇、呼吸障礙、心臟衰竭或驟停，甚至猝死。

聽起來很嚇人，那是不是對飢餓和營養不良的患者就不要採取營養介入了呢？答案是「不是的」。

確實，不採取營養介入或者再次餵養，是不會出現再餵養綜合症的。但是，持續營養不良也是會帶來多重器官衰竭甚至死亡的。所以，無論醫護人員還是患者，我們都應該對再餵養綜合症有正確的認識，並且謹慎進行營養介入。

那我們需要怎麼做呢？原則就是預防為先，避免出現再餵養綜合症。對高危人群的營養支持，由少到多，循序漸進，密切觀測。

哪些是高危人群呢？癌症患者就是高危人群，由於疾病本身的消耗和治療的副作用，已經占據一個高危因子，剩下需要關注的是體重和進食情況。下面具體說明：

(1) 體重過低：可以透過身體質量指數 (BMI) 來評判，對於成年人如果BMI ＜ 18.5即為體重過低，如果BMI ＜ 16則風險更高。

舉例：頭頸癌患者老張，體重65公斤，身高1.75公尺，老張的BMI為21.2（65公斤 ÷ 1.75^2），不算體重過低。

(2) 近期有明顯的體重下降：在過去3 ～ 6個月內體重下降超過10%；如果體重下降超過20%則風險更高。

舉例：老張現在體重65公斤，他正常體重是78公斤，過去兩個月

中，體重下降顯著。老張體重下降百分比為16.7%（〔78公斤–65公斤〕÷78公斤×100%）（大於10%，體重下降明顯）。

(3) 進食量少：過去一週進食量極少，甚至沒有進食；如果超過2週都沒怎麼進食，則風險更高。

舉例：老張患頭頸癌，基本吃不下什麼，過去一週就只喝點米湯。

綜上可以看出，老張雖然目前體重還不錯，但是近期體重下降顯著，16.7%的下降，又患有頭頸癌，並且過去一週進食量極少，只喝點米湯。老張發生再餵養綜合症的風險高，給予營養支持需要循序漸進，密切觀察血液指標。

如何給予營養支持呢？

(1) 對於有風險的患者，在給予營養前／餵養前至少半小時給予維生素 B_1（對於成人，口服200 ～ 300毫克，或者靜脈／肌內注射100毫克），每天給予1次，持續一週。同時每天給予複合維生素礦物質補充劑。

(2) 如果血電解質指標異常，需要補給相應的電解質後再開始餵養／給予營養介入。

(3) 一般情況下，吃普通的膳食是不容易發生再餵養綜合症的，只需不過分強迫高風險的患者進食。不過通常這樣的情況下，吃普通膳食是滿足不了營養不良患者的營養需要的，所以也需要一邊觀測一邊慢慢增加營養以滿足身體的需要同時預防再餵養綜合症。

(4) 如果使用口服營養補充液，第一天的時候建議不要超過800kcal，之後每天可以增加250 ～ 500kcal，同時監控電解質，一旦血電解質指標異常，就需要補給相應的電解質，並且暫緩增加營養供應的量。

(5) 如果需要管飼或者靜脈營養，第一天不要超過目標熱量的25%，或者對於成人患者不超過10kcal/公斤體重，並且在未來5～7天逐漸增加到目標劑量，一旦血電解質指標異常，就需要補給相應的電解質，並且暫緩增加營養供應的量。

作為患者和家屬，我們可以做些什麼呢？

(1) 主動和醫生交流自己體重改變情況和近期的飲食情況。例如，告知醫生自己平常的體重、確診前的體重、目前的體重，最近一個月是否有體重變化；目前食欲如何，最近一週的進食量如何？可以和日常進食量做比較，例如只是日常進食的一半，或者沒吃什麼。

(2) 請營養科會診，和主治醫生一起制定營養介入方案。

(3) 如果醫生開始每日檢測電解質，不要質疑醫生過度檢測，只是在營養介入的第一週內密切觀測，一旦出現電解質紊亂就可以及時補給，不至於產生嚴重不良後果。

(4) 大家也不要過度擔心，更不要因為再餵養綜合症就拒絕營養支持，要配合醫生，認識到再餵養綜合症的風險，採取積極的預防措施，循序漸進地增加營養供給就不會有生命危險。

我是一名子宮頸癌患者……孩子今年才5歲大！我只想說在我生命裡最最重要的人就是他，如果我不堅強，那孩子豈不是更可憐！所以為了我最最愛的孩子我會加油！也希望所有的患癌患者都堅強！加油！

── 耿（「鳳梨因子」社群讀者留言）

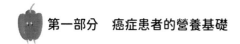

治療結束以後怎麼吃？

本文要點

治療結束以後，吃得健康有助於降低疾病復發、發生二次癌症以及其他慢性疾病的風險，還能提高生活品質。健康飲食做到「四少三多二不一維持」這10點建議：①少喝甜飲料；②少吃高脂高糖的深加工食物；③少吃紅肉和加工肉類；④少吃過鹹的食物；⑤多吃蔬菜、水果和菌菇；⑥多吃全穀物；⑦多吃植物蛋白；⑧不抽菸喝酒；⑨不依靠膳食補充劑來預防癌症復發；⑩維持健康的體重。

治療結束！身體慢慢恢復，生活也慢慢恢復。新的生活即將開始，更健康的生活方式能幫助降低復發，降低發生二次癌症以及其他代謝性疾病的風險，也能讓你有更多的精力來過好當下的每一天。

健康的生活方式包括4個方面：吃、動、睡、心情。這部分內容我們主要來聊聊如何吃得健康。凌霞給大家總結了健康飲食的10點建議：四少三多二不一維持。

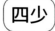 四少

少喝甜飲料

大量的臨床研究證實，多喝含糖的甜飲料會增加多種癌症的風險。一方面，甜飲料導致血糖和胰島素顯著升高；另一方面，多喝含糖的甜飲料也是導致超重和肥胖的一大原因，而超重和肥胖又會增加超過10種不同癌症的發病率。

行動計劃：

✦ 不喝含糖甜飲料，如可樂、雪碧等；想喝甜的飲品可以自製帶渣果蔬汁（不濾渣可以保留更多維生素、礦物質和膳食纖維，更有益於健康）。

✦ 多喝水，水是很好的飲品，如果覺得白開水沒味道，可以參考書後食譜中清流質章節給水增加味道的健康方法。

少吃高脂高糖的深加工食物

高脂高糖的深加工食物不但會增加身體的炎症反應，也是長胖神器。慢性炎症和肥胖都會顯著增加多種癌症、糖尿病、血脂異常等慢性代謝性疾病的風險。而且，深加工的過程中使很多有益健康的營養素顯著流失，如膳食纖維、維生素、礦物質、植物營養素等。

行動計劃：

✦ 少吃西式速食和深加工食物，如披薩、炸薯條、薯片、炸雞、甜點等。

少吃紅肉和加工肉類

紅肉和加工肉類與癌症風險的增加有明顯的相關性，尤其是結直腸癌和胃癌。世界癌症研究基金的研究報告明確建議減少紅肉和加工肉類的食用量。

行動計劃：

✦ 少吃紅肉（如豬肉、牛肉、羊肉、馬肉、驢肉等）。如果每天都吃紅肉，可以嘗試在一週內先替換兩頓紅肉，一頓紅肉換成雞肉，一頓紅肉換成魚或蝦。建議一週總的紅肉食用量不超過350～500克熟重（500克熟重大概是700克生重）。烹飪的時候多用蒸、煮、燉，而

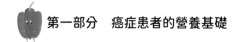

非燒烤、油炸。注意：是少吃而不是不吃紅肉！紅肉是鐵、鋅、維生素 B_{12} 等營養素的優質來源。

✦ 盡量不吃加工肉類（如香腸、臘肉、火腿、肉乾、燻肉、培根等）；吃一口過個年沒關係，少吃就好。

少吃過鹹的食物

在大家的日常膳食中，鹽的食用量是普遍高於膳食指南的推薦量。吃太多過鹹的食物也對健康不利，增加罹患高血壓和癌症的風險，尤其是胃癌。

行動計劃：

✦ 不吃中式鹹魚，這是世界衛生組織公佈致癌清單中上榜的明確致癌物。

✦ 少吃鹹菜、醬菜等含鹽高的食物。

✦ 烹飪時，控制高鈉調料，如鹽、醬油、豆瓣醬的使用。可以多使用植物香料烹飪，增加食物的風味，如蔥、薑、蒜、薄荷、迷迭香、香葉、八角、花椒、茴香籽等；另外多搭配提味的食材，如雞蛋、蘑菇、洋蔥、檸檬、鳳梨等。

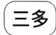

多吃蔬菜、水果和菌菇

蔬菜、水果、菌菇不僅富含膳食纖維，也富含維生素、礦物質以及多種植物營養素，菌菇還有多糖類物質，對健康都是極其有益的。強而有力的證據表明，多吃蔬菜水果有助於降低患癌和很多代謝性疾病的風險。

行動計劃：

- 頓頓有蔬菜，天天有水果，每週有菌菇

  - 每天都吃 500 克非澱粉類蔬菜、300 克水果，顏色和種類越豐富越好。不同的顏色含有不同的植物營養素，對防癌和滋養身體都是極其有利的。

  - 非澱粉類蔬菜，如綠葉菜、辣椒、花菜、茄子、豆芽、洋蔥、蘿蔔、番茄等；而玉米、馬鈴薯、番薯、豌豆等屬於澱粉類蔬菜。澱粉類蔬菜可以作為主食，替代部分米飯、麵條、饅頭等。

  - 蔬菜中，推薦每週至少吃 5 次十字花科的蔬菜。多吃十字花科的蔬菜有助於降低罹患多種癌症的風險，如肺癌、乳腺癌、結直腸癌、前列腺癌等。十字花科的蔬菜含有多種有益健康的營養素，不僅有目前研究較多的抗癌明星成分吲哚（indoles）和異硫氰酸酯（isothiocyanates），還有 β- 胡蘿蔔素、葉黃素、玉米黃質、多種維生素礦物質等很多有益的營養成分，這些多種營養素一起，幫助身體健康，降低患癌風險。

  - 十字花科的蔬菜，如高麗菜、花椰菜、大白菜、小白菜、上海青、青菜、油菜、雞毛菜、羽衣甘藍、抱子甘藍、西洋菜（豆瓣菜）、芥菜、芝麻菜、菜薹、榨菜頭、苤藍、烏塌菜、小紅蘿蔔等。

多吃全穀物

全穀物（糙米、燕麥、大麥、高粱、全麥麵粉等）比我們常吃的白米白麵含有更多的膳食纖維、維生素和礦物質，營養價值更高，更有益健康；同時，膳食纖維還能幫助降低患癌風險。行動計劃：

- 主食可以用五穀雜糧代替部分精白米麵

  - 每餐都是白米飯、白麵饅頭、米粉、白麵條的人可以嘗試糙米飯、

全麥麵條或者用不同的穀物混合白米製作五穀飯，還可以將薯類蒸熟代替白麵饅頭，也可以將薯類切丁混合玉米粒等一起燜飯。

✧ 不用急於求成，先一週嘗試 2 次，慢慢增加次數，爭取到每天主食的一半來自五穀雜糧。

多吃植物蛋白

以植物為基礎的膳食是一個預防癌症發生和復發，以及降低代謝性疾病風險的膳食模式，同時也對生態環境友好。以植物為基礎的膳食不是不吃動物食品的素食，而是相對減少動物食品，不用每一餐都吃肉，不吃肉的時候可以多吃富含蛋白質的植物食品，如豆類、豆製品、堅果、種籽以及全穀物。這些食物不但含有植物蛋白質，而且富含膳食纖維以及多種植物營養素，有益健康。

行動計劃：

✦ 每週選擇一到兩餐，將紅肉換成大豆和大豆製品（如豆腐、腐竹等）。
✦ 主食可以嘗試五穀雜豆煮飯或者五穀雜糧粥。

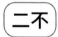

不抽菸喝酒

菸、酒都是已經明確的致癌物。無論是什麼酒，就算不貪杯，只是一天一杯，也會增加患癌症的風險。治療結束後，菸、酒都戒了吧。

不依靠膳食補充劑來預防癌症復發

目前，並沒有可靠的證據表明某一種或者幾種膳食補充劑結合使用可以預防癌症、降低癌症復發或者預防二次癌症。甚至還有證據表明，

從膳食補充劑中食用高劑量的β-胡蘿蔔素會增加吸菸者罹患肺癌的風險。雖然有一些研究顯示，鈣可以降低患直腸癌的風險，但是從補充劑中攝取的鈣過高又可能會增加患前列腺癌的風險。

膳食補充劑，是用來補充的，吃得不夠或者身體缺乏才需補充，不能依賴補充劑來預防癌症的復發，尤其應該避免盲目使用高劑量的補充劑。健康均衡的膳食才是王道，從食物中獲取營養素才是安全有效的。如果有營養素的缺乏，請在專業醫生／臨床營養師評估後，遵醫囑進行補充，並且隨訪監測評估。

一維持

維持健康的體重

良好的飲食可以滋養身體，幫助康復，配合運動還能幫助我們保持一個健康的體重。體重過高也會增加患癌症的風險。乳腺癌和前列腺癌的患者在治療結束以後容易體重增加，更加需要關注體重，用健康飲食和規律運動的方式把體重維持在一個健康的範圍之內。體重的健康範圍可以用 BMI 來簡單衡量，一般成年人的健康 BMI 範圍是 18.5 ～ 23.9。

注意

(1) 這個飲食攻略是針對泛癌症患者，一些癌症患者治療結束以後有特殊的飲食注意，請遵醫囑。

(2) 切記：健康的膳食是一個模式，不可輕信吃某種單一的超級食物可以獲得健康，食物多樣性才能達到均衡全面的營養，才能帶來多種滋養身體的營養素，促進健康。

　　腫塊其實早就摸到了，只是一直覺得自己應該不會得癌症，所以拖了一段時間。現在經過了化療、放療，頭髮也開始長出來啦，又回歸了以前的生活，突然想想，其實日子還是一樣過。每個人都在向死而生，只是我們似乎被貼上了某個標籤，以至於在人群裡顯得有點特別。

　　—— Cathy（一位乳腺癌患者，「鳳梨因子」社群讀者留言）

第二部分　癌症治療相關副作用與營養

經過三年來與癌症的鬥爭，本人總結有三點：

（1）積極與醫生配合治療，相信醫學，不可相信江湖郎中。

（2）面對現實，不悲觀失望，放下包袱，心態要像以前一樣樂觀向上。

（3）條件許可的情況下可多出外旅遊，多登山登高望遠。我幾乎每天登山（因我家周圍有幾個小山）。

—— 黃山松（肺腺癌晚期患者，「鳳梨因子」社群讀者留言）

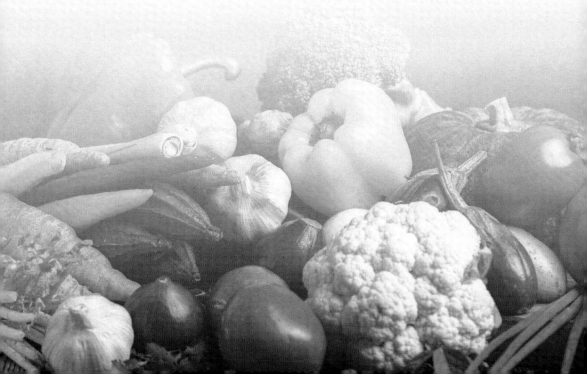

食欲差怎麼辦？

本文要點

> 癌症治療過程中，食欲下降是很常見的。10個有助於提高食
> 欲的方法可以嘗試：①少食多餐；②不要等餓了再吃；③優
> 先提供蛋白質；④刺激多重感官；⑤降低嘴裡的異味感；⑥
> 吃不下可以喝；⑦盡量活動起來；⑧使用增加食欲的膳食補
> 充劑；⑨使用增加食欲的藥品；⑩使用腸內管飼營養支持。

很多患者說，我知道要好好吃飯，也知道確保營養很重要，可是治
療期間，就是沒有食欲，什麼也吃不下，嘴裡還有怪味，體重也掉了，
這可怎麼辦呢？

事實上，正像大家所說的那樣，癌症治療過程中，食欲下降是很常
見的。主要原因包括：

✦ 癌症本身增加身體炎症，會一定程度抑制食欲。
✦ 放療（尤其頭頸部、胸），以及一些化療藥物容易導致食欲低下，或
者使味覺發生改變。
✦ 治療常常會使身體疲憊，降低進食意願。
✦ 治療期間活動量減少，也可能導致食欲降低。

下面10個提高食欲的方法，希望能對大家有所幫助。

少食多餐

食欲不好的時候，看到很多食物容易覺得壓力太大，結果就是更不想吃了。推薦多次少量用餐：不用定時每日三餐，可以每天五餐、六餐或者每隔兩三個小時就吃一點東西。不要覺得做飯的壓力劇增，並不是要每一餐都如平常正餐般豐盛。每天花時間做一兩頓正餐，其他的幾餐更像是高營養密度的零食／加餐：可以是一個雞蛋、一杯奶、一些熟的堅果、洗乾淨的水果或蔬菜等。可以在病房或者家裡準備一些隨手拿起來吃的食物，這樣就有更多的機會吃到東西，增加營養供給。

不要等餓了再吃

沒有食欲的時候不會覺得餓，也就想不起來要吃東西，事實上，很多時候要靠吃的過程來激發食欲。同時，也要做些心理暗示，飲食營養是跟放化療、手術、吃藥同等重要的，不能因為不想吃就不吃，吃飯是為身體對抗疾病提供必需的物質基礎。可以嘗試給自己定個時間，就算是不餓，也可以每三小時就提醒自己吃一點東西。

優先提供蛋白質

食欲不好，吃的就少，每一口能吃下去的食物都盡量增大營養密度、最佳化組合，以便保證營養。比如，喝粥的時候，可以在粥裡加肉末、碎雞蛋、酪梨泥、堅果碎、椰蓉、烤芝麻、橄欖油等高熱量、高蛋白的健康食物。這樣既增加了食物的多樣性，有助於營養全面攝取，也增加了吃進去的熱量和蛋白質。下一篇文章會詳細介紹如何最大化每一口食物的營養密度。

刺激多重感官

　　能影響食欲的，除了身體飢飽的感知，還有多重因素。例如，眼睛看到食物的顏色和擺盤，看到別人吃美食酣暢的表情，用鼻子聞到飯菜的香味，聽到烹飪煎炸煮燉的聲音或者別人吃飯的聲音，刺激多重感官是可以幫助增加食欲的。

　　從視覺上，我們可以嘗試把飯菜做得色彩鮮豔一些，擺盤漂亮一些，也可以將餐桌布置得有儀式感。彩色的甜椒、胡蘿蔔、番茄、花椰菜、紫高麗菜都是顏色鮮豔、營養豐富的優質食材。在味覺方面，可以嘗試不同的調味料，如果沒有口腔潰瘍，可以嘗試一些酸味的調料增進食欲，比如醋、檸檬汁或者用番茄、鳳梨等做菜。另外，家人一起用餐也可以幫助患者增進食欲。

降低嘴裡的異味感

　　治療期間，一些化療藥物會影響舌頭上的味蕾，進而改變對味道的感知，吃食物的時候會嘗到一些異味，如泥土味、金屬味等。飯前刷牙漱口可以一定程度上減少異味，也可以嘗試自製鹹鹽水漱口（1茶匙小蘇打+1茶匙食鹽+1000毫升水）。吃飯時，餐具選擇竹子、木頭、瓷製品，不使用金屬餐具。另外，嘗試多樣性的食物，選擇那些味道還能接受的品種。烹飪的時候也可以選擇一些酸味的調料，或者其他辛香料，如洋蔥、薑、蒜等。

吃不下可以喝

　　食欲不好的時候，尤其是疲乏的時候，吃固體的飯菜比較困難，但是喝飲品就會相對容易一些。推薦嘗試營養豐富的流質飲食。可以自己

在家使用食物料理機或者攪拌機製作流食，只要能把食物打碎攪拌就好，沒有必要買昂貴的破壁攪拌機。不同的食物攪拌以後配上奶或水，就可以製作成流食。比如，可以把煮好的五穀雜豆、堅果、煮熟的雞蛋、蔬菜、水果、牛奶或豆奶攪拌在一起，成為一杯營養豐富的奶昔。如果食欲很差，優質蛋白的食物吃得少，可以在這個奶昔中加入乳清蛋白粉。書後的食譜部分有一些大家可以嘗試的搭配。奶昔的製作和儲存一定要注意食品安全，推薦現做現吃，如果一次做多了，在沒有飲用的情況下可以加蓋儲存在冰箱，但不要超過24小時。

如果想方便省事，或者患者的營養狀態已經很差了，那麼推薦直接使用商業成品的口服營養補充液，也就是特殊醫學用途配方食品或者腸內營養液。這類產品通常是全營養的，提供多種營養素，通常會有粉劑和液體兩種。粉劑像奶粉一樣沖泡就可以吃，液體像常溫牛奶，即開即飲。不想喝的話，也可以拌到粥或者米飯裡，還可以凍起來製作成冰棒或者沙冰，或者用來做饅頭點心之類的。當出現嗜中性球減少症，或者是骨髓移植後的3個月內，推薦使用正規品牌生產的商業成品口服營養補充液，無論是粉劑還是液體，出廠都會做殺菌處理。如果有條件，優先使用液體獨立包裝的特殊醫學用途配方食品。從生產工藝的角度，液體比粉劑產品的滅菌程度更高，同時不需要沖調，即開即飲，減小了人為操作可能帶來的感染風險，更可確保無菌衛生。

盡量活動起來

不一定要做什麼激烈運動，每天盡量嘗試做些活動會有助於增加食欲。在病房和家裡都可以做一些運動，如打太極、快步走等。如果有體力，可以嘗試一些負重力量練習，更好地維持肌肉組織和功能；如果體

弱做不了太多，盡量下地走一走，不要一直躺在床上。久臥會增加肺部感染、血栓、褥瘡等不良事件發生的風險。如果無法下床，也可以嘗試在床上做一些被動運動，如果沒有物理治療師，家人也可以幫助患者伸展四肢、翻翻身等。

使用增加食欲的膳食補充劑

歐洲臨床營養與代謝學會2016年發表的《癌症患者營養治療指南》中推薦嘗試使用ω-3脂肪，也就是大家常聽說的深海魚油來幫助增加食欲。ω-3脂肪可以在一定程度上降低疾病帶來的炎症，增進食欲，增加體重。

有效的劑量大概每天2克ω-3脂肪酸（不低於每天1.5克），或者短期使用EPA（二十碳五烯酸）每天2.2克。劑量不是越高越好，如果是較為長期的使用，安全劑量為EPA不高於每天1.8克且EPA和DHA（二十二碳六烯酸）總和不超過5克。注意：在選購魚油補充劑的時候，不推薦選擇只含DHA的，雖然DHA和EPA都有抗炎的功效，但研究證據最多的還是EPA，兩者搭配更佳。另外要注意選擇可信賴的品牌，品質過關的產品，關注魚油中魚的來源，優先選擇汞含量低的小魚，如沙丁魚或者鳳尾魚。

使用增加食欲的藥品

如果上述方法還是不能增加食欲，建議和醫生討論選擇適合的可增加食欲的藥品。在美國常用的藥物有潑尼松（prednisone）和甲地孕酮（megestrol）。這兩種藥物都是經過大量臨床驗證，可以增加食欲和體重的藥物。其他臨床也使用的增加食欲的藥物有激素類藥物地塞米松

（dexamethasone）、抗憂鬱藥物瑞美隆（mirtazapine）。

值得注意的是，這些藥物都是有副作用而且有效性通常是短期的。且也有一些研究顯示增加的體重多是脂肪組織。另外，甲地孕酮和瑞美隆一般使用以後不是立即起效，需要幾天以後才有效果。所以使用要慎重，務必諮詢醫生，也不建議長期使用。

使用腸內管飼營養支持

對於成人癌症患者，如果連續一週飲食量都達不到目標需要量或者達不到生病之前食量的60%，就需要考慮利用管飼來給予營養。管飼是幫助身體獲得營養的好幫手，不是吃不下東西的懲罰，也不是重度營養不良的時候才考慮的措施。

建議大家積極主動多跟醫生交流自己的進食情況，如有需要儘早開始管飼營養，避免等到重度營養不良，已經對治療和康復產生不良影響以後才去介入。如需開始管飼，可以申請營養科會診。

希望以上10個方法能幫助大家改善食欲，好好吃飯，改善營養狀態，保障治療順利進行。

我是一名癌症患者，我的願望是活著就好！感恩所有關心我的人，努力活著就是對他們最好的回報！

—— 曼陀羅（「鳳梨因子」社群讀者留言）

如何讓每一口都吃好？

本文要點

生病治療期間，我們需要給身體提供足夠的營養物質，滿足熱量、蛋白質以及多種微量營養素的需要。但是在治療期間，很多患者都食欲低下，吃得不多，那麼我們就需要增加食物的營養密度，最大化每一口食物的營養，主要的原則就是在膳食中想辦法增加優質脂肪和蛋白質的量。

你以為你吃了很多，其實營養不足，吃的一碗還不及別人的一口。怎麼辦呢？

生病治療期間，我們需要給身體提供足夠的營養物質，滿足熱量、蛋白質以及多種微量營養素的需要。然而，傳統上我們華人在生病時常吃的食物，如粥、湯、藕粉、米糊等，都是熱量低、蛋白質低、微量營養素低的膳食，並不能很好地為身體提供所需的營養。而且治療期間，患者常常食欲不振，吃得不多，最大化每一口食物的營養密度可以在有限的食欲下，盡可能多地為身體提供營養。

聽起來很抽象，具體怎麼做呢？主要的原則就是在膳食中想辦法增加優質脂肪和蛋白質的量。三大供能營養物質中，單位質量的脂肪提供的熱量是碳水化合物或者蛋白質的2.25倍。健康的優質脂肪就是幫助我們增加熱量的好幫手。吃夠蛋白質不但能提供熱量，還能幫助我們身體抵抗感染、提升免疫力、術後恢復。

下面列舉一些常用的可以幫助增加膳食熱量和蛋白質的食材。

肉鬆／茸

肉可以提供優質的蛋白質，肉茸很容易新增到各種食物中。新鮮的豬肉、牛肉、雞肉、魚、蝦都可以烹飪熟，然後攪成肉末；也可以自己將新鮮的肉製作成乾的肉鬆，吃起來又香又營養。

肉茸可以加到粥、麵條、豆花、水蒸蛋裡，還可以拌到蒸好搗碎的馬鈴薯泥、番薯泥裡，為飲食增加優質的蛋白質。

堅果／種籽

各種堅果、種籽都是富含優質脂肪和蛋白質的食材，同時還富含多種有益健康的微量營養素和膳食纖維。核桃、花生、大杏仁（巴旦木）、松子仁、芝麻、南瓜子、葵花籽、大麻仁、亞麻籽、奇亞籽都是可以使用的優質食材。堅果醬也是好吃且容易增加熱量的食物，如芝麻醬、花生醬、大杏仁（巴旦木）醬等。4個核桃、一小把巴旦木、一湯匙芝麻醬或者花生醬就有大概100kcal的熱量和4克蛋白質。

堅果、種籽打碎或者攪拌成粉可以加到各種食物中，如湯、粥、奶、米飯、優格、蒸好搗碎的馬鈴薯泥、番薯泥裡面，還可以配合其他食材做成營養奶昔。堅果醬可以抹到麵包、饅頭、餅乾上吃，比用果醬來抹可以提供更多的熱量和蛋白質。

堅果醬還可以用來蘸蔬菜水果，作為加餐小點心，好吃又營養，比如蘋果配花生醬、香蕉配大杏仁（巴旦木）醬、胡蘿蔔或者黃瓜配芝麻醬、芹菜或者彩椒配花生醬等，大家可以嘗試隨意組合。

如果是骨髓移植後3個月以內的患者，或者嗜中性球減少症的患者，不推薦吃生的堅果，可以煮熟或者用快鍋處理以後再吃，降低有可能食物不潔而帶來的感染風險。

乳製品、豆製品

　　牛奶、豆漿、奶粉、優格除了單獨吃，還可以加到不同的食物裡增加熱量和蛋白質。例如，煮好的粥裡加入奶粉；蒸熟的薯類（番薯、紫薯、馬鈴薯、山藥等）可以搗碎加入奶粉或者牛奶，就成了奶香薯泥，再將烤過的堅果搗碎撒到奶香薯泥上，非常好吃。奶香薯泥也可以根據吞嚥能力和個人喜好加入不同量的奶液來調整稀稠度。優格拌水果也是營養豐富、口感清爽、味道醇美的加餐小食（再撒上椰蓉、烤堅果、火麻子仁、奇亞籽更好吃）。

　　大豆是植物中少有的完全（優質）蛋白質來源，加餐小食來一點煮毛豆（青豆）或者豆腐乾也可以補充蛋白質。豆花（水豆腐）也是容易吞嚥、無須咀嚼，提供優質蛋白質的食物。與我們華人患者常吃的米糊、藕粉這些容易吞嚥無須咀嚼的食物相比，豆花能給身體提供更多的蛋白質。

高脂肪的果子

　　酪梨、椰子肉都是脂肪含量高且品質也不錯的食材，增加到膳食中可以增加熱量。一個酪梨就可以增加250kcal的熱量。無糖烤椰子片或者椰蓉，大拇指大的一湯匙量也可以提供50kcal的熱量。一顆新鮮的椰子把椰肉挖出來吃，熱量也能有大概300kcal。酪梨去皮去核切片放到冷盤裡，還可以切成丁放到優格裡，好吃又增加熱量。椰肉片、椰蓉都很容易新增到各種食物中，不但熱量高也帶來了椰香的風味，例如，加到優格裡，放到自製的豆沙、薯泥上，還可以混合多種蔬菜水果做成營養奶昔。

特殊醫學用途配方食品

　　特殊醫學用途配方食品是為不同疾病患者，特別製作的一類配方食品，在華人圈剛剛起步。目前，特殊醫學用途配方食品主要有完全可以代餐的全營養配方，吃不下飯的患者，可以喝這樣的全營養液來滿足身體的營養需要。還有一些非全營養的配方，只提供某些特定營養成分，如蛋白粉、中鏈脂肪等。大部分液體配方跟牛奶長得很像，但是營養更全面均衡，比牛奶提供了更多的維生素和礦物質。一般100毫升配方液能提供100～200kcal的熱量以及3～5克的蛋白質。液體配方除了像牛奶一樣地喝，還可以做成冰棒、冰塊、冰沙來吃。粉劑配方可以方便地加到其他的食物中，如粥、湯、飯、薯泥，用來增加營養。蛋白質粉也可以直接加到不同食物裡，進一步增加蛋白質的量。但不建議單吃蛋白粉，建議搭配其他食物一起，讓身體可以更好地吸收和利用吃下去的蛋白質。

我們傳統文化中生病常吃的食物如何改善營養呢？

1. 給粥加點料

　　生病喝粥在我們的飲食文化裡源遠流長。大家覺得粥好消化、溼潤，容易入口吞嚥。一般在病房見到大家吃得最多的就是稻米粥、小米粥。如果煮粥的食材只有米，營養單一，熱量和蛋白質都不夠。我們傳統的八寶粥、菜肉粥、海鮮粥的營養就比單一的米粥要好很多。米和豆搭配在一起，能優化兩個食材中的植物蛋白質，提高蛋白質在身體內的利用率。菜肉魚等混在粥裡，增加食材的多樣化，豐富了營養價值，提供了更多的身體治療康復需要的蛋白質。煮粥的時候還可以煮得乾一些，少放一些水，然後透過加奶或者營養液的形式讓它變稀，這樣也能

增加熱量和蛋白質。粥裡多加點料，營養就上去了，下面的例子希望能幫你做出一份營養滿滿的粥。

喜甜的：粥裡可以加奶粉／豆漿粉／特殊醫學用途配方營養粉、椰蓉、堅果碎、各式種籽，加入搗碎的香蕉、棗泥、枸杞、葡萄乾等可以幫助增加甜的口味。

喜鹹的：粥裡可以加肉末、肉鬆、魚片、堅果碎、各式種籽、煮熟切碎的水煮蛋、切碎的豆腐乾等。

2. 給湯升個級

在我們的飲食文化中，湯經過熬製，被視為精華。雞湯、魚湯、排骨湯，是我們在病房裡常見的「滋補」食物。然而，僅僅是湯，營養甚微，大量是水，少量是脂肪和礦物質，幾乎沒有蛋白質，也沒有助力康復的維生素。只喝湯，往往是喝飽了肚子，而營養供給不足，飢餓到了身體。所以，不能只喝湯，湯裡的魚肉、雞肉、排骨肉都應該吃下去。很多患者喝湯的時候，咬不動肉或者不想吃固體食物，可以把湯中的肉和其他食材撈出來，用攪拌機打碎，再把湯澆上去，變成一個類似於芝麻糊的狀態，就可以連喝帶吃，營養翻倍。如果就只想喝湯湯水水呢，可以在一碗湯裡加入2勺乳清蛋白粉，大概就能增加50kcal的熱量和12克的蛋白質。

改善了生病時候我們常吃傳統食物的營養，再給大家推薦一個增加食物營養密度的好辦法 —— 大雜燴攪拌。

大雜燴攪拌

混合食物營養多，多種食材可以混合到一起，用攪拌機做成營養糊或者營養奶昔。不但營養豐富，而且看起來體積小。食物用攪拌機一

攪，食物的體積看起來就會小很多，對於食欲不佳的患者，看到大量的食物往往覺得壓力很大，更吃不下了。攪拌機攪拌一下，就相當於把食物濃縮了很多。

營養糊和營養奶昔可以根據個人喜好來製作。例如，五穀雜豆加上堅果煮熟，水煮蛋剝皮與蘋果、胡蘿蔔一起放到攪拌機裡攪拌就成了營養糊。營養奶昔可以是不同的蔬菜水果加上乳製品或者豆製品。我最喜歡的是羽衣甘藍香蕉奶昔，羽衣甘藍（或者是水裡燙過一下的菠菜），加上香蕉、優格、酪梨、豆奶、核桃、椰子肉、亞麻籽、奇亞籽一起攪拌，非常好吃。香蕉是做奶昔的神器，它提供的甜味足以讓奶昔香甜可口，完全不用加糖；類似的增加奶昔香甜的神器還有芒果和木瓜。

上面列舉的這些食材，只是一些例子，大家只要選取一些日常生活中容易買到的、自己喜歡的即可，完全不用上面每一個食材都一一打卡。書後也有一些食譜供大家參考。

好了，分享了這麼多，快動手試一試吧！

疾病就交給醫生去治，我負責開心就好，人生的轉捩點已經來了，也許換一個活法會有驚喜在等我。

—— 藍風（肺黏液腺癌患者，「鳳梨因子」社群讀者留言）

沒辦法吃東西了怎麼辦？

本文要點

腸內營養包括大家常聽說的口服營養補充（oral nutrition supplement，ONS）以及管飼。管飼是透過一根管子將營養

液輸入消化道裡進行人工餵養。腸內營養能給患者提供維繫正常生理功能的營養物質，同時繼續使用消化道，有助於維繫消化系統的生理功能，對整個免疫系統也有積極的作用。相比較於腸外營養，腸內營養更加安全，感染風險低，還能防止有害細菌在身體裡移位而進一步引發感染，也更加經濟實惠。管飼根據管子放置的方式分為不同的類型。管飼營養支持就是一個橋梁，在患者身體虛弱吃不了太多東西或者無法正常吃東西的時候，給身體足夠的營養，幫助身體恢復。患者和家屬要對管飼營養支持導正心態，積極主動地跟醫生交流自己的飲食情況，如有需要儘早開始合適的營養支持，避免等到重度營養不良，已經對治療和康復產生不良影響以後才進行介入。

1881年，美國第20屆總統詹姆斯・A・加菲爾德（James A. Garfield）遇刺，手臂和腹部被槍擊中。身為總統，接受的當然是當時全國最好的治療。可是總統不能吃喝，這可怎麼辦呢？

為了維繫他的生命，醫生就透過一根管子從肛門裡給他打入餵養液。餵養液都有什麼呢？大概60毫升的牛肉提取物（用牛肉、鹽酸、鹽加工而得），約7毫升的預消化過的牛肉（beef peptonoids）和約18毫升的威士忌。每4小時餵一次，醫生們也隨時觀察總統的消化情況，看他是否能排便。5天後他們還嘗試了增加雞蛋黃，但是發現產氣太多就放棄了。就這樣，一直餵養了37天，維持加菲爾德的生命到逝世。

透過這根管子從肛門餵養，讓加菲爾德總統在不能吃喝的情況下，維繫了超過一個月的生命。這就是人工餵養臨床實踐的典型例子，是腸內管飼營養支持在歷史中的記錄。腸內營養就是透過消化道給予營養物

質，包括我們常聽說的口服營養補充以及透過管子進行人工餵養的管飼營養支持。

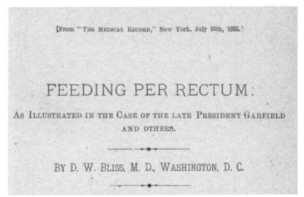

加菲爾德總統治療筆記的文書
圖片截圖於 WILLARD B. Feeding per rectum：
as illustrated in the case of the late President Garfield, and others
[M/OL].[2020-08-02]. New York： Medical Record, 1882.
https://collections.nlm.nih.gov/ext/dw/101470778/PDF/101470778.pdf

什麼是管飼營養支持？

　　管飼營養支持是現代臨床醫學的重要治療手段，對於癌症患者是十分重要的。無論是癌症本身還是治療都很可能給我們習以為常的吃飯帶來很多障礙。比如，食欲實在差，吃不下也吃不夠；腫瘤堵住了食道，吞嚥困難；又或者是昏迷在床，無法清醒過來自己吃東西等。如果身體都得不到應有的養料，如何抵抗疾病，如何從疾病中康復呢？這時候，透過腸內管飼營養的方式，就能給我們患者提供維繫正常生理功能的營養物質，而且可以繼續使用消化道，有助於維繫消化道的生理功能，對整個免疫系統也有積極的作用。同時，相比較於腸外營養，腸內管飼營養更加安全，感染風險低，還能防止有害細菌在身體裡移位而進一步引發感染，也更加經濟實惠。

如今，管飼營養支持應用很普遍，不再是加菲爾德總統那時只有總統才能用的了。在臨床治療中，如果成人患者3～5天沒辦法正常吃飯，或者食欲不佳，嘗試了鼓勵進食以及改善食欲的方法，也提供了口服營養補充產品後，進食量還是達不到目標劑量或者生病前日常膳食量的60％，就應該考慮提供管飼營養支持。如果是重度營養不良的癌症成人患者或者是兒童患者，進食量3天都達不到目標劑量的75％，就應該考慮提供管飼營養支持來防止營養狀況進一步惡化而影響治療的順利進行。

營養如何透過管子進入我們身體呢？

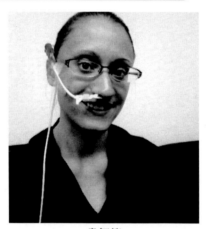

鼻飼管
圖片來源：The Oley Foundation
（已獲得照片本人麗貝卡（Rebekah）的許可在本文中使用）

管飼營養支持有不同的方式，目的就是透過一個小管子，把營養素運送到消化道裡。當然，我們現在會選擇更符合生理進食的方式，優先把餵養管放到胃裡，而不是像100多年前，加菲爾德總統那樣放到肛門裡。

常用的有鼻飼管，包括鼻胃管和鼻腸管，就是將管子從一邊鼻孔放下去，通過食道，最後達到胃或者穿過幽門達到小腸（十二指腸或者是空腸）；這是無創傷的，隨時可以把管子抽出來。放置的時候沒有特別不舒服，可以使用藥物舒緩鼻子的不適感；而且一邊放管子一邊喝水吞嚥也會使放置過程容易不少，同時幫助管子更順利地進入胃或者小腸裡，而不是誤入呼吸道。

　　如果是需要長期（大於3個月）使用管飼營養支持，就可以考慮安置一個胃造瘻或者是小腸造瘻。通常，我們都優先選擇胃造瘻，食物在胃裡消化更符合我們的生理消化吸收特點。胃造瘻根據手術操作的不同，分為手術胃造瘻（gastrostomy，GT）或者是經皮內鏡下胃造瘻（percutaneous endoscopic gastrostomy，PEG）。只有當胃不可以用，比如胃全切、胃瀦留嚴重、誤吸風險很高（容易將液體誤吸入肺裡）的情況或者高位腸梗阻，我們才會將管飼營養支持的管子的末端放置到小腸。

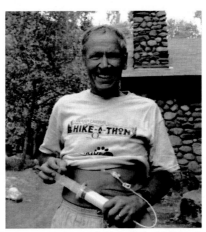

瑞克（Rick）說這是他在美國亞利桑那州大峽谷國家公園的 Phantom Ranch 吃午餐。他由於疾病，沒法正常吞嚥，透過管飼給自己打營養液，讓他能繼續旅遊和精彩的生活。
圖片來源：The Oley Foundation（已獲照片本人的許可在本文中使用）

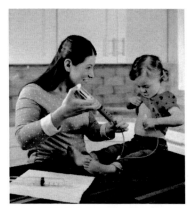

用大的針管向胃造瘻管打營養液

圖片來源：https://www.compleat.com/blog/what-you-need-know-transitioning-
real-food-tube-feeding-formula（已獲得許可在本文中使用）

對於營養不良風險高，治療嚴重影響進食的疾病，例如頭頸癌，臨床上還會建議已經營養不良的患者在放化療前就安置好PEG，這樣在治療開始後，就算是吃不下，也可以透過PEG來進行管飼營養支持，為身體提供需要的營養，進而保障治療的順利進行。等恢復正常吃飯以後，這個管子也是可以很容易拿掉的。

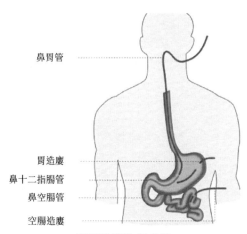

鼻胃管

胃造瘻
鼻十二指腸管
鼻空腸管
空腸造瘻

不同位置的餵養管
圖片來源：根據此網址
（https://www.cirse.org/patients/ir-procedures/jejunostomy/）圖片翻譯而得

餵養的營養液是什麼呢？

現在去看100多年前給加菲爾德總統餵的營養液實在是太不可靠了，缺少很多身體必需的營養素，還給他餵酒這種十分不利於身體健康代謝的食物。但是那個時候，人們連維生素C都還不知道呢，又怎麼知道有那麼多的營養素是人體所必需的呢？而如今，隨著我們對營養學不斷地探索和更加深入地認識，腸內營養液也越來越成熟，可以提供目前已知的人體必需營養素，還盡量涵蓋更多的重要營養素，來更好地滿足身體的需要；同時還對營養素做處理，滿足患者不同消化功能的需要，也會增加或者調整不同的營養素來滿足不同疾病患者的需要。現在已經有了商業成品的腸內營養液以及特殊醫學用途配方食品，可以方便地在臨床中使用，給需要的患者提供適合的管飼營養支持。

很多患者聽到管飼營養支持，心裡第一個反應就是牴觸，覺得這是自己吃不下飯菜的一個懲罰。其實不然，管飼營養支持是一個好幫手。食欲不好、飯菜難以下嚥是疾病本身和治療共同影響的結果，患者一定不要自責，家屬也不要給患者太大的壓力。疾病本身就已經讓大家身心疲憊，吃不下的時候，可以鼓勵，但不要強迫。還是吃不下，進食有困難的，管飼營養支持就是一個很好的解決辦法。它就是一個橋梁，在身體虛弱吃不夠東西的時候，給身體足夠的營養，幫助身體恢復，等恢復好了，就可以自己好好吃飯，不再需要管飼營養了。

希望患者和家屬對管飼營養支持導正心態，也建議大家積極主動，多跟醫生交流自己的飲食情況，如有需要儘早開始管飼營養支持，避免等到重度營養不良，已經對治療和康復產生不良影響的時候才進行介入。

癌，也讓我體會了生活的不一樣，我現在很快樂，很珍惜現在的一分一秒和家人、朋友共處的時光，活得真誠，感恩遇見。

—— 熊貓（「鳳梨因子」社群讀者留言）

消化道沒有功能了如何補充營養？

本文要點

腸外營養就是不使用消化道，直接將營養物質透過靜脈滴注的形式打到血管裡，為身體提供營養。在治療中，營養針、靜脈營養就是腸外營養。腸外營養可以透過中心靜脈導管（如 PICC[5]、點滴港等）直接將營養素運送到血液裡，給身體提供營養物質。腸外營養是消化道沒有功能或者透過消化道餵養滿足不了身體需要時，無奈之下的選擇。適時且恰當地使用十分重要。

一天不吃東西，飢腸轆轆；一週不吃東西，生命堪憂；那一年，不，是30年不吃呢？還能好好活著嗎？

能！還能生兒育女，甚至還有了孫輩！

1986年，一位年輕的患者周綺思，由於腸壞死，手術切除了全部小腸和部分結腸。沒有了絕大部分的腸子，她無法正常吃東西，更沒法使用消化道獲取營養，但手術後，她活了30年。30年沒法正常吃飯，周綺思是靠什麼維繫生命的呢？從手術後到2016年逝世，這30年她完全是靠著腸外營養存活，而且還懷孕生女。在逝世前，她還看到了小外孫女的出生。

(5)　PICC：peripherally inserted central catheter，經外周靜脈穿刺的中心靜脈導管。

什麼是腸外營養呢？

腸外營養就是不使用消化道，直接將營養物質透過靜脈滴注的形式打到血管裡，為身體提供營養。在治療中，大家常常聽到的營養針、靜脈營養都是腸外營養。腸外營養是 20 世紀醫學方面最重要的突破之一。在臨床可以成熟使用靜脈來給予營養之前，消化道嚴重受損的患者就會因為營養供給不足，而等不到疾病治好就離開這個世界了。

腸外營養裡有些什麼？

靜脈滴注我們大部分人都打過，藥水透過吊針打到我們血管裡。要想滿足我們身體的營養需要，腸外營養液裡需要包含維繫生命的必需營養素，大家熟悉的宏量和微量營養素都得有：身體必不可少的碳水化合物在腸外營養液中就由葡萄糖來提供，構造身體基礎的蛋白質是由單體胺基酸來提供，當然不能少了重要的供能物質 —— 脂肪，還有一定不能或缺的多種維生素、礦物質等。

為了能更好地滿足我們的身體需要，科學家和臨床醫護人員一直都在不斷地對腸外營養液的成分進行改善。例如，腸外營養的脂肪乳最開始僅僅只有大豆脂肪，對肝臟並不友好，有一定促炎的作用。後來使用了混合油脂，就好很多。這就像我們吃飯似的，食物多樣化更健康。現在還有了針對膽汁淤積等肝臟問題的全 ω-3 魚油脂肪乳。針對不同年齡和疾病狀態的患者，也有不同配比和種類的胺基酸來更好地進行營養供給。

這些腸外營養液如何打到身體裡呢？

兩種途徑可以將這些營養物質透過靜脈滴注的形式打到血管裡：一種是透過周圍靜脈，就像我們平常打吊針時那樣在手背上扎針；還有一種就是透過中心靜脈，如 PICC、點滴港。

要透過腸外營養全量提供我們所需的營養物質，中心靜脈注射會更好。因為靜脈營養液比較濃，而且營養物質放進去的越多就越濃，而外周靜脈血流量小，較高濃度的營養液對外周靜脈血管的壓力就會比較大，所以利用外周靜脈很可能運輸不了能滿足我們身體所需的足量營養物質，只能作為部分營養物質的補給，而且長期使用外周靜脈提供腸外營養液，也不利於外周靜脈血管的健康。中心靜脈導管的末端位於連線心臟的大靜脈裡，所以血流量大，營養液輸入進去以後可以迅速被血液稀釋，不會給血管壁造成過大負擔，並且能隨著血液帶到全身。利用中心靜脈就可以足量並長期提供我們身體所需的營養。大部分癌症患者都會安置中心靜脈導管（如 PICC、點滴港等），都是可以用來打腸外營養液的。

什麼時候使用腸外營養呢？

對於癌症患者而言，可以在消化道喪失功能，或者因消化道功能嚴重受損而無法很好地耐受食物或者腸內營養的時候使用腸外營養。

在癌症治療過程中，疾病本身以及治療都會給我們消化道功能和正常進食帶來顯著的影響，例如，嚴重且治療無效的嘔吐和腹瀉、嚴重的腸梗阻、放射性腸炎等，這些都會令患者沒法好好使用消化道。而癌症患者屬於營養不良高風險的人群，確保營養供給才能保障治療的順利進行。因此，腸外營養是癌症患者治療過程中的重要工具。

但是，並非所有癌症患者都適合使用腸外營養。是否需要腸外營養，什麼時候用，用多久，都要根據患者自身的營養狀況、臨床情況以及治療目標和方案，由專業醫務人員綜合評估來決策。如果胃腸道有功能，一定要優先使用胃腸道來餵養（如正常飲食或管飼腸內營養）。因為消化道除了消化吸收營養物質，還有維繫免疫系統的重要功能。所以，使用消化道，不只能提供營養，還能保障免疫，降低感染風險。腸外營養是消化道沒有功能時，或者透過消化道餵養滿足不了身體需要時，無奈之下的選擇。而且，如果患者營養狀況好，那麼在手術前、化療前、放療前隨意使用腸外營養並沒有什麼好處，反而會增加治療費用以及感染風險。

所以，當我們吃不下，滿足不了身體的營養需要的時候，不能簡單粗暴地用一個營養針進行腸外營養，而是應該首先請專業的醫生、臨床營養師進行營養評估，判斷最適合的營養介入方式。

使用腸外營養的時候患者需要注意什麼呢？

1. 不要求也不接受只選用單個營養素

腸外營養應該以全營養的形式供給，給予的時候要有葡萄糖、胺基酸、脂肪乳、維生素以及礦物質等微量元素。不應該輸單瓶只給單個營養素，例如只輸脂肪乳提供熱量或者只輸胺基酸提供蛋白質，各個營養素之間需要配合運作，只給單個營養素是不利於改善患者的營養狀態的。

另外值得注意的是，如果有低蛋白血症，是不能透過僅輸單瓶的胺基酸來立即增加白蛋白解決低蛋白血症的；同樣，如果想透過輸白蛋白來改善營養問題，也是沒有效果的。

2. 配合醫生做好監控工作

腸外營養開始的第一週，基本每天都要檢測電解質，用來調整營養液裡不同營養素、電解質的成分，以便更好地滿足身體的需要。希望患者能理解醫生，不要拒絕血液生化檢查。

3. 配合醫護人員做好日常護理

做好腸外營養的通路（如中心靜脈導管）的日常護理，幫助降低感染風險。PICC和點滴港等的護理，可以請教專業的醫護人員。

4. 不可急於求成

腸外營養從開始到達到目標劑量需要3～5天，循序漸進地增加供給量（通常不是液體量，而是裡面營養成分的量）才能更安全，讓身體更好地適應，操之過急可能會引起高血糖、電解質紊亂或者其他不良症狀。

5. 不要以為使用腸外營養或者營養針就萬事大吉了

多和醫護人員交流，幫助監測消化道功能的恢復，盡量早點使用消化道。在可以透過消化道餵養後，再逐漸減少腸外營養，確保營養的不間斷供應。如果是透過外周靜脈提供腸外營養，建議不超過一週。時間太久，不利於血管的健康。

希望患者和醫護人員都能科學合理地使用腸外營養，用得恰當、用得適時、不盲目，才能有最好的治療效果。醫學營養學一直在不斷發展，一百年前想都不敢想的沒有腸子該如何生活，到如今，我們看到只靠腸外營養就能長期維持生命，生兒育女；在疾病治療過程中，也能有效地給無法正常飲食的患者提供營養，為康復和回歸正常的生活架好一座橋。未來，臨床營養定會給我們帶來更多的希望與驚喜。

　　癌症讓我更好地記住生命中那些值得我們感激和熱愛的人和事情。但同時，它也讓我更容易對那些不順利的事情勇敢放手，工作也好，戀愛也好。生命每一刻都是奇蹟，所以千萬不要留戀那些讓你過得糟糕的事情。勇敢放手，讓你自己每一刻都是最棒的！

—— 諾瓦・洛維羅・斯普里克（Nova Loverro Sprick）

（《紐約時報》專欄，摘自「鳳梨因子」社群）

噁心嘔吐怎麼辦？

本文要點

　　噁心嘔吐是癌症治療期間常見的副作用。緩解症狀可以嘗試選擇恰當的食物和烹飪方法，改變吃飯的頻率和時間，穿著舒適的衣服，調整心態，還可以嘗試按壓穴位。無法緩解的話，要積極和醫生溝通，及時選擇適合的藥物介入。

　　在癌症治療過程中，放化療是常使用的治療手段，但也帶來了很多影響飲食的副作用。噁心和嘔吐是治療中最常見的副作用，幾乎每個患者都有經歷。化療藥物、頭頸部或消化道的放療都容易引起噁心或者嘔吐。癌症本身帶來的生理和代謝的改變也會引起噁心和嘔吐。另外，心理因素也不容小覷。噁心和嘔吐不僅會嚴重影響飲食營養的攝取，嚴重的嘔吐還會造成脫水以及體內電解質的紊亂，一定要及時到醫院進行介入，避免嚴重脫水導致的生命危險。

　　如何緩解治療期間噁心嘔吐呢？下面的幾個方法希望可以有所幫助。

選擇恰當的食物和烹飪方法

1. 建立食物檔案，選擇更適合自己的食物

誘發噁心嘔吐的食物，因人而異。做食物檔案可以大概知道什麼樣的食物會引發自己噁心或嘔吐，以後就避免在治療期間吃這些食物。通常，口味清淡的食物相比高油脂和味道重的食物更容易被患者接受。這裡的口味清淡，只是烹飪調料的清淡，並不是滴肉不沾、小米粥配水煮菜。肉、蛋、奶、禽幫助提供治療期間必不可少的優質蛋白質。豬肉、牛羊肉以及海產品可能味道比較大，有些患者會加重噁心的感覺；雞肉味道不大，通常更易接受。但也要注意因人而異，根據自己的情況選擇適合自己的即可。

2. 選擇吃室溫的食物

高溫加重食物的氣味和味道，而冷的或者常溫的食物不容易引起噁心或加重噁心的感覺。食物做好後，可以稍涼一下再端給患者。

3. 避免油炸烹飪

油炸食物或味道／氣味比較重的食物容易引起噁心，盡量不要給患者提供這些食物，也不要在患者面前吃這些食物。

4. 避免油煙

油煙也容易引起噁心嘔吐，尤其是很多家庭做飯的時候油煙比較大。建議做飯時，讓患者待在通風好的地方，不要待在充滿油煙的廚房。

5. 選擇有幫助的食物和味道

薑是個好東西，薑糖、薑汁水或者其他含薑味的食品對緩解噁心有一定幫助，可以嘗試。酸味的東西，如檸檬水等，也有一定的幫助。早晨起床如果覺得噁心，可以嘗試吃蘇打餅乾，有一定的緩解作用。腹脹有時也會引起噁心。如果腹脹，可以先暫時避免吃容易脹氣的食物，如乾豆類（黑豆、紅豆等）、豌豆、花椰菜、捲心菜等。

6. 嘔吐之後飲食循序漸進

嘔吐完全停止再吃東西。可以先試試清流質，如水或者沒有油脂的清湯。如果沒有嚴重的不舒服，再慢慢增加其他食物，從清淡無味的食物（如米粥、饅頭、雞蛋羹等）到加入調味的食物。

改變吃飯的頻率和時間

1. 少食多餐

胃空或者吃得太飽，都容易引起噁心和嘔吐。少食多餐，每餐不要吃得太飽。可以定好時間，每隔兩三小時就吃一點東西。不需要根據常規的吃飯時間用餐，只要是自己不太難受的時候，都可以吃一點東西。一次飲水不要太多，胃脹容易引起噁心嘔吐。手邊放一個杯子，少量多次小口飲水。

2. 飯後不要立即平躺

吃過飯後，可以先坐一會兒，或者把枕頭墊高。食物剛剛下肚就平躺，容易增加嘔吐風險。

3. 治療前 2 小時內停止進食

對於嘔吐症狀嚴重的患者，可以在治療前2小時停止進食，這樣不會導致治療期間嘔吐。

衣著舒適

衣服過緊，也有可能增加噁心嘔吐的風險。選擇寬鬆舒適的衣服，如有鬆緊的褲子，不用繫腰帶或皮帶。

調整心態

1. 堅持進食

不能因為噁心嘔吐，覺得反正吃了都是要吐出來的，就拒絕進食了，還是應該盡量吃。

2. 聽舒緩音樂

不少研究顯示，冥想、放鬆、心理暗示、聽舒緩音樂都有助於緩解症狀。尤其是在給化療藥物之前，或者是放療之前嘗試，有一定幫助。

3. 專業心理指導

治療期間心理壓力大，可以嘗試自我調節，或者諮詢專業心理醫生。

按壓穴位

　　臨床研究顯示，按壓內關穴，有助於緩解嘔吐，對化療／放療引起的嘔吐也有效果。可以兩手交替，各按壓2～3分鐘，在飯前或者是睡前按壓，也可以一天多次按壓。針對成人和兒童癌症患者，都有不少這方面的研究，美國頂尖腫瘤中心斯隆－凱特琳紀念癌症中心（Memorial Sloan Kettering Cancer Center）也推薦。不要錢又沒有副作用，大家不妨試一試。

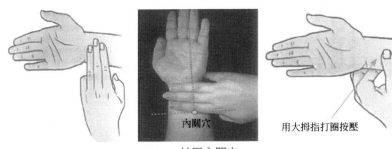

內關穴　　　　　　用大拇指打圈按壓

按壓內關穴

圖片來源：YOUSEF Y E, ZAKI N, SAYED A. Efficacy of acupressure on nausea and vomiting among children with leukemia following chemotherapy[J]. Journal of Nursing Education and Practice, 2018, 9（1）：89-97.

藥物控制

　　噁心嘔吐如果比較嚴重，上述方法無法緩解，建議和醫生討論選擇適合的藥物來控制。針對噁心嘔吐的藥物有很多種，如果一個藥物沒有效果，還可以再嘗試其他的。同時，如果已經對某一種化療藥物出現嚴重的噁心嘔吐症狀，可以和醫生商量在下一次用藥的時候，提前介入。例如，在化療開始前半小時，還沒有出現噁心症狀的時候就給一些控制噁心的藥物，幫助降低化療藥物帶來噁心嘔吐的副作用。

我是乳腺癌患者，治療後12年過去了。唯一體會的是心靈要放空，不被「癌」字困擾，且心中對壞細胞常念「咒語」。策略思想是你強它弱，你進它退。內心的強大足以證明自己生命的強大。

—— 楓葉（「健康不是鬧著玩」社群讀者留言）

便祕怎麼辦？

本文要點

> 便祕是癌症治療期間常見的症狀。預防和緩解便祕可以嘗試喝充足的液體，吃富含膳食纖維的食物，每日適當運動，將排便作為每日例行的公事，嘗試改變如廁姿勢。如果還是不能緩解，要積極跟醫生溝通，及時選擇適合的藥物介入。

由於癌症本身以及治療過程會對消化道產生顯著的影響。很多癌症患者都經歷過便祕。一般人每日都會排便，有的人可能會隔一兩天才排便一次。臨床上一般將每週排便次數少於3次定義為便祕。無論是化療藥物、腹部放療，還是止痛藥，都有可能引起便祕。如果平常就有排便困難、大便乾燥的問題，需要及時告訴醫生，採取預防措施。治療中一旦發覺排便不符合自己以前的規律，就要注意引起便祕的原因，並及時跟醫生以及營養師交流，不要拖延，時間越久處理起來越困難。

便祕容易影響食欲，減少進食量，進而影響營養狀況，而嚴重便祕還可能會導致腸道供血不足、肛門撕裂、低位腸梗阻等。

從營養護理的角度，我們可以做些什麼呢？

喝得充足

喝足夠的液體，可以是水，也可以是湯，還可以是蔬菜汁、果汁。一般情況下，推薦每天至少 2,000 毫升攝取量。便祕的時候容易腹脹，建議不要喝蘇打水、碳酸飲料，避免用吸管喝水，這樣可能會吸入過多的氣體，加重腹脹。

吃富含膳食纖維的食物

膳食纖維，可以幫助腸道蠕動，刺激便意，增加大便含水量，避免大便過於乾燥，進而幫助緩解便祕。

哪些食物富含膳食纖維呢？蔬菜、水果、全穀物食品、雜糧、豆類、堅果、種籽等食物中含有豐富的膳食纖維。吃的量可以循序漸進，忽然一下子吃太多可能會使腸道不適應而腹痛。一定要注意，多吃含膳食纖維高食物的同時，需要保障飲水充足才可以緩解便祕。有研究顯示洋車前子（psyllium）的膳食纖維補充劑能增加大便含水量，對緩解便祕有一定幫助，可以嘗試。火龍果、奇異果幫助排便的效果也不錯，也可以嘗試。

便祕時也可能會覺得腹脹，如果吃太多易產氣的食物，卻還沒有排便，可能會更不舒服，可以適當迴避易產氣的食物，如花椰菜、高麗菜、豆類、洋蔥、蘆筍等。

如果已經是重度便祕，就不建議單純透過吃大量高纖維的食物來幫助排便，而是應該就醫，採取必要的醫療手段來幫助排便。

每日適當運動

　　運動也可以幫助腸道蠕動，促進排便。並不一定要激烈運動，輕度活動就能有一定的幫助。在治療期間，患者一般都比較虛弱，但建議盡可能地下床走一走，或者在床上做一做簡單的拉伸運動。

每日例行公事

　　每天爭取固定時間排便，無論是否有便意都試著去上廁所。早上起床後，可以喝一杯溫熱的水，有助於促進胃腸蠕動，刺激便意。

改變如廁姿勢

　　排便的姿勢也會影響到排便的難易程度。上廁所蹲著排便會比坐在馬桶上容易一些。如果坐在馬桶排便，可以放一個小凳子，將腳踩到小凳子上，這樣的姿勢可以幫助彎曲臀部並將骨盆置於更自然的下蹲位置，排便會容易一些。

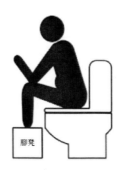

踩腳凳如廁
圖片來源：https://www.bidmc.org/-/media/files/beth-israel-org/
centers-and-departments/rehabilitation-services/
all about constipation booklet 2016 05 rev.pdf

藥物治療

有不少緩解便祕的藥物，作用機制不同，可以跟醫生討論選擇適合的藥物來緩解便祕。同時在使用一些大劑量鎮痛藥的時候，很容易出現便祕，也可以和醫生討論提前使用一些緩解便祕的藥物預防便祕的發生。

32歲時診斷為腫瘤，上週還出現左耳突發性耳聾，與其想為什麼又是我，還不如好好活著，一步步來，工作、生活兩不誤，接受治療，配合治療，定期複查。

—— 接拉拉（「鳳梨因子」社群讀者留言）

腹瀉怎麼辦？

本文要點

腹瀉是癌症治療期間常見的症狀。腹瀉發生以後要保證充足的液體攝取，避免脫水；嘗試吃一些可溶性膳食纖維；同時避免過於油膩的食物；避免甜食，少吃糖醇；注意自己是否對乳製品不耐受；避免刺激的食物；在專業醫生和臨床營養師的指導下選擇合適且品質有保證的益生菌進行嘗試。如果還是不能很好緩解，要積極和醫生溝通，選擇適合的藥物介入。

腹瀉也是幾乎所有癌症患者都經歷過的。癌症本身，尤其是影響腦神經的腫瘤、結直腸癌、胰腺癌等，容易引起腹瀉；治療（放化療、手術、造血幹細胞移植）會對消化系統帶來顯著的影響，也容易導致腹瀉，同時還會伴隨食物不耐受和吸收不良；另外感染和長期使用抗生素也容

易導致腹瀉。嚴重的水樣腹瀉還可能引起脫水,危及生命,這一類腹瀉一定要及時就醫。

從營養護理的角度,我們可以做些什麼呢?

保證充足的液體攝取

腹瀉會導致大量液體和電解質流失,需要及時補充,避免脫水和電解質紊亂。通常建議一天補充不少於2,000毫升的液體,但是在補充水分的同時,還應注意電解質的補充,可以選擇口服補液鹽。建議諮詢醫生,選擇適合的口服電解質補液鹽產品。由於治療期間,電解質會受很多因素的影響,如果腹瀉很嚴重的話,醫生可能會採取靜脈補液。

選擇適合的膳食纖維

少吃富含不可溶性膳食纖維的食物,如芹菜、韭菜以及蔬菜水果的皮,那種咬起來比較粗糙、不容易咬碎的纖維。腹瀉期間,全麥、糙米等高纖維的主食可以由白米、白麵類主食替代。水果、蔬菜可以採取去皮煮熟的方式,來減少不可溶性膳食纖維,增加可溶性膳食纖維。

可溶性纖維可以溶於水成膠狀,幫助大便成形,對腹瀉有一定幫助作用;更重要的是一些可溶性膳食纖維在腸道發酵,可以作為腸道菌群的食物,幫助調節腸道的微生態平衡,促進腸道功能的恢復。腹瀉期間,可以使用一些可溶性膳食纖維補充劑。像小麥糊精(wheat dextrin)、部分水解瓜爾膠(partially hydrolyzed guar gum)的膳食纖維補充劑都是目前研究證據比較多、常用且比較容易買到的品種。

以前美國醫院會推薦腹瀉嚴重的患者短期嘗試BRAT餐:只吃香蕉、煮熟的米飯、蘋果泥(蘋果去皮切塊煮熟成果醬狀)、烤的白麵包片,等

症狀改善後再慢慢增加其他食物。其實這也是一個低不可溶性膳食纖維的膳食，我們華人用白米粥、烤饅頭片也是一樣的。不過這樣的膳食，由於食物種類很少、營養不足，吃得久了會導致營養不良。隨著醫學食品的研發，現在腹瀉患者可以嘗試使用只含有可溶性膳食纖維，而不含不可溶性膳食纖維的全營養特殊醫學用途配方食品，這樣既保證營養攝取的全面均衡，又可以補充所需品類的膳食纖維幫助緩解腹瀉。

避免高油高脂食物

過多食用油膩的食物會加重腹瀉，盡量在腹瀉期間不吃油炸食物、肥肉、肉皮等。胰腺癌患者可能會出現胰腺酶分泌不足而導致的脂肪瀉。如果看到大便漂浮在水面上，閃著油光，務必告知醫生。對於脂肪瀉，可以使用胰腺酶來幫助脂肪的消化吸收，緩解脂肪瀉。

避免甜飲料，少吃糖醇

吃過多精製糖容易增加腹瀉。避免飲用可樂、雪碧等甜飲料；控制果汁的量或者用水稀釋果汁。糖醇是一類甜味劑，大量食用容易引起腹瀉。糖醇通常會出現在無糖的甜味食品中，看配料表的時候留意××糖醇、××醇，如木糖醇、山梨糖醇等。

注意乳製品

治療會影響消化系統的正常功能，有的時候會產生繼發性暫時的乳糖不耐受。如果喝牛奶後，腹脹、腹瀉加重，就考慮先不吃乳製品，或者選擇乳糖酶處理過或無乳糖的乳製品，如舒化奶等。

避免過於刺激的食物

　　辣的食物、咖啡因（在咖啡、濃茶、巧克力裡）可能會加重腹瀉，根據自己身體的情況適量食用。過冷或過熱的食物也會刺激消化道，可能加重腹瀉，可以選擇溫的食物。

考慮益生菌

　　益生菌對腹瀉有一定的幫助，尤其是長期使用抗生素使得腸道菌群紊亂而導致的腹瀉。但是益生菌在免疫抑制人群中的使用有一定爭議。而且，市場上的益生菌種類繁多且品質參差不齊，購買使用前請諮詢醫生和營養師給出具體建議，選擇適合自己且品質有保證的產品。

藥物治療

　　有不少幫助緩解腹瀉的藥物，作用機制不同，可以跟醫生討論根據實際情況選擇適合藥物來控制。

　　我越來越不孤單，無論環繞身邊的風暴有多麼的猛烈，我更加專注當下，享受現在。我的目標不只是生存，更要精彩！

—— 湯姆・馬西里耶

口腔黏膜炎怎麼辦？

本文要點

如果發生口腔黏膜炎，可以嘗試7個辦法：①保持口腔溼潤；②保持口腔衛生；③避免太酸、太辣、太鹹的食物；④選擇軟的不太需要咀嚼的食物；⑤選擇用吸管來喝有營養的液體食物；⑥重度的口腔黏膜炎可以在醫生指導下使用藥物和恰當的營養支持措施；⑦忌菸、酒、氣泡水或蘇打飲料。預防口腔黏膜炎可以嘗試：①口含冰的食物；②使用蜂蜜或者蜂膠漱口。

很多人時不時就會遇到口腔潰瘍，嘴裡一個小白點就足以讓人疼痛不已，吃也吃不好。而在接受高劑量化療或頭頸部放療的患者中，大部分人都可能出現口腔黏膜炎，如果大面積的口腔潰瘍一旦出現，患者常常感覺疼痛不已，正常飲食會受到極大的影響，進而影響患者的營養狀況，營養不良又對治療的效果產生不利影響。那如何緩解口腔黏膜炎帶來的不適呢？可以試試下面的建議。

保持口腔溼潤

保持口腔溼潤，每天漱口5～6次。不要選擇含有酒精的漱口水，這類產品容易使口腔變乾。可以使用小蘇打漱口水，具體配方是1茶匙小蘇打配250毫升溫水；還可以使用蜂蜜，或者蜂膠漱口來緩解不適，幫助口腔黏膜癒合。

保持口腔衛生

保持口腔衛生也很重要，刷牙要溫柔，使用軟毛的牙刷。如果還是很痛，可以考慮用紗布、海綿等柔軟的東西擦牙齒，保持口腔清潔。如果戴假牙的患者，選擇只在吃飯的時候戴。

避免刺激性食物和飲品

避免太酸、太辣、太鹹的食物，這些食物可能會加劇疼痛。如柑橘類水果、檸檬、番茄等這類酸味食物，以及菸、酒、氣泡水或蘇打飲料（如可樂、雪碧等），對口腔的刺激比較大，會加重不適感。咖啡和濃茶也盡量少飲用。

選擇質軟易嚼食物

選擇軟的不太需要咀嚼的食物，如粥、麥片、雞蛋羹、攪碎的肉泥等，蒸熟搗碎的根莖類蔬菜（如番薯、芋頭、胡蘿蔔）也是不錯的選擇；避免乾的、硬的食物，薯片、餅乾、烤餅就不要吃了，實在想吃就放到液體裡泡軟再吃。

善用吸管

可以選擇用吸管來喝有營養的液體食物，減少食物與口腔的接觸，這樣可以幫助緩解疼痛。

藥物治療和營養支持

如果是重度的口腔黏膜炎，就需要醫生特別處理，給予藥物幫助緩解症狀和止痛。如果還是嚴重影響吃飯，不能確保營養，就需要積極配合醫生使用腸內管飼或腸外靜脈營養支持。

如何預防口腔黏膜炎

以上這些方法都是針對已經發生的口腔黏膜炎，但其實，放化療引起的口腔黏膜炎一定程度上是可以預防的，而且預防的方法便宜又沒什麼副作用。你可能想不到，一塊最尋常的小東西，就能幫上忙！

經常都有患者互相告誡，癌症治療期間，冷的、涼的食物一定不能吃呀！可事實上，放化療期間吃冰，有助於預防和緩解由於治療引起的口腔黏膜炎。這可不是信口開河，而是經過多個臨床研究證明的！

在美國，很多醫院的臨床營養師都會建議患者在接受化療藥物治療時口含冰塊。目前研究證據支持最多的，是在使用5-氟尿嘧啶（5FU）期間，以及造血幹細胞移植前使用高劑量的美法侖（melphalan）類藥物期間，口含冰塊可以顯著地減少口腔黏膜炎的發生率（下降率高達60%），就算發生了，含冰塊也能幫助降低口腔黏膜炎的嚴重程度、縮短康復時間。

雖然亞洲地區的居民不太喜歡生病期間吃冰的東西，但新加坡的醫院也會建議患者使用冰塊和冰的飲品，患者也覺得效果不錯。

因為沒有辦法做雙盲實驗（患者怎麼可能不知道自己嘴裡放了塊冰呢？），所以不能排除有一定安慰劑的效果。也就是說，症狀的緩解可能是因為患者心裡覺得有用。不過對照實驗數據也表明，口腔黏膜炎的發

生率確實下降了。況且這樣便宜、安全，又基本沒什麼副作用的措施，就算是有點安慰劑效果，患者覺得有用，也是值得嘗試。甚至有學者呼籲，應該將口含冰塊作為正常治療流程中的一個基本操作。

　　為什麼小小的冰塊有這樣的功效呢？化療期間吃冰的食物，可以降低口腔溫度，使得口腔血管收縮，減少了含有化療藥物的血液進入口腔，進而減少藥物對口腔黏膜細胞的毒副作用。和這個原理相同的還有乳腺癌患者在化療期間給頭皮降溫，可能有助於減少掉頭髮。

　　對於化療藥物奧沙利鉑（oxaliplatin），醫生曾經不建議使用冰塊療法，因為奧沙利鉑對末梢神經毒副作用比較大，會出現手足神經麻木，這種反應在溫度低的情況下更是嚴重。一般在使用奧沙利鉑期間，會建議患者保暖，避免接觸冰的東西。但是，2019年發表的一個隨機對照研究顯示，患者在奧沙利鉑注射期間含冰塊有助於緩解使用奧沙利鉑以後口腔對冷敏感的副作用，降低敏感程度，尤其是奧沙利鉑常會和5-FU連用。所以，現在越來越多的癌症中心，也會建議患者在使用奧沙利鉑的時候含冰塊了。例如，美國西雅圖癌症護理聯盟，醫生都會開具冰塊的醫囑，給患者在接受奧沙利鉑注射的時候使用。

那麼，放化療期間，該如何正確吃冰？

1. 什麼時候吃？

　　在注射化療藥物的整個過程或者是接受放療的過程中。從藥物注射前5分鐘開始使用，持續30分鐘到2小時或者整個化療藥物的注射過程。

2. 吃什麼樣的冰？

冰塊：飲用水凍成冰塊即可，盡量不要買外面已經製好的冰塊，因為原料或製作過程的食品安全未知，存在風險。可在製作冰塊的水裡加入薑汁，對噁心症狀有一定的緩解。

冰鎮飲品：喜歡的飲品冰鎮一下，或者多放幾塊冰塊進去。在整個化療藥物輸注的過程中，持續小口喝到嘴裡。營養不良的患者，推薦使用冰鎮的口服營養補充液，可以是特殊醫學用途配方食品，或者在臨床營養師指導下自製的營養液。

冰棒或冰淇淋：普通冰棒、冰淇淋雖然溫度低，但營養價值低且高糖，所以可以改良一下，將口服營養補充液冰凍，製成小冰塊含在嘴裡，也可以製成拿在手裡的冰棒，還可以把冰塊做好後用食物攪拌機打成冰沙。這樣既有冰的溫度，又能增加些營養。

除了冰塊，還有什麼東西可以預防口腔黏膜炎的嗎？

蜂蜜和蜂膠。

不少研究都發現，放化療前後，尤其是頭頸部化療，含蜂蜜也能幫助降低口腔黏膜炎的發生，尤其是重度口腔黏膜炎，就算發生口腔黏膜炎，嚴重程度也低於不用蜂蜜、用水或者生理鹽水的患者，還能減輕疼痛和提高生活品質。除了蜂蜜，也有研究支持使用蜂膠漱口來預防口腔黏膜炎。

如何使用蜂蜜？臨床研究驗證有效果的方案是：一天3次，放療前15分鐘，放療後15分鐘，以及放療後6小時。可以每次含20毫升蜂蜜，或者50毫升蜂蜜用20毫升的水稀釋，或者20毫升蜂蜜稀釋到100毫升水裡來漱口，使蜂蜜能夠接觸到整個口腔，再吐出來。半小時後再吃飯。

希望這些小方法可以對患者有所幫助。

在這條路上，我們擁抱所有，包括憂傷恐懼，包括幸福快樂，包括平靜安寧……

—— 吳軍（前細支氣管肺泡癌患者，「鳳梨因子」社群讀者留言）

吞嚥困難怎麼辦？

本文要點

食物難以下嚥？一喝湯就咳嗽？因確診吸入性肺炎而入院治療？這些都跟吞嚥困難有關。腫瘤本身和治療都會導致吞嚥困難。吞嚥困難會導致脫水、營養不良、吸入性肺炎，甚至死亡。改變食物質地，讓食物稀軟，使用增稠劑可以幫助緩解吞嚥困難。如果吞嚥障礙嚴重，可以使用腸內營養支持管飼的方式來提供營養和充足的水分。

食物難以下嚥？一喝湯就咳嗽？因確診吸入性肺炎而入院治療？你也遇到過這樣的問題嗎？

我們常常覺得咀嚼吞嚥是一件很平常不起眼且與生俱來的事，其實將食物咀嚼並能順利吞嚥是一項浩繁的工程，動用了6根不同的腦神經和超過25塊肌肉，凝聚了不同器官之前的協調合作。能好好吃飯、順利吞嚥，是一件值得感恩的事！

惡性腫瘤患者不少都經歷了吞嚥障礙的問題。一種大家比較熟悉的就是吞嚥有困難，吞嚥時有阻滯感、嚥不下去或者吞嚥疼痛；另一種大家不太熟悉的吞嚥障礙就是誤吸。誤吸是食物不小心順著氣管跑到不該

去的肺裡，而沒有順著食道進到胃裡。

　　食物怎麼會跑到氣管裡呢？我們每次吃東西可以把食物嚥下去就是食物從口腔到達咽喉部位，再順著食道到達胃。咽喉處有一個小閥門叫會厭，在我們吃東西的時候，會厭就會把食道旁邊的氣管蓋住，不讓食物進到氣管裡。當吞嚥功能受損，會厭這個小閥門不能有效地在我們每一次吃東西的時候把氣管口蓋好，一些食物就可能誤入到氣管裡了。越是稀的液體流得越快，當吞嚥功能受損的時候，機體的吞嚥反射延遲，會厭還沒來得及將氣管口關閉，液體就有機會進入氣管，引發嗆咳，長期不採取介入，就會引起吸入性肺炎。

　　誤吸分為顯性誤吸和隱性誤吸。喝湯喝水發生嗆咳就是顯性誤吸的一種表現；咳嗽、乾嘔其實是生理的保護機制，把誤吸到氣管的東西咳出來。隱性誤吸就沒那麼好察覺了，而且沒有了咳嗽、乾嘔這樣的生理保護機制，危害也就更大。一般如果發現吃喝完東西馬上說話的時候聲音跟平常不太一樣，沙啞或者有水氣咕嚕聲，這就有可能是存在隱性誤吸，建議到醫院請專業的醫務人員來做診斷。

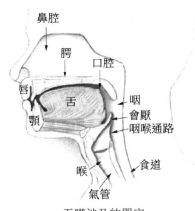

吞嚥涉及的器官
圖片來源：https://zh.wikipedia.org/zh-tw/ 食道

吞嚥障礙在癌症患者中十分常見

　　超過一半的癌症患者發現自己存在吞嚥障礙的問題，由於很多患者可能意識不到隱性誤吸，所以實際的吞嚥障礙發生率更高。吞嚥障礙在頭頸癌患者中更是普遍，接近90％的頭頸癌患者都有吞嚥障礙，84％的頭頸癌患者有誤吸，其中隱性誤吸高達80％，甚至在放療結束超過一年都還有隱性誤吸的發生。接近80％的肺癌患者也存在吞嚥困難。

是什麼導致吞嚥障礙的呢？

　　對於惡性腫瘤患者，主要有兩方面的原因導致吞嚥障礙：一方面是腫瘤本身影響到吞嚥器官的正常功能，如頭頸癌、食道癌，或者是腫瘤影響控制吞嚥功能的神經，如腦癌。另一方面是治療的影響，例如，腦瘤手術損傷到控制吞嚥的腦神經部位；頭頸癌、食道癌手術損傷到作用於吞嚥的器官；或者是頭頸、胸腔的放療使得唾液分泌減少、口腔乾燥，而食物難以下嚥了；另外頭頸、胸腔的放療也可能會引起吞嚥的器官組織纖維化或者結痂，進而影響到吞嚥。

吞嚥困難有什麼危害呢？

　　吞嚥困難帶來的最直接的影響就是吃不下，進而導致營養攝取不足，進一步惡化惡性腫瘤患者的營養狀況，營養不良又顯著降低患者對治療的耐受程度，不利於治療的順利進行和康復。還有一個嚴重的影響就是脫水，因為喝液體容易咳嗽或者不舒服，患者就盡量不喝了，這就導致液體飲用不足而脫水，嚴重的脫水也是會危及生命的。另一個重要的影響就是食物誤吸到肺部，如果不進行介入，長此以往，就會導致吸

入性肺炎，又得住院治療了，甚至危及生命。在一項研究中報導過，在 55 個接受放化療的晚期頭頸癌患者中，有 5 個因為吸入性肺炎而死亡。

所以，要保證治療的順利進行以及更好地康復，吞嚥困難需要引起重視，儘早診斷，並及時採取有效的介入。

面對吞嚥困難可以做些什麼呢？

主要是兩個方法，首先是改變食物的質地，在吞嚥功能受損的情況下，讓食物更容易吞嚥或者是吞嚥更安全。其次，如果改變食物的質地還是不能解決吞嚥困難，無法確保患者吃夠身體所需的營養，就需要考慮腸內營養，透過管飼的方式將作為食物的營養液在不需要吞嚥的情況下，打到胃裡，確保我們身體的營養供應。管飼可以作為一個橋梁，短期使用，給身體提供所需的營養，幫助身體康復，等吞嚥功能恢復後，就可以重新開始自己吃東西了。也有部分患者，可能需要較長時間的管飼，醫生也會根據患者具體的情況給予適合的管飼餵養方式並且按需鍛鍊口腔和吞嚥功能。

有條件的患者一定要到醫院尋求專業醫務人員的幫助。在歐美等國，都有言語病理學家（speech-language pathologist, SLP）針對有吞嚥障礙風險或者存在吞嚥障礙的患者，給予專業的評估及介入措施。SLP 通常會根據患者的吞嚥障礙類型和程度，對食物的質地給出具體的指導意見。國際吞嚥障礙食物標準行動委員會（International Dysphagia Diet Standardisation Initiative，IDDSI）給食物的質地由稀到稠到固體食物，做了 8 個等級的劃分，透過改變食物的質地使吞嚥更容易和更安全。

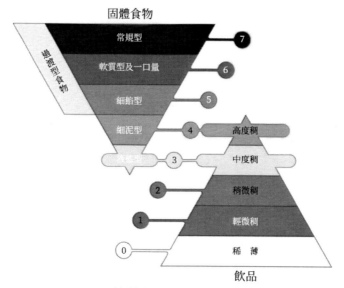

按質地劃分的食物等級
圖片來源：The International Dysphagia Diet Standardisation Initiative
Https://iddsi.org/framework

　　專業的 SLP 在我們國家還沒有很普及，那麼在沒有專業人員評估的情況下，患者可以做些什麼呢？下面講講在家裡我們可以如何改變食物的質地，來幫助有吞嚥困難的患者好好吃飯。

1. 將食物切碎

　　針對咀嚼吞嚥功能較弱的患者，切碎的食物可以減少咀嚼，容易下嚥。可以提供軟的、切碎的小塊食物。烹飪的時候採用肉末，蔬菜瓜果切小、切碎。

2. 將食物做成溼潤的泥狀

　　針對放化療後口腔乾燥、食道狹窄、食道結痂或纖維化的患者，可以採用將食物煮稀軟的方式來讓吞嚥變得容易一些。可以參考嬰兒副食

品的質地，泥狀食物稀軟，布丁食物溜滑，基本不需要咀嚼也很容易下嚥。注意：泥狀飲食是沒有塊狀的、質地均勻光滑的食物。

通常我們在做泥狀和布丁類食物的時候，大部分用的是富含碳水化合物類的食物，而癌症治療期間，身體對蛋白質的需要量比平時更高了，所以一定要想辦法加入富含蛋白質的食物，如根莖類蔬菜煮熟壓碎後加入奶液做成泥狀，這樣不但使食物稀軟，還增加了蛋白質。泥狀的食物裡也可以加入乳清蛋白粉來增加蛋白質的攝取量。紫薯奶泥、青豆泥、果蔬泥都是可以嘗試的泥狀食物。水蒸蛋、豆花等是可以嘗試的布丁類食物。書後有食譜可以參考。

3. 將食物做成營養豐富的液體

如果還是吞嚥困難，可以考慮流質食物，也就是液體。液體食物也要注意營養搭配，一定不要以為喝湯就夠了。不管是肉湯魚湯，能提供的營養都非常不足，不能滿足患者在治療和康復期間的營養需要。

推薦的液體食物有營養糊、營養奶昔等，可以參考書後的食譜部分。也可以考慮用市面上售賣的特殊醫學用途配方食品中的全營養配方，這種商業成品是全營養的，可以作為唯一營養來源滿足身體的需要，就相當於是將一餐營養全面均衡的飯菜做成粉劑或者液體奶的狀態。

4. 增稠液體，防止嗆咳和誤吸

除了將食物變稀軟，幫助吞嚥，我們還要關注吞嚥的過程是否有嗆咳或者誤吸。如果喝水、喝湯經常發生咳嗽，或者喝完發現說話聲音不太對，就可能是食物跑到了不該去的肺裡，這時候，我們可以透過將液體食物增稠，以利於安全順滑的吞嚥，降低嗆咳或誤吸的風險。

如何讓液體變稠呢？常用的增稠劑有澱粉，如木薯澱粉、玉米澱粉、藕粉，還有嬰兒米粉等；另外，就是市面上有銷售專門針對吞嚥障礙的商業化產品的增稠劑，主要有澱粉類、刺槐豆膠、黃原膠等作為原材料。普通澱粉類食物用於增稠很多時候對溫度有要求，且增稠以後的黏度並不能持續維持。商業成品的增稠劑由於特殊的工藝，可以維持黏稠度穩定。澱粉類增稠劑也會使被增稠的液體看起來不再透明，觀感不好，但是有利於塑形，可以把一些泥狀的食物做成喜歡的樣子刺激食欲。含有刺槐豆膠、黃原膠等的增稠劑不會讓液體變得不透明，增稠水和飲品的時候有一定優勢。根據不同的液體食物，加入不同劑量的增稠劑，可以達到不同的稠度。

5. 及時就醫

對於吞嚥障礙患者，個體化的飲食指導非常重要，條件許可的患者應及時就醫。如果上面方法並不能幫助順利地好好吃飯、獲取足夠的營養，請務必和醫生交流，是否需要用管飼的方式提供腸內營養支持。只有給身體補充好營養，才能更好地接受治療和順利康復。

吞嚥障礙是惡性腫瘤患者中的常見問題，給患者治療的順利進行和康復帶來嚴重的影響，希望這篇文章能給大家一些實用的方法好好吃飯。

這段經歷改變了我，（讓我）看清了許多，也更懂得珍惜眼前的一切。

—— 妮子（乳腺癌患者，「鳳梨因子」社群讀者留言）

燒心、心悸怎麼辦？

本文要點

胃食道逆流和胃傾倒症候群是胃癌和食道癌患者術後容易出現的症狀，都是手術改變了消化道的結構而導致的。患者常常會出現咳嗽、燒心、頭暈、心悸等症狀。可以嘗試少食多餐、戒菸戒酒、小口吃、多咀嚼、乾稀分開吃、飯後不立即躺下、避免進食加重胃食道逆流的食物以及高糖的食物。

不少患者在食道癌、胃癌術後，出現咳嗽、燒心、頭暈、心悸等情況，很可能就是由於手術改變了消化道的結構而產生了胃食道逆流和胃傾倒症候群。

我們正常飲食的時候，食物透過口腔咀嚼，再到吞嚥，經過咽喉部進入食道，食道的蠕動將食物慢慢往下推，經過食道和胃的連介面 —— 賁門，進入胃裡。在胃裡，食物透過胃的蠕動和分泌液進一步被消化加工，再慢慢地透過胃和小腸的連線處 —— 幽門，一點點運送到小腸裡，繼續在腸道裡消化吸收。

食道癌和胃癌的手術會改變食道和胃的結構。如果手術切除了賁門，就如同把食道和胃連線的閥門拿走了，已經到達胃裡的食物糜就可能會反流到食道，甚至反到口腔裡。由於胃裡的食物糜混合了胃酸，反流到食道和口腔就會導致燒心、胸痛、咳嗽、口腔泛酸、呼吸困難、吞嚥困難等症狀，我們稱為胃食道逆流。

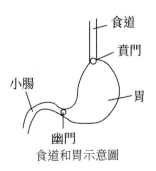
食道和胃示意圖

如果手術切除了幽門，胃和小腸之間的閥門就沒有了，本來是在幽門這裡的肌肉（幽門括約肌）的收縮控制下，將胃裡消化過的食物一點一點慢慢地推進小腸。現在沒有這個閥門了，食物就會快速地衝到小腸裡，進而引起一系列身體不適症狀，稱為胃傾倒症候群。

面對胃食道逆流怎麼辦？

(1) 少食多餐。

(2) 戒菸、戒酒。

(3) 避免容易加重胃食道逆流的食物，如含咖啡因的飲品（咖啡、可樂、濃茶）、酸辣的食物、巧克力、薄荷等。

(4) 飯後不立即躺下。

(5) 睡覺的時候可以嘗試用枕頭等墊高頭部。

面對胃傾倒症候群怎麼辦？

胃傾倒症候群主要分為早期胃傾倒症候群和晚期胃傾倒症候群。

早期胃傾倒症候群的出現是因為大量食物快速地沖到小腸後，滲透壓高，為了稀釋這些食物，身體中的大量體液湧入小腸，造成了腹部的不適。如果吃的食物中，簡單碳水化合物（例如糖）過多，消化吸收過快，使得血糖快速升高，促使大量胰島素分泌，進而使血糖快速下降，就出現了晚期胃傾倒症候群的低血糖症狀。

並不是每一個胃癌術後的患者都會經歷胃傾倒症候群，有的只有早期，有的只有晚期。

1. 早期胃傾倒症候群

通常發生在進食以後的10 ～ 60分鐘內，大概75％的胃傾倒症候群都是這種情況。

症狀：易飽腹（吃一點點就飽了）、噁心、嘔吐、腹痛、心悸、頭暈、頭痛、出汗，面色蒼白等。

2. 晚期胃傾倒症候群

通常發生在進食以後的1 ～ 3小時，大概25％的胃傾倒症候群都是這種情況。

症狀：顫抖、出汗、難以集中精力、飢餓、反應遲鈍等低血糖症狀。

預防胃傾倒症候群的飲食策略：

(1) 少食多餐，不要局限於一天3頓，可以吃6頓或者更多。

(2) 充分咀嚼，小口吃（可以嘗試每一口食物，咀嚼30 ～ 40次）。

(3) 避免高糖的食物，如甜飲料、糖果、甜點。

(4) 乾稀分開，吃飯的時候不要喝水或湯，也不要吃湯泡飯之類的。要喝的話，在飯前45分鐘或者飯後1小時以後。

其實生命真的是有限的。安排好生活，抓緊做自己想做的、開心的事。盡量少些遺憾。

—— 大洋（癌症患者家屬，「鳳梨因子」社群讀者留言）

治療期間血糖高怎麼辦？

本文要點

> 癌症治療期間，疾病本身和治療都很可能會對血糖產生影響，很多患者常常出現血糖升高的問題。應對的方法包括：少吃高升糖指數的食物；吃含高澱粉食物時混合富含脂肪、蛋白質的食物一起吃；多運動；不要排斥胰島素；對於已經患有糖尿病的癌症患者，癌症的治療會對血糖產生影響，務必告知主治醫生自己的糖尿病情況，同時積極和專業的醫生溝通糖尿病藥物和胰島素劑量是否需要調整以及如何調整。

癌症治療期間，常常出現高血糖問題，有不少讀者問，治療期間血糖高該如何吃？

首先我們來看看癌症治療期間一般什麼時候會出現高血糖的問題：

✦ 大量使用激素類藥物，如地塞米松、潑尼松等
✦ 患者本身就患有糖尿病
✦ 疾病重症應激期間

高血糖是如何產生的？

要想知道高血糖怎麼辦，那就先來看看血糖是怎麼升高的。

我們吃的食物到了體內就會被消化分解，吃的主食（米、麵、根莖類食物）是碳水化合物，到了體內消化，化大為小，吸收到血液裡，以葡萄糖的形式存在。葡萄糖在血液裡如果不及時送到細胞裡，血糖就升高

了。如果升得太高，就成了高血糖。葡萄糖要被身體利用，就需要從血液中進到細胞裡。等葡萄糖進到細胞以後，血液裡的葡萄糖濃度就下降了，也就是血糖降低了。葡萄糖怎麼才能進到細胞裡呢？細胞就像是一間房子，葡萄糖要進去，就需要把細胞的門開啟，胰島素就像是鑰匙，可以開啟細胞大門上的鎖，門開啟了，葡萄糖就可以進到細胞裡了，給細胞供能，維持身體的日常生理活動，而多餘的糖就到肝臟以肝糖原的形式暫時儲存起來。

治療期間，如果使用了大量的激素固醇類藥物，這些藥物會產生胰島素阻抗，就相當於細胞大門上的鎖生鏽了，就算有胰島素這個鑰匙也不容易開啟門；而且這些藥物還會壓迫肝臟釋放更多的糖出來，這樣，我們血液裡的葡萄糖就更多了，於是出現了高血糖。

如果是重症應激期間，身體一系列的激素改變以及碳水化合物代謝都發生了變化，也會引起了胰島素阻抗。

對於糖尿病患者，簡單地說，1型糖尿病患者大部分就沒有鑰匙或者鑰匙不夠；2型糖尿病患者早期，大多是鎖生鏽了（如肥胖導致胰島素受體不敏感），後期也會出現鑰匙不夠的情況。

影響血糖升高的因素主要有哪些？

1. 吃什麼

不同的食物對血糖的影響不同。能快速被身體消化吸收分解成葡萄糖的食物對血糖升高的影響就更大一些。怎麼來衡量食物的這種特點，我們有一個升糖指數的概念。升糖指數（glycemic index，GI）表示單位質量的某種食物對血糖的影響。例如，葡萄糖的升糖指數為100，煮熟的糯米為87，白米飯為73，白麵包80，剝皮以後的香蕉為51，草莓40，核桃

15，花椰菜是10。肉、油等沒有碳水化合物的食物，就談不上升糖指數了。書後附錄有常見食物的升糖指數列表。

2. 吃多少

　　升糖指數高並不表示這個食物就一定比升糖指數低的食物對血糖的影響大。吃的量也很重要。當我們把升糖指數和量一同考慮時，就有了升糖負荷（glycemic load，GL）。就比如一名同聲翻譯員，時薪是1,200元，這一週口譯會議5小時，那麼這週的收入是6,000元；一名速記員，時薪是300元，這一週工作了40小時，那麼這週的收入是12,000元。只看時薪，口譯員的收入遠遠高於速記員，然而工作的時長一算上，這一週速記員的收入就是同聲傳譯員的2倍。時薪就像是一個食物的升糖指數，只有將時薪和工作量（吃多少）結合在一起，才知道這週收入的高低（血糖升高的程度、升糖負荷）。所以，如果想控制血糖，對某一個升糖指數高的食物又特別想吃，最好的辦法就是吃一口解解饞，並找人一起分享。

3. 和什麼一起吃

　　除了吃的量，和什麼一起吃也很重要。食物的組合也會影響血糖的升高。就像凌霞（長跑渣）有一次跟著跑馬拉松的好朋友一起去跑步，她說帶著我跑嚴重影響她的速度，凌霞就是個拉後腿的。那什麼樣的食物可以在升血糖的道路上造成拉後腿的作用呢？含脂肪、蛋白質以及膳食纖維的食物。比如，全麥麵包就比白麵包纖維多，升血糖就比白麵包低。混合含有脂肪和蛋白質的食物，就可以將一些容易升高血糖的食物對血糖的影響變得緩和一些，程度低一些。例如，在吃烤番薯的時候，放上一些脂肪和蛋白質的食物，如乳酪、無糖優格，或者肉鬆；吃白粥的時候加入雜豆、堅果、蝦米等，血糖的上升程度就比單吃要緩和很多。

4. 食物是怎麼烹飪的

不同的烹飪方法也會讓食物對血糖的影響不同。例如，生番薯的升糖指數是32，煮番薯是63，而烤番薯卻是90。這是因為長時間高溫烹飪，影響了澱粉的糊化，也就是影響了食物中澱粉好消化的程度。長時間高溫烘烤，可以讓食物裡的澱粉更好地糊化，有部分澱粉甚至會分解成更好吸收的糖分，如烤番薯流出了糖漿。

而用水煮食物通常對血糖要更友好一點。這可能是因為有些澱粉分解後的糖分會流失到水裡，減少了食物本身易於吸收的糖分。煮得久一些，通常升糖指數會更低一些，當然不要把煮的水也喝了。

高血糖怎麼辦？

知道了血糖升高的原因和影響因素，面對治療期間由於藥物和疾病應激導致的高血糖，該怎麼辦呢？

1. 少吃高升糖指數的食物

例如主食選取高纖維的全麥麵代替白麵，糙米代替白米；多吃蔬菜、瘦肉；盡量不吃甜點（蛋糕、冰棒等），忌口甜飲料（包括商業成品的果汁）。

2. 食物混合著吃

在吃馬鈴薯、番薯這種澱粉含量高的食物的時候，混合富含脂肪、蛋白質的食物，如馬鈴薯炒肉絲、番薯配堅果碎、無糖優格搭配全麥蘇打餅乾等。

3. 多運動

運動可以緩解胰島素抵抗，幫助降低血糖。癌症患者在治療中常常覺得疲乏，不想運動。其實，不需要多劇烈的運動，走走路、伸展四肢都會有幫助。如果有力氣多做一些，那就更好了。

4. 不要排斥胰島素，該用要用

不少患者覺得用了胰島素是不是就有依賴性了，其實不然。在治療期間，如果血糖一直升高對治療是很不利的，患者更覺疲乏，還容易脫水，尤其是手術的患者，高血糖非常不利於術後傷口的癒合，對於重症的患者，持續高血糖還會增加死亡率。所以，當上述的飲食和運動無法幫助控制血糖的時候，使用胰島素可以幫助血糖回歸正常範圍，等藥物或者應激期結束後，血糖慢慢恢復就不再需要胰島素了。

同時患有糖尿病的癌症患者怎麼辦？

糖尿病患者患一些癌症（如胰腺癌、肝癌、腸癌、乳腺癌、膀胱癌等）的風險也高於健康人，成人癌症患者中大概有20%已經患有糖尿病了。

1型糖尿病患者都需要用到胰島素，治療期間胰島素的劑量可能就需要調整。如果是接受放療的患者，也要注意打胰島素的位置避開放療的區域。2型糖尿病患者一般可以透過改變生活方式（如飲食和運動）來控制血糖，也有一些患者需要口服藥物或者胰島素。

對於本身就是糖尿病患者而言，癌症治療期間血糖的波動會跟平常很不一樣。治療期間的激素固醇類藥物的使用，會讓血糖更高，可能就需要增加糖尿病的用藥；有的化療藥物會引起血糖升高，如門冬類藥物；

而放療有可能會引起血糖降低；放化療的副作用導致的食欲差、吃不下東西，用平常的糖尿病用藥劑量，就容易出現低血糖。低血糖是非常危險的，一定要注意。所以，糖尿病患者在治療中，建議對血糖進行更高頻率的監控。平時不檢測血糖的2型糖尿病患者也建議監測血糖。而且務必告知腫瘤科醫生自己的糖尿病史以及用藥情況，同時請內分泌科的醫生會診，調整藥物或者胰島素的使用量。

最後，也是最重要的，在癌症的治療過程中，會遇到很多的問題，我們要學會抓大放小，認準主要矛盾。如果患者有糖尿病，但食欲非常差，這時候就要優先滿足食欲，而糖尿病的飲食禁忌就成了次要矛盾，這個時候就不需要糾結糖尿病飲食的禁忌，等吃的量上去了，再來根據糖尿病的病情調整飲食。

一個小女孩兒問她的爸爸，當他知道自己得了4級晚期癌症後打算做些什麼。爸爸的回答是：我打算今晚和往常一樣，在你睡覺前給你讀一個故事，然後明天早上像每天一樣醒來！生活依然要繼續。

—— 湯姆・馬西里耶

怎麼吃能幫助升高血象？

本文要點

癌症治療期間，沒有某一種單一食物可以升血象（專指血液常規檢查中的白血球計數），升高血象需要保證營養攝取，既要吃得夠又要吃得對。多吃富含蛋白質、葉酸、維生素 B_{12}、鐵、銅等營養素的食物有助於幫助升高血象。

　　癌症治療期間，骨髓抑制是常見的副作用，不少患者都在問：吃點什麼可以升高血象？血象低是疾病和治療產生的，通常隨著疾病的治療和身體的恢復就會有所好轉，我們需要的是給身體提供所需的營養，幫助身體在造血和恢復的過程中有合適的素材。

　　血象低並不能透過某一種單一食物解決，但是一系列食物和良好的整體膳食模式可以幫助血象的提升，進而有助於降低感染風險、減少血製品的輸注，也能讓治療按計劃順利進行。對於嚴重的情況，醫生也會給予適合的藥物治療，如我們常說的升白針等。在藥物治療的同時，好好吃飯也不可忽視，吃得營養能幫助藥物產生更好的效果。

　　飲食方面要做到吃得夠且吃得對。治療期間如何判斷自己吃得夠不夠，如何增加營養攝取，本書前面的篇章已經講過。這裡給大家介紹如何選擇每日的膳食，幫助大家吃得對。

　　要想吃得對，切不可迷信某一種食物可以升高血象。幫助身體造血的是一系列營養素，如蛋白質、葉酸、維生素B_{12}、鐵、銅等，這些營養素來自於多種食物。可以參考如下7點建議安排一天的飲食。

1. 優質蛋白質

(1) 每天一個雞蛋。

(2) 每天1～2次乳製品（一杯牛奶或特殊醫學用途配方食品營養液、一份無糖優格等）；如果已經是營養不良的患者，乳製品可以選擇特殊醫學用途配方食品而非普通純牛奶。

(3) 每日從下面優質蛋白質含量高的食物種類中選兩類來吃，吃的總量為一天2～3個自己的手掌那麼大、那麼厚的量：

◆ 肉（豬、牛、羊肉等）。

◆ 禽（雞、鴨等）。

◆ 水產（河魚、海魚、蝦、蟹等）。

◆ 大豆或大豆製品（青豆／毛豆／黃豆、豆腐等）。

2. 豬肝

一週可以吃一次豬肝。

3. 蔬菜

每天都要吃蔬菜，每天500克，盡量選擇顏色豐富的（顏色越豐富，有益健康的植物營養素就越多），如深綠色、紅黃色蔬菜。其中多吃深綠色蔬菜（深綠色蔬菜富含葉酸），如菠菜、芥藍等。如果在治療期間吃多蔬菜肚子感到脹氣，可以吃一部分，另一部分打成蔬菜汁濾渣喝。

4. 水果

每天1～2個自己拳頭那麼大的量的水果（優選維生素C含量高的，可參考書後富含維生素C的食物列表）。

5. 堅果

每天一小把（剝殼後，自己的手可以握住的）原味堅果（大杏仁、核桃、開心果等），可以將不同的堅果混合起來吃，或者隔幾天變換吃不同的堅果。

6. 種籽

　　每天一小勺（琺瑯勺，大概10毫升容積的勺子）種籽（葵花籽、芝麻、亞麻籽、南瓜子、奇亞籽、大麻仁等），可以將不同的種籽混合起來吃，或者隔幾天變換吃不同的種籽。

7. 主食

　　主食不要忘了，每天2～3份自己拳頭那麼大的主食（可以是米飯、麵食、雜糧等）。

　　如果食欲不佳，可將上述食物用攪拌機加工，製作成像書末食譜中介紹的糊狀飲食，食物的量看起來就會少很多。

　　值得注意的是，食物來源的營養素比膳食補充劑或微量營養素補充劑藥物更加安全且有效，除非是明確缺乏或者是因為藥物的影響需要額外補充，否則在治療期間不建議在沒有專業臨床營養師的指導下自行隨意使用高劑量的膳食補充劑。

　　2019年9月乳腺癌化療剛結束，2020年3月又患甲狀腺癌，6月正常全職上班還沒有週休二日，除了複查日以外從沒把自己當患者，開心是一天，不開心也是一天，何不開心地活好當下。

　　　　　　　　　　　　　　　—— 笑著面對（「鳳梨因子」社群讀者留言）

第三部分　流言的是是非非

　　人類的智慧和勇氣是無限的，只有信仰科學，才能戰勝疾病！作為一個專門研究腫瘤的醫生，我做夢也不會想到，正是十幾年前我參與研發的藥物救了我的命。更神奇的是，萬一我復發，我病前正在研究的免疫療法，竟然有可能成為唯一的希望。老天爺跟我開了一個天大的玩笑，但也一定會幫我穿越生死，涅槃重生。

—— 李剛（「鳳梨因子」社群讀者留言）

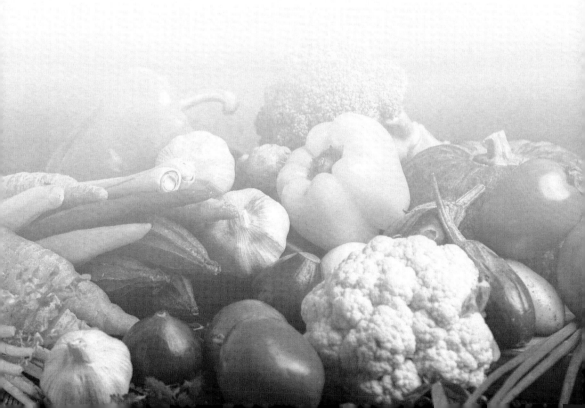

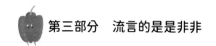

吃不下打營養針就夠了嗎？

本文要點

直接靜脈滴注胺基酸並不能及時糾正低蛋白血症，也不能達到改善患者營養狀態的目的。如果想透過營養針，也就是腸外營養來補充營養糾正營養不良，需要給予全面的營養，不但要有胺基酸提供蛋白質，還要有碳水化合物、脂肪、多種維生素和礦物質，尤其是當患者吃不下東西、沒有別的營養來源的時候，只輸胺基酸或者只輸脂肪乳而不加其他營養物質是不科學的，也是正常情況下不應發生的。營養針不是補充營養的首選，只要消化道可以使用，就應該優先透過消化道給予食物。消化系統的功能用進廢退，只有經消化道餵養，才能保障整個消化道功能的完整性以及免疫功能。

朋友的爺爺住院了，說是結腸癌術後2年，現在又擴散了。我問起在醫院的飲食，他說：「胃口也不是很好，不過沒關係，打營養針了。」

我一臉疑惑：「啊，打營養針了呀，那爺爺自己能吃得進東西，可以排便嗎？」

「可以的呀，就是食欲不太好，查血發現白蛋白低，用營養針打點胺基酸補充營養。」

朋友一家覺得營養重要，需要給爺爺補充營養，在策略上，做到了重視營養，可是，戰術是最合適的嗎？打點胺基酸就能幫爺爺補充營養嗎？

我們平常說的營養針，在醫學上稱為腸外營養或者靜脈營養，就是

將營養物質直接透過靜脈滴注的形式輸送到血液裡。通常，營養針提供的營養物質包括身體必需的宏量營養素，如碳水化合物（主要以葡萄糖的形式）、蛋白質（主要以單體胺基酸的形式）、脂肪（以單一或者混合脂肪乳的形式），還有多種維生素、礦物質等。

爺爺血檢白蛋白低，直接輸胺基酸並不能及時糾正低蛋白血症，血液裡面白蛋白確實低的時候，醫生應該輸人血白蛋白，而不是胺基酸。白蛋白低有可能是身體應激期合成減少，也有可能是營養不良。如果想透過營養針來補充營養糾正營養不良，那麼就應該給予全面的營養，不但要有胺基酸提供蛋白質，還要有碳水化合物、脂肪、多種維生素和礦物質，因為各個營養素在人體中是起相互協調作用的。尤其是當我們吃不下東西、沒有別的營養來源的時候，只輸胺基酸或者只輸脂肪乳而不加其他營養物質是不推薦的。

那麼使用營養針給予全面營養素就可以了嗎？其實不然，營養針只是一個退而求其次的選擇，不是首選！

只要消化道可以使用，我們就應該優先透過消化道給予食物。不要小瞧我們的腸道，它不僅能把吃進去的食物消化吸收，肩負著身體消化系統的重任，還包含著身體很大一部分的免疫系統。消化系統的功能就像學外語一樣，用進廢退。只有經消化道餵養，才能保證整個消化道功能的完整性。

就算吃不下太多東西，微量的餵養也是很重要的，因為腸道也需要被滋養。腸道的表面不是平滑得像水管一樣，而是布滿了密密麻麻的絨毛，像一個刷子，這些絨毛增加了腸道的表面積，幫助人體能更好地吸收食物中的營養。如果長期不給腸道餵養食物，這些絨毛就會垂下去，功能減退，再有食物進入腸道以後，就容易出現不耐受，如腹脹、腹

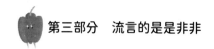

瀉、消化不良等，營養物質的吸收和利用也會受到影響。

透過腸道餵養，還可以防止大腸裡的細菌移動到身體其他本來無菌的器官或組織，造成感染。同時，打營養針不得不給血管打個孔，這也增加了環境中細菌進入身體並造成感染的風險。

那麼，對於吃得不好、不夠或者食欲不佳的患者，怎樣才是獲取營養的最佳方式呢？這就要從營養支持的不同方法來解釋：

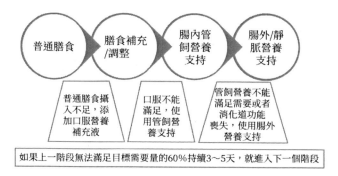

對於吃得不好、不夠或者食欲不佳的患者，首先應當考慮的是從日常膳食入手，改善膳食，促進食欲，最大化每一口食物所包含的重要營養物質。同時要在心理上重視起來，吃的不是食物，是幫助身體對抗疾病、配合治療、促進康復的營養。此時，吃飯與吃藥同等重要。

其次，如果膳食的改變還是不能滿足營養的需要，可以考慮口服營養補充液，使用特殊醫學用途配方食品或者藥字號的腸內營養液。這一類食物是專為生病的患者設計的，主要特點是營養密度高，很多都是全營養配方，營養全面均衡；有的還是特定疾病配方，更好地滿足不同疾病狀態下患者的營養需要；有的是蛋白質預消化配方，對於消化吸收功能障礙的患者可以更好地提供營養。在形態上，有的是液體，即開即喝，方便地給患者補充營養；有的是粉劑，可以像沖泡奶粉一樣的沖調來喝，還可以加到日常膳食中，如放到粥裡、湯裡；還有的像布丁一樣，

作為高營養密度的零食吃。不少患者在食欲不好的時候，吃不下固體食物，喝液體就要容易多了，使用高營養密度的液態食物既可以補充水分，又可以補充營養。

再次，如果還是喝不下，吃不夠，或者沒法口服進食，比如術後或者昏迷的患者，那麼就可以考慮腸內營養管飼的方式：給身體插入一根細細的管子直接到胃裡或者小腸裡，營養液可以透過這個管子到達消化道，給身體提供營養，繼續使用消化道，維持消化系統的消化吸收以及免疫功能。

最後，當消化道沒有功能，或者管飼的方式無法滿足患者營養需要的時候，才用腸外即靜脈營養給身體提供營養物質。

因此，希望大家不要盲目到醫院要求打營養針，一定要諮詢專業醫生和臨床營養師，根據自己的飲食和營養狀況、治療和用藥情況，綜合考慮最適合的營養介入方式，這樣才能在保障營養、對抗癌症的「戰役」上打個漂亮仗。

人人都有那一天，生命的最大意義是因為存在過，而使世界從此不同。

—— Joanne Jia（「鳳梨因子」社群讀者留言）

名貴補品值得買嗎？

本文要點

名貴補品到底值不值得買呢？不值得買。這些名貴補品可能干擾治療和手術的順利進行，缺少明確有助於癌症治療和康復的臨床數據，還存在安全隱患，並且性價比低。如果一味

> 吃這些補品，影響了正常飲食，反而加重營養不良，對治療
> 和康復不利。根據癌症患者的「營養膳食一二三」，好好吃飯
> 更有幫助。

人參、靈芝、冬蟲夏草，這些名貴的補品在抗癌路上，被很多患者和家屬寄予了厚望，只要是家裡買得起，都不能虧了患者。這些名貴補品到底值不值得買呢？

答案是：不值得買！

這些名貴補品不但價格昂貴，甚至可能干擾治療和手術的順利進行；就算是非手術期間吃，也存在安全隱患；就算是產品品質有保障，這些名貴補品的性價比低，缺少明確的有助於癌症治療和康復的臨床數據。如果一味吃這些補品，影響了正常飲食，反而加重營養不良，對治療和康復不利。

干擾治療和手術

有研究顯示冬蟲夏草會增加血紅細胞的前體細胞的增殖，而這些細胞和產生髓系白血病的細胞同源（也就是來源於一樣的家族），所以對於急性髓細胞白血病或慢性髓細胞白血病的患者目前是不建議使用冬蟲夏草的。

靈芝對免疫調節有一定的影響，在癌症治療期間，需要使用免疫抑製劑，比如骨髓移植的時候，吃了靈芝很可能增加排異的風險，所以也不建議隨意吃靈芝。

人參和一些抗癌藥物，例如伊馬替尼（imatinib）有一定相互作用，很有可能增加藥物對肝臟毒性。

人參、靈芝、冬蟲夏草都有一定程度的抗凝血作用，手術前吃可能會增加手術失血的風險。尤其是人參，已經有明確的臨床建議是術前至少一週不要吃人參。

人參和冬蟲夏草對血糖的控制有一定影響，如果在使用胰島素或者降低血糖的藥物，尤其是磺醯脲類藥物（Sulfonylurea，如格列美脲〔Glimepiride〕、格列齊特〔Gliclazide〕、格列吡嗪〔Glipizide〕、格列喹酮〔Gliquidone〕、格列本脲〔Glibenclamide〕）期間，不建議隨意吃人參和冬蟲夏草，會增加低血糖的風險。低血糖是有可能危及生命的。

安全隱患

手術結束之後傷口也癒合了，是不是可以吃一點這些補品呢？大可不必。這些補品不少都被報導檢測出重金屬超標，而且還確實對人體造成了傷害。某腫瘤醫院的醫生就曾分享過一個患者的真實經歷。這個患者家裡是做冬蟲夏草生意的，他患癌以後，每天都吃很多冬蟲夏草，結果又因為重金屬中毒入院了。

性價比低

雖然有研究提示人參、靈芝、冬蟲夏草對一些癌症的治療或康復有利的數據，但絕大多數都是細胞外研究或者動物研究，真正臨床用在人體身上有實際益處的卻鮮有高品質臨床研究的支持。

人體內的機能是非常精妙與複雜的，體外環境完全不能比，在體外殺死和抑制癌細胞很容易，但是絕大部分方法到體內就完全失敗了；動物研究也有很大的局限性，動物模型的腫瘤和人體的腫瘤生長方式很不一樣。無論什麼方式的研究，都是在為最終能登上臨床抗擊癌症的舞臺

搭建臺階。體外研究通常是第一級臺階，動物研究搭建第二級臺階，人體臨床研究是第三級臺階，只有第三級臺階都走穩、走好了，才能挺直腰板最終登上臨床治療幫助患者的舞臺。只有經過嚴格的以患者為對象、設計嚴謹科學的臨床研究，我們才知道某一個補品是不是真的有用，是否有害，對哪些人有用，怎麼用才是對治療有利，需要多少的劑量才能造成效果。最擔心的就是花了心思、花了銀子、撿了芝麻丟了西瓜，最後還可能有害。

盲目使用這些名貴補品，不但很可能是錢打了水漂，而且還對藥物和手術的治療帶來不利的影響，更可能因為只看重這些名貴補品，而忽略了真正有效且應該重視的基礎膳食營養。癌症的治療，就像參加一場重大考試。我們都知道考試考得好，基礎題一定不能丟分，營養均衡全面的膳食就是抗癌這場戰役的基礎題。不要小瞧日常食物，它們提供的營養才是保障身體機能的基礎，無論是抵抗疾病還是療癒康復，這些營養都是不可或缺的。也只有把這些基礎膳食都做好了，才能為身體更好地賦能，為打贏癌症這場「戰役」增兵強將。如果能把基礎膳食都做好，實踐在每天的飯菜中，我堅信：這絕對比吃幾個冬蟲夏草、幾根人參、幾片靈芝對治療的幫助要大得多的多。

所以，名貴的補品大可不必，根據癌症患者的「營養膳食一二三」，好好吃飯。

我要用我和癌症的故事向我的女兒們展示，永遠不要放棄希望（無論是精神上的堅定還是對醫學進步的信念）、不放棄努力，不因為生命中的困苦而失去樂觀精神。

—— 湯姆‧馬西里耶

發物問題從何而來？

本文要點

> 不吃這些形形色色的發物，真的可以幫助癌症患者嗎？真的可以不吃發物就不復發了嗎？盲從並不能幫助疾病，因為一個現象的產生，背後有很多的原因。中醫名家也說廣義上的限制各種發物是沒有必要的，需要在專業中醫醫師的指導下，根據個體情況來進行食物迴避。對於不同的忌口建議，不要盲目相信，而是靜下來想一想：這樣的資訊來源是否可靠；這些資訊觀點是否適用於自己；這些資訊觀點背後的利弊究竟是什麼？

癌症患者病友群組裡，常見話題就是「發物」，哪些是需要忌口的發物。病友們常常聞「發」色變，只要是可能的發物，通通束之高閣——不吃，小心為妙。然而，不吃這些形形色色的發物，真的可以幫助癌症患者嗎？真的可以不吃發物就不復發了嗎？在你心中，你對發物怎麼看呢？你的這些觀點和認識是從哪兒來的呢？你思考過為什麼會有這樣的觀點嗎？

一談到發物，我們普遍看到的是三種類型的觀點：

✦ 民間典型事例型：張三就是吃了蝦然後滿身溼疹，傷口癒合很慢；李四吃了魚，癌症就復發了；王五吃了韭菜，就腹脹腹瀉，病不得癒。所以魚、蝦、韭菜都是發物，要忌口。

✦ 中國傳統醫學型：某食物是熱性的，和患者疾病屬性相沖，所以這個食物需要忌口；某位患者的治療方法就是壓制疾病，而某食物是

生發型的，和治療方法相沖，所以治療時候要忌口。

✦ 現代西方醫學型：沒有有力的科學證據證明所謂的發物有問題，這些忌口發物的觀點都是沒有臨床依據的，所以不用禁忌，放心吃。

下面我們不妨逐一討論。

民間典型事例型

典型事例真的可以指導我們的實踐嗎？如果張三吃了蝦出了問題，李四吃蝦也一樣有問題嗎？

我們常常會忽略，張三和李四的體質很可能是不同的，比如張三對蝦過敏而李四則不一定會。透過大量的研究樣本，我們可以一定程度上消除個體差異化的影響，比如100個人吃完蝦滿身溼疹，1,000個人也是，10,000個人都是，並且這些人跟你的體質接近，那麼你去吃蝦也滿身溼疹的可能性就相對大了，比僅僅透過一個人吃出問題，就判斷自己相同飲食的後果要可靠多了。所以，一個人飲食導致的問題，並不能成為其他人的實踐指導。

再回頭看張三的溼疹，就真的是吃蝦導致的嗎？

我們通常會把時間的先後性或者事物之間的相關性誤當作因果性。張三先吃了蝦，然後產生了溼疹，那麼就判斷溼疹是吃蝦導致的，可是還有很多原因會影響到症狀。比如，我昨天吃了雞蛋，今天一出門就咳嗽了，是吃雞蛋導致咳嗽嗎？殊不知，今天重度霧霾，一出門就咳嗽相當程度上是空氣品質不好導致的。所以，當我們看到一個現象的時候，不能草率地去歸因，而是應該認真思考可能的原因有哪些，如何排除，如何去尋找真正的原因。

大家常常說到要禁忌的發物有牛奶、雞蛋、雞肉、豬肉、牛肉、羊肉、狗肉、鵝肉、魚肉、蝦蟹、香菇、辣椒、韭菜、蔥、薑、蒜等，從古至今，這些食物都被稱作發物，是需要患者禁忌的。我們需要思考的是，到底是這些東西本身出了問題，還是其他原因呢？

(1) 豬牛羊肉、魚蝦蟹都是高蛋白食物，而高蛋白的食物容易腐敗變質，古時候食物儲存和運輸條件有限（冰箱和飛機不也是近代才有的嗎？），很多人吃到這些高蛋白食物的時候可能已經不新鮮了，患病的時候人身體的抵抗力就差一些，吃了不是很新鮮的食物就比普通人更容易產生食物中毒的症狀，如噁心、嘔吐、腹瀉、出疹子等。現在有了有效的食物儲存和運輸條件，食物的安全也有了較好的保障。

(2) 吃牛乳製品而腹脹很可能是對牛奶中的乳糖不耐受。華人成年人中不少人缺乏乳糖酶，吃了乳糖以後身體沒有足夠的乳糖酶去分解乳糖使我們可以消化吸收，就導致了不耐受、腹瀉腹脹等症狀。

(3) 魚、蝦、蟹、牛奶、雞蛋也屬於容易過敏的食物，一些人對這些食物過敏了，發生了腹瀉和溼疹等症狀，但是並不表示所有人都會對這些食物過敏。過敏是身體免疫的一個超敏反應，因人而異。

　　所以一個現象的產生，背後有很多的原因，只有不盲從，冷靜分析，才能尋找真實的原因，才有可能判斷相關性和因果關係。

　　總之，透過典型事例來指導我們的實踐是非常站不住腳的，下次再聽到某某是發物的時候，是不是應該再多想幾個為什麼呢？

傳統醫學型

　　我從不認為傳統醫學和現代醫學是對立陣營的。科學是開放而審慎的，對不同的觀點應持開放態度，而不是一槌子打死，但是要尋找證

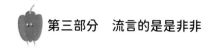

據，用數據來分析，慎重審查真偽，判斷局限性。

對於傳統醫學凌霞知之不深，特別請教了兩位有名望的中醫專家，其中一位的觀點是：中醫治療講究的是搭配，中醫開出的藥物，目的是要抑制疾病，如果某種食物會影響藥性，中醫就會建議患者在治療期間限制這種食物攝取，但並不是民間所流傳的發物都是中醫意義上真正的發物。如果患者沒有用中醫的治療方式，就沒有必要在飲食上限制這些發物。

另一位是中醫世家。她的觀點是：中醫講究個體化治療，因人而異，對某個人不適合食用的食物，對其他人並不一定不適合；在治療某個疾病時不宜用的食物，在治療另一個疾病時不一定要規避。所以，要根據患者個體情況和疾病情況來確定，廣義上的限制沒有必要，並沒有哪種食物就是完全不能吃的。

所以，中醫名家都說了，廣義上的限制各種發物是沒有必要的，你還要談「發」色變嗎？

現代西方醫學型

現代西方醫學和營養學中都沒有發物這個概念，同時也還沒有嚴謹科學的研究來證明，癌症患者吃這些發物會增加復發的機率或是增加死亡率，所以限制這些發物是沒有科學依據的。

可是現代醫學和營養學的觀點很難說服大眾，大家總是「寧可信其有，不可信其無」，為了把可能的危害都降到最低，寧願相信這些民間累積的「經驗」，要不然怎麼會闢謠闢了那麼久，發物仍然是患者群組裡亙古不變的話題呢。

一旦確診癌症，患者和家屬的耳邊常常充斥著形形色色的資訊，尤其是與飲食相關的，每個人都成了專家，都能給出不同的忌口建議。希

望大家不要盲目相信，而是靜下來想一想：這樣的資訊來源是否可靠；這些資訊觀點是否適用於自己；這些資訊觀點背後的利弊究竟是什麼。

科學是不斷探尋未知的世界，相信隨著更多研究的深入，我們對傳統意義的發物會有更清晰的認識。然而現階段，一味忌口發物並沒有什麼明確的利，那麼，一味忌口發物是否會有明確的弊呢？很可能會！下面我們就來分析一味忌口發物給治療帶來的不利影響。

我要對那些癌症的患者、倖存者和癌症的照料者大聲說，我們絕對不只是一日的英雄。

—— 湯姆‧馬西里耶

發物到底能不能吃？

本文要點

一味地禁忌發物，有明確的弊端。因為一味禁忌發物，幾乎不能滿足癌症患者在治療過程中，身體代謝和保障治療所需要的蛋白質的量，導致患者營養不良、肌肉組織減少，進而增加治療藥物毒副作用及手術併發症的風險，降低存活率。一味地禁忌發物，會給治療中的癌症患者帶來明確的弊端，然而是否有利，我們還不確定。利弊權衡，明確的弊和不明確的利，你怎麼選？

大家常常說到的發物有：牛奶、雞蛋、雞肉、豬肉、牛肉、羊肉、鵝肉、魚肉、蝦、蟹、香菇、辣椒、韭菜、蔥、薑、蒜等。

　　我們可以看到，發物中大部分是動物肉類，也就是高蛋白食物都成了禁忌，也就是所謂「葷菜」。禁忌這些葷菜對癌症患者會有不利影響嗎？很可能會！

　　因為肉、蛋、奶、禽能給我們的身體提供優質蛋白質，而蛋白質對人體健康是十分重要的：

- ✦ 蛋白質是人體的三大營養素之一（另外兩個是碳水化合物和脂肪），它參與身體的代謝，為身體提供能量。
- ✦ 蛋白質構成人體的組織，如肌肉、皮膚、指甲、頭髮、大腦等。
- ✦ 蛋白質以酶的形式參與身體各種生化反應，比如用來消化食物的胰腺酶、唾液澱粉酶等。
- ✦ 人體離不開的激素也是蛋白質，如大家熟知的生長激素、胰島素等。

　　蛋白質對人的正常生理功能至關重要，而對於癌症治療中的患者，蛋白質更為重要。癌症的機制很複雜，會影響身體代謝，加速體內蛋白質的分解，減慢蛋白質的合成；而且癌症的治療尤其放化療和手術，也不同程度地加速了蛋白質的周轉，導致蛋白質流失。

　　也就是說，蛋白質，這個對人體生命活動如此重要的東西，在癌症患病和治療過程中，合成變少了而損失增加了，也就是入不敷出，越來越少。我們常常看到癌症患者肌肉衰減、身體機能下降，就是代謝改變的表現。不少人覺得，「瘦就瘦點吧，不是因為生病了嘛」，其實不然，體重的降低和肌肉量的減少，直接影響癌症患者的治療效果和生存率。

　　科學家在研究了近8,000名成人實體瘤患者後，發現瘦體（肌肉）組織減少，產生了肌少症的患者，癌症藥物劑量相關的毒副作用也會增加，有的藥物的毒副作用甚至增加到2倍，而且產生了肌少症的患者，其死亡率增加44%！

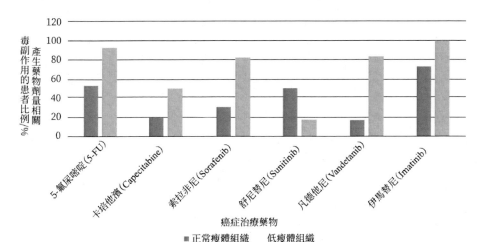

癌症治療藥物劑量相關的毒副作用和身體肌肉量的關係
數據來源：RYAN A M, POWER DG, DALY L, et al.
Cancer-associated malnutrition, cachexia and sarcopenia：
the skeleton in the hospital closet 40 years later[J].
Proceedings of the Nutrition Society, 2016, 75（2）：199-211.

　　大家都知道，目前常用的癌症藥物，大部分都有一定的毒副作用，醫生要做的就是在患者身體能承受的毒副作用下，給予最大劑量的藥物以殺死癌細胞。如果體重下降、肌肉組織減少，就承受不了有效的治療劑量，而且還要承擔藥物帶來的更大的毒副作用，治療效果顯然是要大打折扣的。

　　不僅是藥物治療，手術也是，就算是體重正常的患者，肌肉減少顯著的，手術的併發症也顯著增多。這些都不利於癌症患者的治療和生存。而足夠的蛋白質攝取可以幫助改善身體蛋白質的儲備、彌補蛋白質的損失、保護這些重要的瘦體組織。所以在臨床中營養師通常會鼓勵癌症患者在治療期間多吃富含蛋白質的食物，尤其是多吃富含優質蛋白質的食物，也就是富含完全蛋白質的食物，如肉、蛋、禽、魚、蝦、奶、大豆和大豆製品，建議至少一半的蛋白質來源於優質蛋白質。

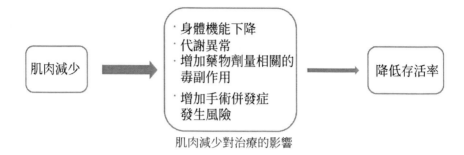

肌肉減少對治療的影響

　　歐洲腸內腸外營養學會，在2016年釋出的癌症患者的營養指南中明確指出，基於目前的研究，推薦癌症患者蛋白質的攝取量不低於每公斤體重1克蛋白質，爭取每公斤體重1.5克蛋白質（普通成年人只需每公斤體重0.8～1克蛋白質），同時優質蛋白質至少占一半。目前也有研究顯示在臨床營養師的指導下，治療期間增加蛋白質攝取到每公斤體重2克蛋白質，能幫助增加癌症患者的肌肉量。

　　推薦的蛋白質的量到底是什麼意思呢？

　　舉個例子：一個成年人體重60公斤，癌症治療期間每天蛋白質的需要量是每公斤體重1.5克蛋白質，那麼他一天需要的蛋白質就是90克（60公斤×1.5克/公斤體重=90克），優質蛋白質至少占一半，也就是達到45克（90克÷2=45克）。

　　我們設計一個一天的食譜，把前面提到的常忌口的發物都去除了，看看能不能保證蛋白質攝取量呢？（表3-1）

表 3-1　無發物食譜舉例

	食物	數量	熱量估計 ^/kcal	蛋白質估計 ^/克	提供優質（完全蛋白質的量 / 克
早餐	饅頭	1個（100克）	223	7	0

	食物	數量	熱量估計 ^/kcal	蛋白質估計 ^/ 克	提供優質（完全蛋白質的量 / 克
早餐	小白菜湯 *	1 碗（小白菜約 50 克）	47	0	0
	豆腐乾	1 份（約 50 克）	80	7	7
加餐	蘋果	1 個（約 200 克）	100	0.4	0
午餐	醋熘土豆絲 *	1 份（土豆約 100 克）	109	1.9	0
	番茄炒豆腐 *	1 份（豆腐約 100 克、番茄約 100 克）	200	6.6	5.7
	白灼芥藍 *	1 份（芥藍約 100 克）	100	3	0
	米飯	一碗（約 200 克）	230	5	0
晚餐	陽春麵 *	1 份（麵條約 200 克）	210	6	0
	芹菜青椒腐竹	1 份（約 100 克）	74	4.7	4.3
	水煮花生	1 碟（花生約 100 克，20 ～ 30 粒）	400	17	0
加餐	柳橙	1 個（約 200 克）	96	1.6	0
總量			1869	60.2	17

* 已計算炒菜用油的熱量。

^ 熱量及蛋白質猜想來源於薄荷網及《中國食物成分表》（第六版）。

注意：這個菜單不是推薦的菜單，不是推薦的，不是推薦的！重要的事說三遍！只是用來舉例子的。

在這個菜單中，總熱量1,869kcal，滿足了普通癌症患者的所需熱量（每公斤體重25～30kcal），但是蛋白質攝取遠遠達不到推薦量，僅達到了普通人的蛋白質需要量，不能滿足癌症患者疾病和代謝所需要增加的蛋白質，更不要提滿足優質蛋白質的推薦量（優質蛋白質的攝取量僅僅達到推薦蛋白質量的19%，建議至少達到50%）。

在寫這個菜單時，我特意多選了大豆製品（如豆腐、豆干、腐竹）來提供優質蛋白質。也曾看到有的地方說大豆、豆腐也是發物，那真的不知道還可以從哪裡去找足夠的優質蛋白質來滿足癌症患者的需要量了。在植物食品中，目前已知的富含所有人體必需的胺基酸的優質蛋白質的食物來源主要有大豆（及大豆製品）和藜麥。

透過這個並不推薦的菜單大家應該能看到，把普遍認識的發物都忌口了，真的很難吃到足夠的蛋白質。不容忽視的是，大部分癌症患者食欲都不太好，治療的副作用易出現噁心、嘔吐、食欲低下等症狀，也就是說，很多患者進食量是很少的，能把這個菜單上食物都吃完的患者，真的不多。所以，在癌症的治療過程中，從營養的角度，患者更要最大化每一口食物所含有的營養。

既然蛋白質那麼重要，關係到治療藥物毒性、手術併發症、存活率，那治療中的癌症患者就更應該增加優質蛋白質的攝取，尤其是在食欲不好、吃得不多的情況下，保證蛋白質的進食量不至於太低，爭取吃夠，保護我們的瘦體（肌肉）組織。

一味地禁忌發物，幾乎不能滿足癌症患者在治療過程中身體代謝和保障治療所需要的蛋白質量，會給治療中的癌症患者帶來明確的弊端；

然而是否有利，我們還不確定。利弊權衡，明確的弊和不明確的利，你怎麼選？

這裡針對不同心理的讀者，給出現階段我認為比較好的幾種解決方案。

1.「發物不是事，好好吃飯注重營養」

要是看到這裡，你是這樣認為的，那麼就可以依照前面講的「營養膳食一二三」：一個中心，兩個基礎，三個調整。合理安排飲食，保障食品安全，忌口食品安全風險高的食物即可。

有的患者本身對一些食物有過敏或者不耐受的反應，在治療過程中應迴避這些食物。在治療過程中出現身體免疫力異常時，很多患者可能會對不耐受的食物更加敏感，這些食物，需要根據患者自身的情況來忌口。如果對多個食物不耐受或過敏，務必諮詢專業的臨床營養師，做營養評估，獲得科學的建議，在迴避這些食物的同時確保營養的供給、避免營養素的缺乏。

還有一些患者，除了癌症，本身還有其他慢性疾病，如糖尿病、高血脂、腎病等，這些情況在成人癌症患者中是比較常見的。這一部分患者的飲食原則是：在患者食欲不好的情況下，沒有必要用這些疾病的特殊膳食（如糖尿病膳食、高血脂膳食等）來限制飲食。因為患者的食欲很差，吃進去的很少。如果食欲還不錯，可以諮詢專業的臨床營養師，其會根據具體的疾病狀況和實驗生化指標給出具體的膳食建議和禁忌。

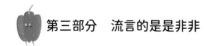

2.「我還是心有餘悸，覺得傳統醫學裡的發物還是有道理的，你說的『蛋白質很重要』我也認同」

建議有這種心理的讀者去諮詢專業可靠的中醫專家（而不是打著中醫旗號騙人的那種），中醫醫師會根據你的具體病情，給出食物是否需要禁忌的具體指導建議。通常是不會忌口所有高蛋白食物的，而且前面也講過，中醫專家都認為所謂忌口要有針對性。對於那些可以不忌口的蛋白質含量高的食物，需要多吃，盡量能保證滿足治療期間蛋白質的需要量。

3.「我還是要忌口所有可能的發物，民間說法和傳統醫學我都相信，專業且可靠的中醫的個體化醫療我也找不到，不過蛋白質很重要我同意，我該吃些什麼？」

如果要忌口所有可能的發物，那就很難從普通食物裡面獲得治療期間所需的足量的蛋白質。如果用其他方式滿足蛋白質的需要量，推薦考慮口服營養補充液（特殊醫學用途配方食品或者藥字號的腸內營養液），因為還沒有中醫文獻或者民間案例說特殊醫學用途配方食品或者藥字號的腸內營養液是發物，而且這個是可以提供蛋白質和其他營養素的。

要是你糾結於特殊醫學配方食品的原料有牛奶蛋白或者大豆蛋白，那就只能推薦補充胺基酸配方粉了，這裡只有100％胺基酸，沒有食物蛋白質來源，你應該就不會有擔心的發物了吧。只是胺基酸配方粉口味不是很好，價格也不低。這可能是現階段在沒有任何所謂的發物的基礎上，找到的可以給你提供優質蛋白質的食物來源了。

我相信食物和心理的關係，如果吃一個東西你百般不願意，心裡幻想無數有害的可能，擔心滿滿，就算是有益的食物吃進去對身體也不一定有好處，對整個治療也不一定有好處。希望這篇文章，能幫助在治療中的你，不要談「發」色變，吃得明白，吃得安心，吃得營養。

癌症改變了我的家，因為媽媽相信她可以做任何事情！媽媽寫了一本書，製作了一部電影。媽媽實現了好多的夢想。我覺得媽媽生病後，我們的生活變得更好了。

—— 媽媽凱蒂・威爾（Katy Weil），
女兒安娜貝爾・威爾（Annabel Weil，8歲）
（《紐約時報》專欄，摘自「鳳梨因子」社群）

治療期間要不要吃保健品？

本文要點

癌症治療期間要不要吃保健食品？看情況。5個使用原則供參考：

(1) 導正心態：沒有任何一種保健食品或膳食補充劑可以獨立治療癌症或者預防癌症的發生及復發。

(2) 膳食是基礎：食物能帶給我們的遠遠多於保健食品或膳食補充劑。

(3) 避免傷害：過量有風險，天然不等於安全，謹慎對待不實宣傳。

(4) 針對性補充：在缺乏或者有缺乏風險時補充，並尋求專業人員指導。

(5) 選擇品質有保證的產品：安全是關鍵，拒絕沒有生產資質、個人或者小作坊自行配製的產品。

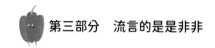

「聽說維生素C可以幫助治療癌症?」

「抗癌要多吃硒?」

「治療期間不要亂吃,會影響癌症治療效果的。」

被確診癌症後,什麼該吃什麼不該吃的問題,從食物到膳食補充劑,周圍的人就開始貢獻各種點子,網上也充斥著內容各異的說法。那癌症治療期間到底要不要吃膳食補充劑,要吃些什麼膳食補充劑呢?

通常,膳食補充劑也是大家常說的保健食品,包括維生素、礦物質、植物提取物、益生菌等。針對這些膳食補充劑,我給大家總結了5個使用原則。

(1) 導正心態:沒有任何一種保健食品或膳食補充劑可以獨立治療癌症或者預防癌症的發生及復發。

(2) 膳食是基礎:食物能帶給我們的遠遠多於保健品或膳食補充劑。

(3) 避免傷害:過量有風險,天然不等於安全,謹慎對待不實宣傳。

(4) 針對性補充:在缺乏或者有缺乏風險時補充,並尋求專業人員指導。

(5) 選擇品質有保證的產品:安全是關鍵,拒絕沒有生產資質、個人或者小作坊自行配製的產品。

下面就具體談談這些原則。

導正心態

首先,導正心態尤為重要。選擇使用這些保健品,是基於什麼呢?同病房的老王在吃,我也吃?還是網上蒐集到的抗癌偏方,抑或是反正沒壞處,吃點心安的自我安慰?

必須明確的是,目前,沒有任何一種膳食補充劑可以獨立治療癌症

或者預防癌症發生及復發。所以，當聽到「某某可以治療癌症或者預防癌症」就可以直接忽視了，基於防癌、抗癌而吃的補充劑也可以停藥了。

膳食是基礎

一定要記住，膳食補充劑是補充膳食的，確保營養全面且均衡的膳食才是關鍵和基礎，切不可撿了芝麻丟了西瓜。食物能帶給我們的遠遠多於膳食補充劑。不注重日常飲食，想靠每天吃膳食補充劑來獲得健康，往往事與願違。研究還發現，對於吸菸的人，多吃深黃、深綠色等富含胡蘿蔔素高的果蔬，有助於降低肺癌的風險，但是直接吃胡蘿蔔素補充劑卻會增加肺癌的風險！所以，食物來源才是最安全且最優質的！

避免傷害

治療期間不建議使用的有：

+ 自行在無臨床證據的情況下，使用超高劑量的維生素或者礦物質，以及任何植物提取物。
+ 除非有明確的臨床需要，否則在治療期間不使用有抗氧化功能的補充劑以及植物提取物。很多植物提取物會影響化療藥物和免疫抑製藥物的功效。
+ 拒絕有類似於包治百病、強調短時間達到某種效果、突出可以替代常規治療、祖傳偏方祕方等宣傳語的產品。

膳食補充劑並不是沒害處的。「這些是身體必需的，補補沒有害。」「都是植物天然提取的，沒有害。」通通都是謠言。

維生素、礦物質等確實是我們人體正常生理活動所必需的，但是並

不是多多益善。過量食用是會中毒的！各個國家膳食指南都對目前已知的必需微量營養素給出了推薦量，並且針對部分營養素給出了一般情況下可耐受的最高劑量（書後附錄有營養素可耐受最高劑量的表）。超過最高可耐受劑量可能會帶來中毒的症狀，如過量補充維生素 A 會導致頭暈、噁心和骨質減少、關節痛以及不可逆的肝臟損傷。同時，各個營養素之間是會相互影響的，如鋅補充劑長期大量吃會造成銅的缺乏，缺銅也會產生貧血和神經病變等症狀。

當一種營養素缺乏的時候，矯正缺乏使用的劑量是可以高於膳食指南推薦的最高可耐受劑量的，但也只是短期使用，並且要在醫務人員的指導和監測下使用。不推薦自行在無臨床證據的情況下使用超高劑量的維生素或者礦物質。

植物提取物在天然以及自然的面具下面，不知道隱藏的是天使還是惡魔。很多天然植物都有毒副作用，神農也是冒著生死安危去嘗百草。市面上的植物提取物補充劑品質不過關的非常多，提取技術、加工過程、產品純化都存在不少問題。暫且不說有沒有效，基本的安全是否能保證都打了問號。所以，就算某種植物提取物是好的，也不能保證這個提取物的產品對患者就是無害的。更需注意的是，不少植物提取物和癌症治療藥物有相互作用，會影響癌症治療藥物的療效，如聖約翰草（St. John's wort，又稱貫葉連翹）影響化療藥物伊馬替尼的藥效，而人參則很可能增加伊馬替尼對肝臟的毒性。

一定要擦亮眼睛識別不實宣傳。一般過度宣傳的產品都是沒有科學依據的不可靠的產品，浪費錢不說，還很有可能把患者置於危險之中。

針對性補充

那是不是膳食補充劑就沒有用了呢？不是，膳食補充劑很重要。補充的前提是，有缺乏風險或者明確缺乏的時候再進行針對性補充。對於癌症患者，具體有哪些情況需要進行補充呢？下面列舉癌症治療和康復期間可以嘗試的產品以及使用的場景。

1. 多種維生素礦物質

✦ 治療期間食欲低下，沒有使用全營養腸內營養液，腸外營養液沒有新增微量營養素。

✦ 康復期患者，膳食多樣性還有待提高。

✦ 輕度褥瘡。

✦ 骨髓移植或者免疫抑制期間，飲食過度限制，如蔬菜水果高溫高壓反覆加熱。注意：這種情況需要使用的是不含鐵的複合多種維生素、礦物質。骨髓移植，常需使用血製品，容易出現鐵過量，一般情況下不推薦使用含鐵的補充劑。

2. 單獨維生素或礦物質：缺乏或者明確缺乏風險高才額外補充，補充也是有不同劑量和時長要求的，務必在專業醫生及臨床營養師的指導下進行

維生素B1

預防再餵養綜合症：重度營養不良，超過一週幾乎沒有營養攝取的患者，先給一次維生素B_1（50 ～ 300毫克/日），再開始重新補充，並且持續使用5 ～ 7天。

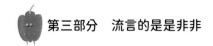

維生素D

　　維生素D非常重要，不但是骨骼健康必不可缺的營養素，也是影響身體免疫系統的重要營養素。我通常推薦癌症患者都需要關注這個營養素，很多微量營養素血檢都不能很好地反映這個營養素在身體裡的儲存，但是維生素D是少有的血檢指標是比較可靠的。所以我會建議癌症患者都測一下，如果缺乏或不足（測量血清25-羥維生素D低於30ng/毫升，即75nmol/公升），應使用補充劑來給予補充。另外下面幾種情況，是務必要關注維生素D水準，考慮使用補充劑的：

(1) 使用高劑量激素類藥物，如潑尼松（prednisone）、地塞米松（dexamethasone）。

(2) 乳腺癌使用芳香化酶抑制類藥物（aromatase inhibitors），如阿那曲唑（anastrozole）、依西美坦（exemestane）、來曲唑（letrozole）。

(3) 骨髓移植期間。

(4) 胰腺癌患者，胰脂肪酶分泌功能受損。

(5) 肝臟和膽管相關癌症患者，脂溶性維生素吸收受限。

(6) 長期住院患者，沒有機會曬太陽。

鈣

(1) 使用高劑量激素類藥物，如潑尼松（prednisone）、地塞米松（dexamethasone）。

(2) 乳腺癌使用芳香化酶抑制類藥物（aromatase inhibitors），如阿那曲唑（anastrozole）、依西美坦（exemestane）、來曲唑（letrozole）。

(3) 長期使用使用胃酸抑製劑（氫離子幫浦阻斷劑或者是H_2受體阻抗劑），如奧美拉唑、蘭索拉唑、西咪替丁、雷尼替丁等。

(4) 胰腺癌、胃癌術後。

(5) 純素食患者。

鐵

(1) 胰腺癌、胃癌術後。

(2) 長期使用胃酸抑制劑。

(3) 大手術前，篩查缺鐵性貧血，例如檢測血清鐵蛋白（比血紅蛋白更靈敏）。

鋅

(1) 嚴重的褥瘡。

(2) 傷口不癒合，且檢測血漿鋅低於正常值70mcg/dL（10.7μmol/公升）。

(3) 嚴重腹瀉。

(4) 純素食患者。

維生素A

(1) 嚴重的褥瘡。

(2) 傷口不癒合，且檢測是維生素A缺乏，例如查血清視黃醇濃度。

(3) (3) 胰腺癌患者，胰脂肪酶分泌功能受損。

維生素C

(1) 嚴重的褥瘡。

(2) 入住重症監護室的患者。

葉酸

(1) 藥物相互作用，如甲氨蝶呤（methotrexate）、培美曲塞（pemetrexed）。

(2) 胰腺癌、胃癌術後。

(3) 巨幼細胞性貧血（也有可能只是維生素B_{12}缺乏引起的）。

維生素B12

(1) 藥物相互作用，如培美曲塞（pemetrexed）。

(2) 結直腸癌術後，手術切除了迴腸末端連線大腸的地方。

(3) 胃癌術後，切除了大部分或者全部的胃。

(4) 胰腺癌患者，胰蛋白酶分泌功能受損。

(5) 長期使用胃酸抑制劑。

(6) 純素食患者。

(7) 巨幼細胞性貧血（也有可能只是葉酸缺乏引起的）。

維生素K

(1) 骨髓移植期後使用大量抗生素。

(2) 胰腺癌患者，胰脂肪酶分泌功能受損。

(3) 凝血功能異常，國際標準化比值（international normalized ratio，INR）和凝血酶原時間（prothrombin time，PT）過高的患者可以考慮。

3. 魚油

✦ 治療期間食欲不佳。

✦ 治療期間一週吃不到2次深海魚。

4. 益生菌

✦ 目前研究證據最多的是用來幫助大量使用抗生素導致的腹瀉。

✦ 腸道菌群和癌症治療有越來越多的研究，但是透過補充益生菌且真正合理安全地運用到臨床上還有一段距離。

✦ 益生菌是一大類，不同菌株會有不同的影響，不同的劑量也會影響療效。

✦ 免疫抑制期間需要非常謹慎，務必在專業醫務人員的指導下使用。

　*注意益生菌不可以與抗生素同時服用，建議間隔2小時。

選擇適合且品質有保證的產品

　　釐清了需要吃什麼，吃多少量，吃多久，吃什麼劑型，就可以選擇適合的產品。最重要的是注意產品的品質安全。吃到肚子裡的東西，安全是最首要的，尤其是免疫力受到抑制的癌症患者。需要吃補充劑也建議選擇正規廠牌的產品，不推薦沒有生產資質、個人或者小作坊自己調配的產品。實體企業、大廠牌是國家審查的重點，在輿論的風口浪尖，不敢輕易亂搞。也切不可盲目相信只要是歐美澳洲的產品就是好的，每個國家都有不可靠的商家，且這些國家的政府也都沒有對膳食補充劑進行嚴格的監管。對於國產產品，最好選擇經國家相關監管部門批准的註冊或備案產品或者是非處方藥品系列。

　　在過去的幾年裡，我從與癌症搏鬥中學到的一件事就是 ── 只要眼前有一個明確的目標，就不向恐懼低頭，不怕冒險。「活下去」就是一個非常明確的目標。

── 湯姆‧馬西里耶

171

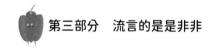

患癌了需要改吃素嗎？

本文要點

> 患癌了是不是要改吃素？不用。吃素既不能治療癌症也不能輔助治療癌症，還可能有害。改口吃素，不但減少了食物的選擇，還增加了獲取足夠營養（尤其是蛋白質）的難度，也增加了獲取足夠微量營養素（如鈣、鐵、鋅、維生素B_{12}）的難度。吃素食可能帶來的微量營養素缺乏、蛋白質攝取不足，不利於癌症患者的治療和康復。

不少患者問道：「患癌了，是不是要改吃素，忌口所有葷食？」

答案是：不需要。患癌以後，改口吃素既不能獨立治療癌症，也不能輔助常規癌症治療來取得更好的臨床效果。

癌細胞並不是只「吃」葷食，吃素並不能斷絕癌細胞的營養物質來源。要是吃素就能把癌症治癒，那些苦苦研究癌症藥物的科學家還不如去種菜，腫瘤科的醫生還不如去賣水果。目前沒有任何臨床證據表明，忌葷吃素可以輔助常規癌症治療來達到更好的臨床治療效果。更重要的是，癌症患者在治療期間，改口吃素，反而很可能會拖了治療和康復的後腿。

改口吃素，減少了食物的選擇，增加了治療期間獲取足夠營養的難度

癌症治療過程中，無論是疾病本身，還是治療的影響，都改變了身體的代謝，加速了體內蛋白質和脂肪的分解，減慢了蛋白質和脂肪的合成，使身體消瘦，而且還抑制了食欲。本身就不想吃、吃不下多少，一忌口葷

食，能吃的食物就更少。減少了食物的選擇，確保營養攝取的難度就更大了，營養攝取不足導致營養不良，嚴重影響治療的效果和身體的康復。

不吃葷不容易滿足蛋白質需要

蛋白質是我們身體正常生理功能不可或缺的營養，無論是身體內正常的生化反應、食物的消化吸收，還是對抗感染，都離不開蛋白質。尤其是在癌症治療期間，身體內蛋白質的合成降低，分解消耗上升，吃夠足量的蛋白質就顯得尤為重要。葷素食物都能給我們身體提供蛋白質，但大部分素食相較於葷食來說蛋白質含量低，優質蛋白質來源少，而且蛋白質吸收利用率較低。

1. 葷素蛋白質，含量有差別

雖然無論是動物來源的食物還是植物來源的食物，都有蛋白質，但是蛋白質的含量是有差別的。

例如，一個雞蛋（50克）可以提供7克蛋白質，要提供相同量的蛋白質需要30克牛菲力，100克北豆腐，170克熟的麵條，250克蒸熟的白米飯，400克大白菜，1,625克蘋果。

由此可見，在相同質量下，植物來源的食品中，蛋白質的含量明顯低於動物來源的食品。所以，要獲得相同量的蛋白質，如果只從植物食品中獲取，就需要吃更多的食物。然而，對於癌症治療中的患者，吃不下、沒食欲很常見，而蛋白質的需要量又因為疾病和治療而增加，幾乎是未生病時的1.5～2倍。例如，一個體重為60公斤的患者，要滿足治療期間推薦的蛋白質需要量，得至少吃到90克蛋白質，僅僅透過素食來獲取足夠的蛋白質，要達到這個量就變得比較困難。

補充說明：治療期間推薦蛋白質的攝取量為每公斤體重1.5～2克蛋白質（如果沒有嚴重腎功能問題）。而日常健康的人，每公斤體重0.8～1克蛋白質即可。

2. 葷素蛋白質，組成有差別，品質有優劣

蛋白質是由胺基酸組成的，就像搭積木，胺基酸就是一塊塊的積木，很多塊積木搭在一起就可以變成不同的房子，這些房子就是不同的蛋白質。

我們從食物中獲取蛋白質，吃進身體以後，蛋白質被消化、分解，成為胺基酸和短肽，再被我們身體吸收。身體利用吸收來的胺基酸，再組合成不同的蛋白質，滿足不同的生理需要。例如，傷口癒合需要蛋白質，體內各種生化反應需要的酶也是蛋白質，運送不同營養物質的載體也是蛋白質，對抗疾病的抗體也是蛋白質。

這些組成身體所需蛋白質的胺基酸中，有的胺基酸是我們人體可以自己合成，有的胺基酸是我們人體不能自己合成，或者合成的速度太慢不夠用，就必須透過吃富含這些胺基酸的食物來獲得的。這些需要依靠食物獲得的胺基酸就叫作必需胺基酸。

一個高蛋白食物含有所有的必需胺基酸就被稱為完全蛋白質，也叫優質蛋白質。如果缺少一個或者多個必需胺基酸就是非完全蛋白質。由於必需胺基酸對維繫正常生理功能必不可少，當吃不下多少東西的時候，吃完全蛋白質就更容易獲得所有必需胺基酸。

提供所有必需胺基酸的完全蛋白質有哪些呢？

動物（豬、牛、羊、雞、鴨、鵝等）的肉、蛋、奶和乳製品（牛奶、羊奶、優格、起司或乳酪等）、魚、蝦、蟹貝類，以及大豆和大豆製品

（如豆腐、腐竹、豆漿等）。

大家可以看到，我們常吃的葷菜基本都能提供所有的必需胺基酸，而其植物來源的食物主要是大豆及大豆製品。透過吃葷的食物，我們更容易獲取所有必需胺基酸。

癌症治療期間，身體對蛋白質需要量增加，而消化吸收功能在治療中又常常受損，我通常會推薦癌症患者在治療期間，確保至少一半的蛋白質來源為完全蛋白質，最好能達到75％，以便更好地滿足治療期間身體的需要。

3. 葷素蛋白質，吸收利用有差別

就算我們把蛋白質的量吃夠了，那是不是吃到我們體內以後吸收都是一樣的呢？不是。來源不同的蛋白質，吸收利用率是不同的。對蛋白質的質量，我們有不同的評價標準。透過生物利用率，我們可以評價蛋白質進入我們身體以後，身體能最大限度地利用多少蛋白質進行自身機體組織的合成。動物來源的蛋白質普遍比植物來源的蛋白質生物利用率高。例如，乳清蛋白的生物利用率是104，而雞蛋蛋白是100，牛奶蛋白是91，酪蛋白是77，紅肉蛋白是80，大豆蛋白是74，小麥穀物蛋白是64。

癌症本身會加速蛋白質的分解，降低蛋白質的合成。身體對蛋白質的需要量增加，應該優先選擇吃生物利用率更高的蛋白質。

不吃葷增加了很多營養素的獲取難度

完全吃素的話，除了擔心蛋白質的質和量，還有不少的營養素主要存在於葷食中，而在素食中含量很低或者沒有，而且吸收率也沒有葷食中高。改口吃素也增加了獲取以下營養素的難度。

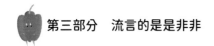

1. 鈣

鈣對骨骼的健康很重要。在一些癌症的治療中，會使用大劑量激素類藥物來治療，更是增加了骨質丟失的風險，保障鈣的攝取量就顯得很重要。

乳製品是鈣的良好來源，再加上乳糖還能幫助鈣的吸收。豆腐類食品根據製作工藝的不同所含鈣的量也不相同。加入硫酸鈣製成的豆腐（也稱石膏豆腐）比加入氯化鎂製成的豆腐（滷水豆腐）含鈣更多。深綠色蔬菜如菠菜、花椰菜、薺菜等的含鈣量也不少，但這些食物也富含膳食纖維、植酸和草酸，不利於鈣等礦物質的吸收。所以，就算是綠色蔬菜中含有大量的鈣，吸收率也比從乳製品中獲得的鈣低不少。

2. 鐵

鐵是大家熟悉的營養素，缺鐵性貧血也是在治療中常出現的疾病。補充鐵可以幫助改善缺鐵性貧血，但需要注意的是，如果已經在治療中被確診為缺鐵性貧血，則需要使用鐵補充劑來幫助矯正貧血，只透過食物，很難及時矯正。

飲食中的鐵有兩種不同的形式：血紅素鐵和非血紅素鐵。一般來說，植物食品中的鐵和強化食物中的新增鐵都是非血紅素的，動物食品中的鐵則是既有血紅素的也有非血紅素的。血紅素的鐵吸收率比非血紅素的鐵吸收率要高得多。同時，富含鐵的植物類食物，如菠菜和乾豆類也富含草酸和植酸，草酸和植酸都會抑制鐵的吸收。所以，對於素食者，鐵缺乏的風險就比葷素皆吃者要高。

3. 鋅

鋅是維繫我們正常生理功能必不可少的營養素。缺乏鋅，不但味覺受損、傷口無法很好癒合，還影響身體的免疫力。

鋅在動物食品中的含量通常高於植物食品。與鐵一樣，植物中鋅的生物活性沒有動物類食品中的高，而且含鋅高的植物類食物如豆類、堅果、種籽，也富含植酸，植酸不利於鋅的吸收。所以，如果不吃葷食，鋅這個能提升免疫力和幫助傷口癒合的重要營養素，其攝取量就很可能會不足。

4. 維生素 B_{12}

維生素 B_{12} 也是身體必需的營養素，參與血紅細胞的生成，保障正常的神經細胞功能。維生素 B_{12} 缺乏不但會產生貧血，還會出現認知功能障礙。

維生素 B_{12} 主要存在於動物食品中，或者是特別強化了維生素 B_{12} 的加工食品。營養酵母（Nutritional yeast，一種失活的酵母，主要來源於釀酒酵母〔Saccharomyces cerevisiae〕）也含有維生素 B_{12}。維生素 B_{12} 幾乎沒有植物食品來源，純素食就非常難從日常食物中獲取。

所以，患癌了完全沒有必要放棄葷食轉為吃素。轉吃素不但不能幫助癌症治療，而且還為打贏抗癌這場「戰役」增加了難度係數。在抗癌這場「戰役」中，我們得帶上一批營養的精兵強將上戰場，多樣性的食材，好好吃飯，最佳化營養供給，最大化膳食的營養密度，才能為打贏這場「戰役」奠定基礎。

那時候的內心特別平靜，放下了一切世間紛爭的欲望，自助者天助，我開始更多關注自己的內心，練習冥想，與疾病共處。我現在術後

兩年了，回頭看看這些經歷雖然很艱辛難熬，現在也依然會忐忑不安，但也有收穫，我現在的一切感覺是失而復得，非常的珍惜和感恩。老大昨天還和我說：「媽媽你教會了我們什麼叫生活。」我覺得這是很高級的讚美和認可。我們一家四口又其樂融融地找到了生活。

—— 祖貝貝（乳腺癌患者，「鳳梨因子」社群讀者留言）

素食患者就一定吃不好嗎？

本文要點

> 素食患者在治療期間需要優化膳食，根據素食的不同類型，主要注意蛋白質和微量營養素的攝取。蛋白質需要增加植物來源的完全蛋白質（如大豆及大豆製品），同時注意搭配（如豆子和穀物同食）。微量營養素重點關注鈣、鐵、鋅、維生素 B_{12}。飲食上多吃深綠色蔬菜、水果及堅果、種籽等，考慮使用膳食補充劑。

有的癌症患者自己本身就是吃素的，疾病治療過程中，素食患者如何改善飲食呢？

首先，我們來看看素食都有什麼類型。按照對動物性來源的食品限制程度的不同，通常素食的類型可分為：

✦ 純素：所有動物來源的食品都不吃。

✦ 奶素：在純素的基礎上，還吃乳製品，即純素+乳製品。

✦ 蛋素：在純素的基礎上，還吃蛋，即純素+蛋。

◆ 蛋奶素：在純素的基礎上，還吃乳製品和蛋，即純素＋乳製品＋蛋。
◆ 海鮮素：在純素的基礎上，還吃海產品（魚、蝦、蟹、貝等），但是忌口畜肉、禽肉、乳製品、蛋等，即純素＋海產。

素食患者在癌症治療期間容易出現什麼營養問題呢？主要有兩個問題：蛋白質攝取不足和微量營養素攝取不足。

蛋白質攝取不足

上一篇文章我們說到過，植物性蛋白質來源的食物較動物食物而言，蛋白質含量低，能獨立提供所有人體必需的胺基酸的完全蛋白質少，蛋白質的吸收利用率低。針對這3個問題，我們用2個辦法來優化素食患者的蛋白質攝取：

1. 增加可以吃的蛋白質的量，尤其是完全蛋白質食物的量

對於素食患者，富含蛋白質的食物主要來源於乳製品、蛋類、魚蝦、大豆和大豆製品以及其他雜豆、堅果、種籽等。完全蛋白質就是含有所有必需胺基酸的食物。動物來源的蛋白質大部分都是完全蛋白質，植物來源的完全蛋白質主要是大豆和大豆製品以及藜麥。對於不同種類的素食患者，可以參考如下方法增加蛋白質的量：

對於純素患者，完全蛋白質來源主要可以依賴大豆以及大豆製品，如青豆（毛豆）、豆腐、腐竹、豆腐皮、素雞等。注意：綠豆、紅豆等乾豆類和大豆是不同的，它們並不能成為獨立提供所有必需胺基酸的食物，所有豆類中，只有大豆是完全蛋白質，可以獨立提供所有必需胺基酸。

對於奶素患者，完全蛋白質來源主要可以依賴大豆以及大豆製品、乳製品。注意：乳製品一定選擇巴氏殺菌過的乳製品。

對於蛋素患者，完全蛋白質來源主要可以依賴大豆以及大豆製品、蛋類。注意：蛋類一定要煮全熟，治療期間，溏心蛋是不推薦的。

對於蛋奶素患者，完全蛋白質來源主要可以依賴大豆以及大豆製品、乳製品、蛋類。

對於海鮮素患者，完全蛋白質來源主要可以依賴大豆以及大豆製品、魚蝦貝等海產品。注意：對於生魚片、生蠔等生的海產品在治療期間是需要禁忌的，一定要煮熟再吃。

由於素食患者可以選擇的完全蛋白質種類少，吃夠蛋白質在治療期間是十分重要的，尤其是純素食的患者，可以選擇的完全蛋白質種類非常有限，所以一定要注意非完全蛋白質的食物的搭配。

2. 非完全蛋白質的食物注意搭配

除了上述列舉的含完全蛋白質的食物，素食患者在治療期間也要多吃其他富含植物蛋白質的食物，並且給這些食物配對（表3-2），可以讓胺基酸互相補充，這樣的組合就能一起給身體提供所有必需胺基酸了。

下面這些食物雖然不是完全蛋白質食物來源，但是富含植物蛋白質，可以多吃並且巧搭配：雜豆類（綠豆、紅豆、赤小豆、菜豆等）、全穀物（燕麥、蕎麥、大麥、薏仁米等）、堅果、種籽（南瓜子）。

如何配對呢？如表3-2所示。

表 3-2　胺基酸互補配對食物表

富含植物蛋白的食物	缺乏的胺基酸	互補好搭檔
雜豆類	蛋胺酸	穀物（米、麵等）、堅果、種籽
穀物（米、麵等）	賴胺酸、蘇胺酸	雜豆類

富含植物蛋白的食物	缺乏的胺基酸	互補好搭檔
堅果、種籽	賴胺酸	雜豆類
玉米	賴胺酸、色胺酸	雜豆類
高蛋白質蔬菜（如西蘭花、菠菜）	蛋胺酸	穀物（米、麵等）、堅果、種籽

我們人體能儲存胺基酸，所以並不一定非要每頓都組合好，只要一天中都能吃到這些組合就可以。

參考食譜：

主食：雜豆雜糧飯：煮米飯的時候，放入各式各樣的豆子。

八寶粥：各種米、豆、堅果一起煮。

堅果燕麥粥：燕麥粥裡加入核桃、花生、芝麻等。

饅頭蘸芝麻醬，麵包夾花生醬，豆沙包，南瓜子豌豆泥。

蔬菜類：果仁菠菜，芝麻醬汁澆花椰菜（書後有食譜可以參考）。

微量營養素攝取不足

除了蛋白質，素食患者還需要注意下列這些微量營養素的攝取。

1. 鈣

對於奶素和蛋奶素的患者，乳製品是鈣的良好來源。

對於海鮮的素食患者，蝦皮和豆腐是鈣很好的來源。

如果是純素食患者，豆腐（加入硫酸鈣製成）、香干、豆皮、深綠色蔬菜（如羽衣甘藍、蘿蔔葉子、花椰菜、菠菜等）、堅果和種籽（如大杏仁、芝麻等）都是富含鈣的植物性食物（可以參考書後附錄的高鈣食物列

表)。植物食物中的草酸和植酸不利於鈣的吸收,在吃深綠色蔬菜時,可以用沸水快速焯一下,去除一些草酸和植酸。

2. 鐵

素食中的鐵為非血紅素鐵,比動物食品中的血紅素鐵的吸收率低。不過搭配富含維生素C的食物,可以提高植物性食品中非血紅素鐵的吸收率。所以,可以多選擇富含鐵的植物性食品,如深綠色蔬菜、全穀物等,同時搭配維生素C高的食物(可以參考書後附錄中高鐵和高維生素C食物的列表)。

參考的食譜有柳橙汁配五穀雜豆飯、菠菜拌彩椒,加餐小食可以用水果和堅果或者豆製品搭配,如奇異果配南瓜子、豆腐乾配橘子。

3. 鋅

如果能吃海鮮,貝類是鋅的優質來源。

如果是純素食的患者,堅果、種籽是鋅很好的來源(如南瓜子、葵花籽、腰果、芝麻等)。由於植物食物中的植酸不利於鋅的吸收,可以在烹飪豆類、堅果和種籽之前,先泡一兩個小時,把泡的水倒了,再烹飪。發酵過程也能幫助增加鋅的吸收,可以考慮全麥饅頭、全麥麵包等。如果是需要手術或者食欲很差的患者,可以請醫生評估是否缺鋅,如果缺,考慮使用鋅補充劑。缺鋅會導致食欲差,也會導致傷口難以癒合。

4. 維生素 B_{12}

蛤蜊中維生素B_{12}的含量很高,魚類(如鮭魚、鮪魚等中維生素B_{12}的含量也很高)。一天2杯奶或者4個蛋也能滿足維生素B_{12}的需要。但是

純素食者就幾乎無法從日常食物中獲取維生素B_{12}。營養酵母是非葷食中維生素B_{12}的良好來源，但在華人圈基本沒人吃，也不好買，所以就建議純素食者使用維生素B_{12}的膳食補充劑。

素食患者沒有必要因為治療而放棄自己生病之前的飲食習慣。畢竟，飲食對於我們而言，不單單是提供營養，還包含了我們的文化、信仰和社會關係。但是，由於治療和疾病對我們身體的營養需要有了更多的要求，素食患者需要更加努力地調整飲食，並且在醫生和營養師的指導下選擇適合的膳食補充劑，以更好地滿足疾病和治療期間的營養需要。當然，如果素食患者願意嘗試一些動物性的食物，也是沒問題的，只要自己吃起來心裡舒暢、身體舒服就完全沒問題。希望上面的這些方法對治療中的素食患者有所幫助。

不要總是想著那些令人失望的資訊，而要把注意力放在那些無比美好的值得感激的事物裡。

—— 湯姆·馬西里耶

喝甜飲料能幫助術後快速康復嗎？

本文要點

術前補充碳水化合物可以幫助快速康復。補充碳水化合物分為兩次：第一次是在術前 8～12 小時補充 100 克碳水化合物，也就是喝 800 毫升濃度為 12.5％的碳水化合物（麥芽糊精提供）飲品；第二次是在術前 2～3 小時補充 50 克碳水化合物，也就是喝 400 毫升濃度為 12.5％的碳水化合物（麥芽糊精提

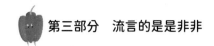

> 供）飲品。如果患者有一些疾病導致胃排空延遲、胃腸蠕動異常，或者有糖尿病的患者，醫生會進一步評估如何安全有效地進行術前的碳水化合物補充。

　　說到甜飲料，猜想大家已經被科普了多次：甜飲料是長胖第一「神器」，號稱「快樂肥宅水」，營養密度低，常喝甜飲料既容易長胖又容易長蛀牙，十足的不健康飲品。然而有的時候，醫生居然會建議去喝甜飲料，說是可以幫助手術患者快速康復。

　　這到底是怎麼回事呢？我們先來看看做手術會給身體帶來什麼影響。

手術對代謝的影響

　　說到自己要接受手術了，心裡難免害怕、牴觸。我們的身體也很誠實地表達了這種不情願，在手術的刺激下，身體會釋放炎性因子以及壓力激素以示抗議。這些炎性因子以及壓力激素的釋放會抑制胰島素的功能。胰島素是開啟細胞大門的鑰匙，有了它的正常工作，血液裡的葡萄糖才能進入細胞，為細胞提供能量，滿足正常的生理功能。手術的刺激使得胰島素不好好工作，不能有效地開啟細胞的大門，我們吃下去的食物經過消化成為的葡萄糖就不能從血液進入細胞裡，不但讓血糖升高，還不能給細胞提供足夠的能量。細胞沒有能量時，身體就開始動用肌肉和脂肪組織，將蛋白質和脂肪變成糖來給細胞提供能量。這就是為什麼我們常常看到患者手術以後血糖升高，而身體消瘦和虛弱，也就是身體的脂肪和肌肉組織減少，肌肉力量減弱。

　　手術刺激讓胰島素不好好工作可不是短時間的，根據手術程度的不

同、失血的多少，胰島素功能的下降程度從15%到75%不等，會在手術以後持續2～4週，這使得身體持續性的能量不足，繼續消耗、分解脂肪和肌肉組織，非常不利於術後的康復。

不但手術本身給身體這麼大的刺激，傳統的手術準備操作也不利於身體的恢復。以往，醫生都會讓患者在術前一天禁食禁飲來準備手術，然而，沒有了食物來源，身體處於飢餓狀態，胰島素就更不工作了。

有什麼辦法來減少手術對身體的刺激呢？

一方面，改善手術操作、減少失血等可以幫助減輕手術帶來的刺激；另一方面，想辦法勸說胰島素不要罷工，加油好好工作。如何勸說呢？研究發現，如果術前不讓患者飢餓，有東西吃進去，就能刺激胰島素工作，減少術後胰島素功能的下降。這樣看來，胰島素其實是個好員工，只是被手術嚇壞了，如果有工作，還是能幹活的。

可是東西也不能亂吃。術前禁食禁飲主要就是為了防止誤吸，因為手術的時候需要全身麻醉，如果腸胃道裡有東西就容易反流或者嘔吐，由於身體被麻醉，不會關閉氣管，就容易將嘔吐物誤吸到肺裡，進而產生吸入性肺炎，危及生命。

那怎麼讓身體吃夠食物，有效地刺激胰島素工作，幫助代謝，又不會有誤吸的風險呢？那就要選擇可以提供足夠量的糖，有效刺激胰島素工作，同時又要非常容易消化吸收、快速通過胃腸，不會因為在胃裡待得太久而增加在手術時誤吸的風險。

甜飲料隆重登場！

飲料是液體，比固體更快經過胃排出去，甜的飲料含有碳水化合物也可以刺激胰島素工作。

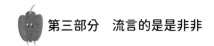

那一般的「快樂肥宅水」可以喝嗎？

不推薦。一般市面上賣的普通的甜飲料有兩種：一種是傳統的甜飲料，甜味來自於蔗糖、果糖等可以提供熱量的糖；另一種是號稱無糖但甜的飲料，是用代糖來提供甜味，也就是大家常看到的零卡可樂、健怡、零卡飲品等。這種無糖飲料不能刺激胰島素分泌，所以起不到作用。而傳統的甜飲料，在提供足夠量的糖刺激胰島素分泌的時候，太甜且滲透壓高，胃排空不夠快。

那究竟需要喝什麼樣的甜飲料呢？

由麥芽糊精製作成的甜飲料（一般醫院會使用商業成品）。麥芽糊精是澱粉水解後的產品，甜味比蔗糖、葡萄糖等淡不少，而且滲透壓低，特別容易消化吸收，胃排空快。

研究發現，相比較術前禁食禁飲，術前給予含有麥芽糊精的碳水化合物飲品，可以幫助患者減少手術前飢餓、口渴、煩躁、緊張等不良反應；減少術後如噁心、嘔吐等不適，減少術後胰島素功能的下降，緩解身體肌肉和脂肪組織的分解代謝，緩解術後虛弱，還可以縮短術後住院時間。

關鍵時刻，甜飲料還是很厲害的！那什麼時候喝？喝多少？

經過一系列的臨床研究，總結出一個有效的方案。術前的碳水化合物補充分為兩次：第一次是在術前8～12小時補充100克碳水化合物，也就是喝800毫升濃度為12.5%的碳水化合物（麥芽糊精提供）飲品；第二次是在術前2～3小時補充50克碳水化合物，也就是喝400毫升濃度為12.5%的碳水化合物（麥芽糊精提供）飲品，這個劑量可以足夠刺激胰島素分泌，而且大致90分鐘從胃排空出去。

如果患者有一些疾病導致胃排空延遲、胃腸蠕動異常，醫生會進一

步評估如何安全有效地進行術前的碳水化合物補充。

糖尿病患者也可以用術前碳水化合物補充嗎？

目前大部分臨床研究都是針對非糖尿病患者的，對於糖尿病患者有一些研究顯示術前給予碳水化合物補充也是有利的，但是具體的劑量還有待更多的研究來揭示，臨床治療中，醫生會根據患者個體的情況來給予合適的建議。

平日喝甜飲料確實對健康不利，還是把甜飲料留在關鍵時刻喝來幫助身體從手術中快速恢復吧。

無論風暴多麼令人畏懼，專注當下，冷靜地處理和戰勝眼前的每一個小的困難。不知不覺中，你最終會驚異地發現，你已完成了最大的挑戰。

—— 湯姆‧馬西里耶

番薯真的防癌嗎？

本文要點

番薯是否能防癌要看怎麼吃。不同的吃法確實會影響癌症發生的風險。番薯防癌更多的是增加了膳食纖維和對總熱量的控制。沒有單一的明星抗癌食物，真正防癌的，是整體的膳食模式和生活方式。某種食物或營養素多吃少吃、吃或不吃對健康的影響，從來不是獨立存在的。整體的膳食模式對我們健康的影響，遠遠比單獨某一種食物或者營養素更為重要。

有人說番薯防癌，有人說這是謠言，那到底吃番薯能防癌嗎？這個答案，其實沒那麼簡單，取決於你要怎麼吃！下面這三種吃番薯防癌的方式，你用的是哪一種？

信番薯，得永生

有一類人，堅信吃番薯就能防癌，多吃番薯就是給自己降低癌症風險買了一個可靠保險。進而人生開啟飛車模式，抽菸、喝酒什麼都來。

菸酒都是一類致癌物，顯著增加患癌症的風險。番薯不是神藥，天天折騰自己身體，妄想靠吃點番薯來抵禦菸酒的傷害，實在是太異想天開了，癌症風險不增才怪。

好番薯，只吃你

聽說番薯能防癌是個好食物，別的就都不怎麼吃了，專吃番薯。肉蛋奶什麼的，又不防癌，不吃。

這類人，還沒有等到驗證番薯是不是真防癌，就先因為多種營養素缺乏、重度營養不良而得上別的病了。如此番薯防癌，得不償失！

愛番薯，多加餐

番薯好，別的食物我也要。所以，在日常飲食習慣不變的基礎上，每天多吃一個番薯。

事實上，這種飲食很可能導致熱量攝取過度，長此以往，很容易長胖。而體重超重和肥胖會顯著增加罹患十多種癌症（如肝癌、直腸癌、乳腺癌、胃癌等）的風險。這樣吃番薯，是防癌呢，還是致癌呢？

既然番薯熱量有點高，那每次用一個番薯替代一個菜應該可以了吧。等一下，即便如此，你代替的是什麼菜，如何烹飪，仍是關鍵。

例如：

午餐組合本是番茄燉牛腩＋芹菜炒百合＋米飯。

改為：番薯＋芹菜炒百合＋米飯，優質蛋白質就沒了，不利於健康。

改為：番薯＋番茄燉牛腩＋米飯，蔬菜就不夠了，也不利於健康。

改為：拔絲番薯＋番茄燉牛腩＋芹菜炒百合＋米飯（減量），搭配倒是好一些了，但烹飪方法不太健康。拔絲番薯，油又多，糖又多；偶爾吃一吃無所謂，天天吃，癌症風險不降反增。

如何吃出番薯的防癌效果？

番薯確實有好處，因為相較於我們常吃的主食白米和白麵製品，含有更多的膳食纖維以及植物營養素（如番薯的黃紅色就來自於有益健康的β-胡蘿蔔素）。強而有力的科學證據表明，多吃含有膳食纖維的食物可以預防結直腸癌。同時，相同熱量的條件下，吃番薯這樣含膳食纖維高的食物，相比較於基本沒有什麼膳食纖維的白米和白麵製品更能產生飽腹感，就有可能避免過多的食物攝取，進而防止體重增加和肥胖。體重超重和肥胖也會增加患多種癌症的風險。

因此，吃番薯防癌的正確做法是，用番薯作為主食，替代我們日常膳食中的部分白米或白麵製品，這樣每日攝取的熱量不會升。同時在整個膳食基礎上，不過多攝取油和糖。也就是說，拔絲番薯就不要天天吃了，蒸番薯就好。如果這樣吃番薯，確實是可以防癌的。

所以，方式不同，場景不同，番薯可防癌也可能致癌。在飲食營養中，最忌諱的就是標榜明星食物的萬能性。在沒有前提條件和具體場景之下，單純神話或貶低任何食物，都是不科學的。

防癌的本質是吃番薯嗎？

　　大家應該看出來了，番薯防癌的本質更多的是膳食纖維與能量攝取的控制。其他蔬菜也有膳食纖維，所以，這並不是番薯的專利。透過控制能量攝取幫助控制體重，這和整體的膳食模式以及運動習慣都關係重大。所以，真正防癌的，是整體的膳食模式和生活方式。

　　當我們討論吃或不吃、多吃或少吃某種食物時，不能單看這種食物本身，而是應該從總的膳食攝取和生活習慣的角度，來看它對健康的影響並分析本質原因。如果要多吃某一種或某一類食物，對整體能量攝取有影響嗎？需要同時減少哪些食物的攝取呢？所謂「多吃」，到底是吃多少呢？

　　番薯之所以既能防癌又能致癌，就是因為單個食物放到我們日常生活的場景中，不同的情況，整體的影響不同。同樣，對於某些應該少吃的食物，少了以後用什麼來填補這個空缺也很重要。

　　世界上沒有絕對完美的單一食物。比如，為了降低高飽和脂肪攝取帶來的心血管疾病風險，決定做飯少放油，不吃肥肉和油炸食品。可是吃得少就容易餓，那就加個餐，吃個小蛋糕。殊不知，經常吃甜點，就可能吃進更多的精製糖，影響胰島素的分泌和胰島受體的敏感性，增加肥胖和患慢性疾病以及代謝疾病的風險。又比如，為了避免高飽和脂肪攝取增加心血管疾病的風險，很多人買優格時會選擇脫脂的，卻未必了解，商家在「健康」的旗號下，同時做著「減」和「補」。脫脂優格減少了飽和脂肪的含量，但為了口感，大部分都增加了糖，成為高糖食品。

　　所以，某種食物或營養素多吃少吃、吃或不吃對健康的影響，從來不是獨立存在的。整體的膳食模式對我們健康的影響，遠遠比單獨某一種食物或者營養素更為重要。

　　在當今這個資訊爆炸的環境中，無數關於吃的話題充斥著我們的生活。網路上的資訊一經傳播後，很可能就導致了食物哄搶和無數的焦

慮。謠言闢謠此起彼伏，今天說吃×××好，明天又傳×××不好。碎片化的資訊與誘餌標題，讓大眾越來越願意獲取簡單快速、直接明瞭、更絕對化的資訊。缺少了真正的思考，越是簡單和絕對化的資訊越容易傳播。而真正科學的東西，從來不是非黑即白，需要考慮前提條件和具體場景。大家都玩過拼圖，只有一片或兩片拼圖的時候，它的樣子和最後成品的整個畫面是很不一樣的，有時還會天差地別。所以，當你看到一個飲食建議，想要根據它指導自己的行為時，請一定想一想：這個建議的前提是什麼？

在如今節奏飛速的社會中，快速判斷資訊成為常態，希望大家能慢下來，對資訊加以思考，嘗試從全域性視角思考完整的畫面，才不容易被各式各樣的資訊綁架大腦，相信焦慮也會變少。

記住，如果一個飲食建議的資訊特別簡單，基本都是假的！

生老病死都是自然規律，人類一直都在積極面對，只要我們不拋棄、不放棄，過好每一天，也會少些遺憾。

—— 低調（肝癌患者家屬，「健康不是鬧著玩」社群讀者留言）

年夜飯還能好好吃嗎？

本文要點

對於癌症患者，年夜飯中大部分傳統佳餚都是可以吃的，原則是從食品安全的角度選擇適合自己治療階段的食物，注意食物營養與搭配，選擇適合的飲品。華人各地年夜飯中常見菜餚的具體分析可參見下文中的表格。

　　過年過節，總少不了應季的美食。常常有患者問我「某某菜能不能吃」，感覺很多東西都要忌口，過年也吃不出年味了。這年夜飯還能好好吃嗎？今天就給大家來細數一下各地年夜飯中的特色菜，看看抗癌勇士們到底能不能吃。

　　總的來說，年夜飯中的大部分菜品都是抗癌勇士們可以吃的，下面是一個總體原則（表3-3）。

表 3-3　癌症患者飲食原則

原則	治療中的患者	免疫抑制，嗜中性球數量小於 500/μL（即 0.5×109/ 公升）的患者	治療結束後恢復期的患者
注重食品衛生與安全	見下方食品安全小訣竅	這類患者受感染的風險很高，除了一般治療中患者需要注意的食品安全事項外，蔬果生吃的話，推薦吃可以剝皮的水果，這樣洗乾淨去皮後更衛生安全。不能剝皮的可採取高溫加熱再吃	和一般人一樣注意食品安全，也可以參考下方這個食品安全小訣竅，不過像白斬雞、溏心蛋、鮮嫩牛排等不是京飪到全熟的食物也可以吃了
注重食物營養與搭配	首選高蛋白／優質蛋白的食物（肉、蛋、奶、禽、魚、大豆及大豆製品），尤共是食欲不好的患者。多吃肉，少喝湯，湯的營養價值低，又容易飽腹	首選高蛋白／優質蛋白的食物（肉、蛋、奶、禽、魚、大豆及大豆製品），尤共是食欲不好的患者。多吃肉，少喝湯，湯的營養價值低，又容易飽腹	參考膳食指南推薦搭配葷素及主食，多吃健康的食物，少吃相對不健康的食物（如醃製及高油、高脂、高糖、高鹽的食物）

原則	治療中的患者	免疫抑制，嗜中性球數量小於 500/μL（即 0.5×109/ 公升）的患者	治療結束後恢復期的患者
注意選擇飲品	-忌酒 -盡量不喝碳酸飲料，甜飲料（尤其是在激素／固醇類藥物治療期間） -注意飲品的來源是否有食品安全隱患（如購買鮮榨果汁、自助餐飲料機裡直接接出來的飲料等） -進食量不足的患者，可考慮特殊醫學用途配方食品用來做口服營養補充液，既可以補充液體，也可以補充能量、蛋白質及共他營養素	-忌酒 -盡量不喝碳酸飲料，甜飲料（尤其是在激素／固醇類藥物治療期間） -注意飲品的來源是否有食品安全隱患（如購買鮮榨果汁、自助餐飲料機裡直接接出來的飲料等） -進食量不足的患者，可考慮特殊醫學用途配方食品用來做口服營養補充液，既可以補充液體，也可以補充能量、蛋白質及其他營養素。 注意，盡量選擇液體，開瓶即喝的，不需要粉劑加水調配，這樣更衛生安全	-忌酒 -少喝碳酸飲料，甜飲料 -多喝水

食品安全小訣竅

✦ 吃飯和做飯前洗手。用肥皂或洗手液洗淨手的每一個部位，手心、手背、指尖、指甲縫等，總共20秒（唱一曲生日歌的時間）。

✦ 生熟分開。例如，在購買以及放入冰箱儲存時，把蔬果熟食放在冰

箱的上部，而生肉等放在下面，防止生肉等的汁水滴到蔬果熟食上。食物加工過程中，生、熟食物用不同的砧板和刀具，避免交叉汙染。

✦ 冰凍的食品在解凍時，不能直接放在室溫下解凍，可以選擇3種方式：放在冰箱冷藏室；用流動的冷水沖；使用微波爐。解凍以後的食物不能再放回冰箱冷凍，要盡快烹飪。

✦ 蔬果要洗乾淨再吃。如果是移植期間，推薦選擇可以剝皮的蔬果洗乾淨去皮以後再吃。

✦ 做好的食物，在室溫下放置不要超過2小時。過多的食物，可以做好後儘早放入冰箱。

✦ 做菜的時候一定要煮熟，尤其是肉、蛋、禽類。

✦ 盡量現做現吃，放在冰箱儲存的食物，建議不要超過24小時；如果實在需要長期儲存，考慮冷凍。

注意：

(1) 這篇文章只針對普通癌症患者和康復者，有的患者在治療期間出現了其他疾病或臨床狀況需要特殊飲食注意的（如糖尿病、腎衰竭、消化道術後等），需要遵醫囑，諮詢專業醫生和臨床營養師。

(2) 表3-4～表3-10是針對患者的不同狀態，對各地年夜飯中有代表性菜餚的食用指導判斷。那些相對不健康的食物也是可以在年夜飯的時候嘗一嘗的，沒有必要完全禁忌，不然年夜飯也沒有了年味。長期飲食還是要遵循一個健康的飲食模式，多選擇健康的食物。

(3) 對於菜品是否能吃，基本上是基於食品安全風險的考慮，判斷僅僅基於作者個人經驗，如有醫囑，請遵醫囑。嗜中性球數小於500/μL（即0.5×10^9/公升）的患者是對食品安全要求最嚴格的人群；治療中

的患者就相對沒有那麼嚴格，但是食品安全依然關鍵；治療結束已

經康復期的患者，就和一般人飲食一樣了。

(4) 如果口腔有潰爛的患者，注意飲食口味清淡，不要吃刺激的，如辣

的食品，也避免吃堅硬的食物以免刮傷口腔。

表 3-4　東北菜系年夜飯菜餚選擇參考表

代表菜品	治療中的患者	嗜中性球數量小於 500/μL（即 $0.5×10^9$/ 公升）的患者	治療結束後恢復期的患者
小雞燉蘑菇	想吃就吃；優先吃雞肉，食欲不好的患者少喝湯	想吃就吃；優先吃雞肉，食欲不好的患者少喝湯	想吃就吃
紅燒鯉魚	想吃就吃；優先吃魚肉，食欲不好的患者少喝湯	想吃就吃；優先吃魚肉，食欲不好的患者少喝湯	想吃就吃
醬豬蹄	想吃就吃	想吃就吃	想吃就吃；高油脂，不建議天天吃
鍋包肉	想吃就吃	想吃就吃	想吃就吃；肉是油炸的，不建議天天吃
殺豬菜	想吃就吃	想吃就吃，多煮一下	想吃就吃；高油脂，不建議天天吃
地三鮮	想吃就吃。此菜容易飽肚，先吃其他含優質蛋白質多的食物	想吃就吃。此菜容易飽肚，先吃其他含優質蛋白質多的食物	想吃就吃
皮凍	涼菜，建議自己在家做，控制食品衛生	涼菜，不建議吃	想吃就吃

代表菜品	治療中的患者	嗜中性球數量小於 500/μL（即 $0.5×10^9$/公升）的患者	治療結束後恢復期的患者
涼菜大豐收	涼菜，建議自己在家做，控制食品衛生	涼菜，不建議吃	想吃就吃
東北大拉皮	涼菜，建議自己在家做，控制食品衛生	涼菜，不建議吃	想吃就吃
黏豆包	想吃就吃	想吃就吃	想吃就吃

表 3-5　華北菜系年夜飯菜餚選擇參考表

代表菜品	治療中的患者	嗜中性球數量小於 500/μL（即 $0.5×10^9$/公升）的患者	治療結束後恢復期的患者
四喜丸子	想吃就吃	想吃就吃	想吃就吃
紅燒鯉魚	想吃就吃	想吃就吃	想吃就吃
紅燒肉	想吃就吃	想吃就吃	想吃就吃
心裡美蘿蔔	洗淨，刮皮可以吃	如果製作為涼菜，就近量不要吃。實在喜歡的話，洗淨、刮皮當水果吃	想吃就吃
烤鴨	想吃就吃	想吃就吃，但是店裡配的蔥絲、菜絲之類的就不要吃了	想吃就吃
拔絲芋頭	想吃就吃，但是最後吃，先吃含優質蛋白質多的菜	想吃就吃，但是最後吃，先吃含優質蛋白質多的菜	想吃就吃

代表菜品	治療中的患者	嗜中性球數量小於 500/μL（即 0.5×10⁹/ 公升）的患者	治療結束後恢復期的患者
蛋黃焗南瓜	想吃就吃	想吃就吃	想吃就吃
大棗饅頭	想吃就吃，但是最後吃，先吃含優質蛋白質多的菜	想吃就吃，但是最後吃，先吃含優質蛋白質多的菜	想吃就吃
茴香餃子	想吃就吃	盡量在家自己做，餡的食品安全和品質可以得到控制	想吃就吃
香肉燒賣	想吃就吃	盡量在家自己做，餡的食品安全和品質可以得到控制	想吃就吃

表 3-6　西北菜系年夜飯菜餚選擇參考表

代表菜品	治療中的患者	嗜中性球數量小於 500/μL（即 0.5×10⁹/ 公升）的患者	治療結束後恢復期的患者
粉蒸肉	想吃就吃；多吃瘦肉，少吃肥肉、粉、藕	想吃就吃；多吃瘦肉，少吃肥肉、粉、藕	想吃就吃；多吃瘦肉，少吃肥肉和粉
岐山臊子麵	想吃就吃；但是要最後吃，因為高油、高鹽、高碳水化合物，而優質蛋白質少	想吃就吃；但是要最後吃，因為高油、高鹽、高碳水化合物，而優質蛋白質少	想吃就吃；高油、高鹽，不建議天天吃
小酥肉	想吃就吃	想吃就吃	想吃就吃；油炸食物，不建議天天吃

代表菜品	治療中的患者	嗜中性球數量小於 500/μL（即 0.5×10⁹/ 公升）的患者	治療結束後恢復期的患者
滷牛肉	最好能現滷現吃，如果是已經做好冷涼的，高溫蒸熟後再吃	現滷現吃	想吃就吃；傳統烹調鹽比較高，注意搭配低鹽菜品
葫蘆鴨	想吃就吃	想吃就吃	想吃就吃
陝西燴菜	想吃就吃；先吃肉丸、豆腐，食欲不好的患者不要喝湯	想吃就吃；先吃肉丸、豆腐，食欲不好的患者不要喝湯	想吃就吃
新疆大盤雞	想吃就吃；先吃雞肉，少吃馬鈴薯和麵	想吃就吃；先吃雞肉，少吃馬鈴薯和麵	想吃就吃
蔥油鍋盔	主食類，最後吃，先吃含優質蛋白質的食物	主食類，最後吃，先吃含優質蛋白質的食物	想吃就吃
五穀豐登	粗糧主食，主食中很好的選擇，還是先吃含優質蛋白質的食物	粗糧主食，洗淨蒸熟，撕皮再吃。主食中很好的選擇，還是先吃含優質蛋白質的食物	想吃就失；粗糧，主食中很好的選擇
柿餅	建議不吃；食品衛生不好控制	忌口，食品安全風險高	想吃就吃

表 3-7　華東菜系年夜飯菜餚選擇參考表

代表菜品	治療中的患者	嗜中性球數量小於 500/μL（即 0.5×10⁹/ 公升）的患者	治療結束後恢復期的患者
上海燻魚	考慮在家做	建議自己在家做	想吃就吃；油炸食物，不建議天天吃
清蒸魚	想吃就吃	想吃就吃	想吃就吃
油爆蝦	想吃就吃；吃油炸食品誘發噁心嘔吐的，可以選擇嘗試水晶蝦仁	想吃就吃；吃油炸食品誘發噁心嘔吐的，可以選擇嘗試水晶蝦仁	想吃就吃；油炸食物，不建議天天吃
醬鴨	熟食店買的建議不吃	熟食店買的不吃	想吃就吃；傳統烹調鹽比較高，注意搭配低鹽菜品
全家福	想吃就吃；先選含優質蛋白質的食物吃	想吃就吃；先選含優質蛋白質的食物吃	想吃就吃
四喜烤麩	想吃就吃；盡量自己做	自己在家做，如果是餐廳的冷菜，就不要吃了	想吃就吃
油燜筍	想吃就吃	想吃就吃	想吃就吃
上海炒年糕	易飽腹，少吃	易飽腹，少吃	想吃就吃
酒釀小圓子	少吃。選擇酒精濃度低的酒釀，煮的時候多煮一會，有助於酒精揮發	少吃。選擇酒精濃度低的酒釀，煮的時候多煮一會，有助於酒精揮發	想吃就吃
春捲	想吃就吃，盡量自己在家做	自己在家做，可以控制食品安全	想吃就吃，油炸食物，不建議天天吃

表 3-8 華中菜系年夜飯菜餚選擇參考表

代表菜品	治療中的患者	嗜中性球數量小於 500/μL（即 0.5×10^9/公升）的患者	治療結束後恢復期的患者
排骨蓮藕湯	想吃就吃	建議自己在家做	想吃就吃；油炸食物，不建議天天吃
先吃排骨，再吃蓮藕，少喝湯	想吃就吃	想吃就吃	想吃就吃
先吃排骨，再吃蓮藕，少喝湯	想吃就吃	想吃就吃；吃油炸食品誘發噁心嘔吐的，可以選擇嘗試水晶蝦仁	想吃就吃；油炸食物，不建議天天吃
清蒸武昌魚	想吃就吃	想吃就吃	想吃就吃
臘肉菜薹	少吃，屬於醃製肉類，一定要炒熟。考慮鮮肉炒菜薹	少吃，屬於醃製肉類，一定要炒熟。考慮鮮肉炒菜薹	少吃，屬於醃製肉類，高鹽
藕夾	想吃就吃，先選含優質蛋白質的食物吃	想吃就吃，先選含優質蛋白質的食物吃	想吃就吃，油炸食物，不要天天吃
豆腐圓子	想吃就吃	想吃就吃	想吃就吃
魚糕	想吃就吃，盡量自己做	想吃就吃，盡量自己做，做好就吃，不要在室溫下放置超過 2 小時。如果是冷涼後放置到第 2 天的，就建議徹底加熱以後再吃	想吃就吃
珍珠圓子	想吃就吃	想吃就吃	想吃就吃

代表菜品	治療中的患者	嗜中性球數量小於 500/μL（即 $0.5×10^9$/公升）的患者	治療結束後恢復期的患者
湯圓	想吃就吃，盡量自己在家做，飽腹感強，最後再吃	想吃就吃，自己在家做，飽腹感強，最後再吃	想吃就吃

表 3-9　華南菜系年夜飯菜餚選擇參考表

代表菜品	治療中的患者	嗜中性球數量小於 500/μL（即 $0.5×10^9$/公升）的患者	治療結束後恢復期的患者
白灼蝦	想吃就吃	想吃就吃	想吃就吃
清蒸魚	想吃就吃	想吃就吃	想吃就吃
白切雞	雞肉沒有全熟，不吃；可以做到全熟以後吃	雞肉沒有全熟，不吃；可以做到全熟以後吃	想吃就吃
海參	想吃就吃	想吃就吃	想吃就吃
燒味（如燒肉、燒鵝、叉燒）	外面熟食店買的就不要吃了	外面熟食店買的就不要吃了	想吃就吃
花膠響螺湯	想吃就吃，少喝湯	想吃就吃，少喝湯	想吃就吃
冬菇髮菜蠔豉	想吃就吃	想吃就吃	想吃就吃
手打魚丸	想吃就吃	想吃就吃	想吃就吃
油角、煎堆	最後再吃，營養密度低，飽腹感強	最後再吃，營養密度低，飽腹感強	想吃就吃，油炸食物，不建議天天吃

代表菜品	治療中的患者	嗜中性球數量小於 500/μL（即 0.5×10^9/公升）的患者	治療結束後恢復期的患者
蓮子百合糖水	最後再吃，盡量自己在家做	最後再吃，自己在家做	想吃就吃

表 3-10　西南菜系年夜飯菜餚選擇參考表

代表菜品	治療中的患者	嗜中性球數量小於 500/μL（即 0.5×10^9/公升）的患者	治療結束後恢復期的患者
貴州酸湯魚	吃魚，盡量不喝湯	吃魚，盡量不喝湯	想吃就吃
蒜薹炒臘肉	少吃。醃製肉類，一定要炒熟	少吃。醃製肉類，一定要炒熟	少吃。醃製肉類，高鹽
蒸香腸	少吃。醃製肉類，一定要蒸熟	少吃。醃製肉類，一定要蒸熟	少吃。醃製肉類，高鹽
甜燒白	盡量自己在家做，吃瘦肉，少吃肥肉	自己在家做，吃瘦肉，少吃肥肉	想吃就吃
鹹燒白	盡量自己在家做，吃瘦肉，少吃肥肉	自己在家做，吃瘦肉，少吃肥肉	想吃就吃
辣子雞	想吃就吃	想吃就吃	想吃就吃
八寶飯	飽腹感強，最後再吃	飽腹感強，最後再吃	想吃就吃
火腿蒸乳餅	火腿醃製肉類，少吃，一定要蒸熟。如果不確定乳餅是否巴氏殺菌，多蒸一會	火腿醃製肉類，少吃，一定要蒸熟。如果不確定乳餅是否巴氏殺菌，多蒸一會	少吃。醃製肉類，高鹽

代表菜品	治療中的患者	嗜中性球數量小於 500/μL（即 0.5×10^9/公升）的患者	治療結束後恢復期的患者
炸乳扇	想吃就吃	想吃就吃	想吃就吃，油炸食物，不建議天天吃
甜白酒	最後再吃，煮熟再吃	最後再吃，多煮一會再吃	想吃就吃

說了這麼多菜，有沒有幫你答疑解惑呢？希望大家能開開心心吃好年夜飯，歡歡喜喜過個吉祥年！

人的生命在於精彩的寬度，好好活著也是正能量的傳遞。

—— shix（一位抗癌勇士，「鳳梨因子」社群讀者留言）

第三部分　流言的是是非非

第四部分　特殊癌種的營養飲食建議

　　不同的癌症其營養飲食建議有共性，也有特性。共性的地方，本書前面的內容基本涵蓋了，這裡介紹幾種常見的且受營養飲食影響較大的癌種的營養飲食建議。

　　萬物皆有裂痕，那是光照進來的地方

—— 倫納德・科恩（Leonard Cohen）

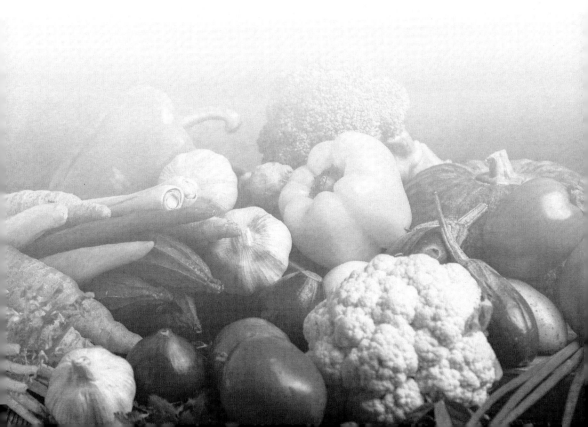

肺癌患者怎麼吃？

本文要點

肺癌患者營養不良發生率高。在治療過程中，要注意增加食物的熱量和蛋白質；根據藥物的使用，在醫生的指導下使用維生素補充劑；依據手術的具體情況，按需選擇低脂膳食；對於出現吞嚥障礙的患者，注意調整食物的性狀和黏稠度；配合醫生按需使用腸內腸外營養支持。

肺癌是華人圈發病率最高的一種癌症。60%的肺癌患者在確診的時候就已經有明顯的體重下降。對於癌症患者，5%的體重下降就會降低對治療的敏感度，降低治療效果、生活品質以及生存率。所以，大部分肺癌患者在確診時營養不良的風險就已經很高了。營養不良對治療和康復有顯著的不利影響，因而，針對肺癌患者，營養診療應該從被確診時開始介入。

目前，通常患者在被確診癌症的時候很少有營養科醫生參與診療。建議患者和家屬可以透過前面提到的營養狀況自測表，簡單快速判斷一下患者是否立即需要營養診療的介入。當然，如果醫院給患者做營養風險篩查，按需轉診給專業的臨床營養團隊就更好了。

肺癌的治療通常有放療、手術、化療、標靶治療、免疫療法等。這些治療方法，或多或少都會影響到患者的正常飲食。常見的噁心、嘔吐、腹瀉、便祕症狀以及食欲低下等問題的處理，可以檢視之前的文章。對於肺癌放療和肺部的手術，可能會引起患者吞嚥障礙，或者術後產生乳糜胸。

肺癌患者在整個治療期間的營養管理，同樣是癌症營養管理的一個中心（保障營養狀況在治療和康復中具有策略意義），兩個基本點不變（營養全面均衡的膳食以及確保食品安全）。對於肺癌患者的三個調整（調整營養素的供給量、食物的形態、營養供給方式）需要如何調整呢？

調整營養素的供給量

1. 治療期間，熱量、蛋白質需要量升高

　　肺癌患者在治療期間，身體對熱量的需要量比日常增加了20％～30％，每公斤體重需要給予30～35kcal的熱量（一般患者為每公斤體重30kcal，體重下降營養狀況不佳的患者可以到每公斤體重35kcal）。

　　蛋白質的需要量也增加了，為平日的1.5～2倍，即每公斤體重需要蛋白質的量為1.2～1.5克。

2. 微量營養素需要量的改變

　　非小細胞肺癌患者在治療過程中常使用的一個藥物是培美曲塞（pemetrexed）。在使用這個藥物的同時，一般會給予葉酸和維生素B_{12}來減少藥物的毒副作用。通常在培美曲塞用藥前一週就開始給予葉酸，每天口服400μg，一直持續整個療程，直到最後一次給藥的21天後。維生素B_{12}是在開始用藥前的一週，肌內注射1,000毫克，之後每三個療程給一次，可以與培美曲塞同一天給（大家一定不要自行服用，務必跟主治醫生溝通）。

3. 肺癌術後短期內少吃高脂肪的食物

肺癌術後一般情況下外科醫生會做淋巴清掃，這會對淋巴結有一定損傷，如果吃得過於油膩，會刺激淋巴不斷分泌而不利於癒合。所以術後3〜5天都建議不要吃得太油膩，油炸食物、動物的皮、可見肥肉就不要吃了。瘦肉和魚蝦都是沒問題的，術後吃富含蛋白質的食物有助於傷口癒合和恢復。不能因為推薦吃的不要油膩就以為要忌口所有葷的食物。

有的時候，手術中可能會損傷淋巴結、淋巴管，導致術後胸腔引流管出現乳白色液體，這個顏色主要是因為引流液中含有大量的甘油三酯。醫生測量以後可能就會確診為乳糜胸（chylothorax）或者也稱為乳糜漏（chyle leakage）。這時候膳食就更需要注意了，需要極低長鏈脂肪的飲食；有的時候醫生也會讓患者禁食，採取腸外營養來維繫營養的供給。一般飲食介入2〜4週淋巴管就可以癒合了，不再有乳白色液體流出了。如果一直不癒合，醫生會採取其他治療方法。一般肺癌患者手術後發生乳糜胸的情況並不多，目前，學者報導的發生率為0.3%，大概1,000個人裡有3個。

那麼這時候需要的極低長鏈脂肪的飲食長什麼樣子？

通常我們可以把脂肪按照它分子結構中碳元素的多少，分為短鏈脂肪、中鏈脂肪和長鏈脂肪（可以想像它們就像戒指、手鍊和項鍊，長度短、中、長）。我們日常飲食中的脂肪，無論是動物油脂還是植物油脂，大多都是長鏈脂肪。中鏈脂肪的食物來源比較少，一般來自椰子油和棕櫚果仁油，乳製品也少量存在一些中鏈脂肪。短鏈脂肪一般不會在膳食中，它們極不穩定，一般是我們吃的膳食纖維到達腸道以後，被腸道裡的微生物代謝後的產物。極低長鏈脂肪的膳食，就是限制長鏈脂肪，但是長鏈脂肪廣泛存在於我們的日常飲食，給我們提供熱量，如果一味地

限制，就會導致熱量攝取不足，所以在臨床上我們會建議患者吃中鏈脂肪，來彌補限制長鏈脂肪以後的熱量攝取的不足。

關於需要忌口的食物可以參考表4-1中的術後低脂膳食和術後乳糜胸膳食選擇。

表 4-1　術後低脂膳食和術後乳糜胸膳食的食物選擇

食物種類	術後低脂膳食	術後乳糜胸膳食
穀薯類、蔬菜	隨意選擇	隨意選擇
水果	除了牛油果、榴槤外，其他隨意選擇（不過度攝入，以免影響其他營養素的攝入）	除了牛油果、榴槤外，其他隨意選擇（不過度攝入，以免影響其他營養素的攝入）
肉魚禽	忌所有肥肉、肉皮，選擇雞肉、鴨肉、蝦肉、魚肉、瘦豬肉、瘦牛肉	忌所有肥肉、肉皮，選擇雞胸肉、蝦肉、白色魚肉（紅色的魚肉脂肪含量高）
蛋	可選擇整蛋，一日不超過1個蛋黃	忌蛋黃，選擇蛋白（完全無脂的優質蛋白）
乳製品	選擇脫脂乳品，忌奶油、黃油、奶酪	選擇脫脂乳品，忌奶油、黃油、奶酪
豆製品	選擇大豆或非油炸的大豆製品，如豆腐、豆漿等	選擇豆腐、豆漿，忌油豆包、豆腐皮、豆腐絲等
堅果	可選擇不超過10克堅果，大概7粒杏仁、1個核桃	忌所有堅果、花生、種籽及其醬
烹飪方法	忌任何油炸食物，少油烹調，多選用蒸、煮、燉等	忌任何油炸食物以及烹調用油，選擇蒸、煮；可以用中鏈脂肪烹調
其他	考慮高中鏈脂肪酸的特殊醫學用途配方食品，忌巧克力、烘焙食品（除非明確表明沒有脂肪的烘焙食品）	選用超高中鏈脂肪酸的特殊醫學用途配方食品（中鏈脂肪酸占總脂肪的量超過80%），忌巧克力、烘焙食品（除非明確表明沒有脂肪的烘焙食品

調整食物的形態

肺癌手術一般不會損傷到消化道，通常術後就可以喝水，慢慢吃一些稀軟的食物，然後逐漸過渡到正常飲食。術後建議吃稀軟、富含蛋白質的食物，如特殊醫學用途配方食品營養液、蛋花湯、水蒸蛋、優格、牛奶、豆漿、大豆和雜豆做的營養糊、打碎的肉糜魚糜等，書後的食譜可以參考。營養不良的患者，建議選擇口服特殊醫學用途配方食品或者藥字號的腸內營養液進行營養補充。

肺部手術後，患者可能會出現吞嚥障礙，需要調整食物的形態和黏稠度。可以參考前面關於吞嚥障礙的文章。

調整營養的供給方式

對於重度營養不良的患者，如果吃不下食物，可透過腸內營養管飼的方式為身體提供營養，嚴重乳糜胸的患者可以禁食，透過全腸外營養來提供身體所需的營養以便讓淋巴管癒合。

小結

(1) 肺癌患者營養不良發生率高，營養不良嚴重影響治療和康復。營養診療介入越早越有利於治療和康復。

(2) 做到營養管理的一個中心、兩個基本點、三個調整，可以保障營養和治療。

(3) 確診時已經有顯著體重下降（體重下降超過5％未生病前的日常體重）的患者可以使用口服營養補充液，每日增加500kcal的熱量。

(4) 積極配合醫生，儘早開展營養支持與介入。

也是年輕，體檢發現早期肺癌，除了術後休息了半年，半年裡調整心態與學習，很快接受現實，定期複查，正常工作，享受生活，偶有低沉期，還好每週堅持跳舞和瑜伽，今年備戰法考，生病的現實積極面對，生活還是自己的。

—— 王M（「鳳梨因子」社群讀者留言）

胃癌患者怎麼吃？

本文要點

胃癌患者營養不良發生率高。胃癌手術顯著影響營養的消化和吸收，根據手術不同的位置，注意預防和管理胃食道逆流和胃傾倒症候群，長期的微量營養素的缺乏值得關注。手術以後的飲食要循序漸進，可以分術後一週和術後1～2個月2個階段進行有針對性的調整。

胃癌患者飲食知多少？3個自測小問題（判斷正誤題）：

(1) 胃癌患者身體消瘦、營養不良是很自然的，疾病使然，也做不了什麼。

(2) 胃癌患者就要吃得清淡，多喝湯。

(3) 胃切除術後，易消化的食物適合術後飲食，可以多喝白粥。

胃癌是癌症發病率中第二高的癌症，僅次於肺癌。在這些胃癌患者中，有超過一半的患者都有營養不良，尤其是中晚期胃癌患者，80%都營養不良。無論是胃癌疾病本身，還是治療，都對患者的營養狀態造成了顯著

的影響。隨著治療的進行，營養不良的發生率和嚴重程度更是越來越高。

　　胃癌患者在治療期間的熱量和蛋白質的需要量，通常比平常健康時高，身體對熱量的需要量比日常增加了20%～30%，蛋白質的需要量也增加了，是平日的1.5～2倍。所以營養的補充尤為重要。

　　營養不良對疾病治療和康復的不利影響這裡就不再贅述了。化療副作用對患者飲食的影響及如何應對，以及手術期間的飲食，可以看本書相應的章節。這裡主要詳細地給大家分享胃癌手術以後的飲食營養的注意事項。

胃癌的手術顯著影響營養的消化和吸收

　　胃癌的手術是對飲食消化及營養吸收影響最大的手術之一。胃是我們消化吸收的重要器官，它就像是一個儲存加工廠，我們吃到嘴裡的食物，透過口腔咀嚼變成食糜以後，順著食道，進入胃裡，食物糜在胃裡被胃進一步加工、消化，再慢慢地一點點輸送到小腸裡，繼續消化吸收。沒有了胃的有效工作，很多食物的消化和吸收就會受到影響，進而造成營養不良。

　　胃癌術後，消化道的生理結構改變了，吃東西就會出現一系列問題：由於沒有了胃或者胃變小了，食物失去了可以暫時儲存的空間，或者這個空間變小，一次吃大量的食物就會不耐受，尤其是吃高纖維的食物後容易產生飽腹感。同時，由於食物在消化道的時間比胃癌手術前縮短了，食物的消化吸收可能不完全，營養素的消化吸收可能有障礙；另外，由於胃是很多營養素在體內吸收的重要參與者，所以，胃部手術後可能出現微量元素(如維生素B_{12}、鐵、鈣)缺乏，增加貧血、骨質疏鬆等問題的風險。如果手術切除了賁門，可能會引起胃食道逆流；如果切除了幽

門，可能會引起胃傾倒症候群。就算手術沒有切除大部分胃，還可能會損傷胃上的神經，影響胃的收縮和排空，對食物消化造成不良影響。所以，胃癌患者手術後的飲食就需要做一定的調整。

胃癌患者手術後的飲食策略

1. 手術當天至術後一週

手術結束當天就可以小口嘗試一點點水（如果是吻合口漏、腸梗阻及胃癱風險患者遵醫囑禁食）。

術後一天就可以喝流質，先嘗試清流質（比如水），再嘗試不透明的流質（比如米湯、特殊醫學用途配方營養液），但避免高糖飲料（比如果汁、可樂）。先小口喝，如每小時30毫升，再慢慢增加。

術後第2天可以嘗試少量半流質（如水蒸蛋、菜泥肉泥、營養糊等），根據自己對飲食的耐受程度，逐漸由少到多，由稀到稠，慢慢增加食物的量和種類。如果是營養不良的患者，建議使用特殊醫學用途配方食品。

如果是術後一週進食都無法達到60％的目標劑量，或者是患病前的日常進食量，就需要透過管飼來提供營養。對於術前營養狀況特別差的患者，在進行手術的過程中，還可以放置一個空腸造瘻的餵養管，以便在術後儘早開始管飼營養支持，保障營養狀態，以使後續的治療也能順利進行。

2. 術後一週至術後一個月

當術後一週慢慢地可以吃多種食物以後，我們進入術後第一階段的膳食，這個階段通常持續到術後1 ～ 2個月。

進食和烹飪方式

(1) 細嚼慢嚥，小口吃（可以嘗試每一口食物，咀嚼30～40次）。

(2) 少食多餐。可以從日常的一天3頓，改為一天6頓。

(3) 幹稀分開。吃飯的時候不要喝水或湯，也不要吃湯泡飯之類的。要喝的話，在飯前45分鐘或者飯後1小時後。

(4) 選擇蒸熟的烹飪方式，不要使用油炸的方式。烹飪用油由少到多，慢慢適應。

(5) 建立食物記錄表。記錄自己吃了不舒服的食物和飲品（可以記錄食物名稱、烹飪方法、進食量），這些記錄可以幫助自己慢慢掌握什麼樣的飲食適合自己。

(6) 用完餐可以稍微躺下休息15分鐘，讓食物慢一點透過小腸。注意：如果有胃食道逆流症狀就不要完全躺平，可以半躺，用枕頭、被子等墊高一點。

(7) 喝液體的時候不要使用吸管，容易吸入太多氣體而腹脹不適。

食物選擇：見表4-2。

表 4-2　術後一週至術後一個月的食物選擇

食物種類	可以選擇	建議避免
主食	低膳食纖維的主食，可選擇白米飯、白麵饅頭、麵條、白麵包	暫時避免全穀物、粗糧、雜糧；避免白粥，因為水米混合且白粥升糖指數高，容易出現胃傾倒症候群
蛋白質類	保證優質蛋白質的攝入，如肉、蛋、奶、禽、魚、蝦。從易消化脂肪低的魚肉和雞蛋開始	避免高油脂的肉類，如紅燒肉、東坡肉、油炸九子等

食物種類	可以選擇	建議避免
蔬菜水果	選擇去皮煮熟的蔬菜水果	避免蔬菜水果皮，盡量不吃生的蔬菜和水果，避免纖維高不易消化的蔬菜，如筍、韭菜、蕨菜等；避避免果乾、蜜餞等
飲品	水、低油的湯，無乳糖的乳製品，特殊醫學用途配方食品的營養液	忌所有含糖飲料、咖啡、酒
其他		盡量不吃高糖食物，如甜甜圈、蛋糕、巧克力、加糖的即食麥片、蜂蜜、糖漿、冰淇淋、冰棒、糖果等

3. 術後 1～2 個月之後

術後 1～2 個月之後，當身體能比較好地耐受食物，沒有太多不適症狀的時候，可以進入第二階段膳食。這個階段的膳食可以根據自己的耐受程度，慢慢趨於正常化。有條件的患者，務必預約營養門診隨訪，去看醫生或者臨床營養師門診之前，可以做 1～3 天的完整飲食的記錄，請他們幫忙分析，看是否需要調整飲食策略或者是否有因為食物不耐受產生營養素缺乏的風險。

此階段的進食方式和食物選擇見表4-3。

表 4-3　術後 1 ～ 2 個月後的食物選擇

	繼續保持	可以嘗試進階
進食方式	繼續食物記錄表，記錄自己食用後感到不舒服的食物和飲品	慢慢增加自己可以耐受的食物，每次只增加一種新的食物，觀察自己是否能耐受。慢慢地讓自己更好地享受美食
	少食多餐，可以繼續一天 4 ～ 6 頓	如果每餐能耐受的食物多了一些，也可以減少每天的餐數
	細嚼慢嚥，小口吃（每一口食物多咀嚼）	
	吃飯的時候不要大量喝水或湯	吃飯的時候可以喝少量（100 ～ 200 毫升）的水或湯
食物選擇	繼續避免高糖食物	可以少量嘗試甜味的無糖食品
	低膳食纖維主食，白米飯、麵條、白麵饅頭、白麵包	主食可以慢慢嘗試粗糧、全穀物，最開始一定要少量，慢慢增加
	繼續避免一次性大量吃高膳食纖維的蔬果	增加蔬菜水果的量，少量多次慢慢來；也可以慢慢嘗試吃生的去皮的水果
食物選擇	保證優質蛋白質的攝入，肉、蛋、奶、禽、魚、蝦、大豆和大豆製品	富含油脂的肉類可以根據自己的耐受情況慢慢增加
	繼續避免所有含糖飲料、酒	有甜味的無糖飲料和咖啡可以根據自的耐受慢慢來

　　除了日常飲食，也不能忽視對微量營養素的關注。胃癌術後，維生素 B_{12}、葉酸、鐵、鈣的缺乏風險顯著增加，監控是非常有必要的。有研究顯示，全胃切除的患者，在術後一年幾乎全部患者出現了維生素 B_{12} 缺乏。關於消化道癌症以及術後需要關注的微量營養素，有專門的篇章給大家介紹。

胃癌及其治療對患者日常飲食影響重大，希望這篇文章能夠為大家在抗癌路上從無胃生活到無畏生活出一份力。

小結

(1) 胃癌是營養不良風險極高的疾病。營養介入一定不能等到已經營養不良了才開始，一定要早發現、早介入，被確診的時候就應該爭取專業全面的營養評估並且按需及時給予適合的營養介入。

(2) 胃癌患者需要優質的營養，湯是無法提供足夠的優質蛋白質、足夠的熱量以及微量營養素的。

(3) 胃切除術後的飲食需要少食多餐，預防胃傾倒症候群。

(4) 胃切除術後，重視微量營養素缺乏問題，按時監控，按需補充。

癌症教會了我堅韌和同情，這成為我幫助別人度過困難時期的最大力量。癌症曾讓我右手很長時間無法動彈，但卻意外造成我現在兩隻手都非常靈活。癌症教會我用信任和樂觀擁抱未來。

—— 克萊爾 · 丘（Claire Chew）

（《紐約時報》專欄，摘自「鳳梨因子」）

胰腺癌患者怎麼吃？

本文要點

胰腺癌患者營養不良發生率高。針對胰腺癌手術不同的位置，對於容易出現的問題如胰腺酶分泌受損、胃傾倒症候

群、胃排空延遲、血糖失調、乳糖不耐受和微量營養素缺乏
等進行飲食營養管理。

胰腺癌雖然發病率不高，每百名癌症患者中不到4名患胰腺癌，但
胰腺癌患者幾乎全部屬於營養不良風險極高的人群。大概70%的胰腺癌
患者在確診時就已經有體重減少，40%的患者體重減少甚至超過了自己
10%的常規體重。

營養的重要性這裡就不再強調了。對於胰腺癌患者的營養問題，共
性的部分可以參考本書前面關於癌症患者飲食以及治療期間營養相關副
作用的文章，同時對於手術患者，也可以參考本書中與手術相關的文
章。這裡主要介紹胰腺癌患者營養飲食方面比較有特殊性的內容。

胰腺是我們身體負責營養物質消化吸收的重要器官。胰腺分泌用來
消化碳水化合物、脂肪和蛋白質的不同的酶；還分泌鹼性碳酸氫鹽調節
酸鹼；也負責分泌調節血糖的胰島素和升糖素。當胰腺細胞癌變的時候，
疾病本身以及手術都會影響胰腺的這些功能，65%～90%的胰腺癌患者
都有消化吸收不良的問題或者血糖無法有效控制等。

表4-4列出了胰腺癌的不同手術對飲食營養的影響。

表4-4　胰腺癌的不同手術對飲食營養的影響

手術名稱	切除部位	胰腺酶分泌受損	胃傾倒症候群	胃排空延遲	血糖失調	乳糖不耐受
胰十二指腸切除術（Whipple Procedure）	胰頭、十二指腸、膽囊、遠端胃、部分膽總管	可能發生	可能發生	可能發生	可能發生	可能發生

手術名稱	切除部位	胰腺酶分泌受損	胃傾倒症候群	胃排空延遲	血糖失調	乳糖不耐受
保留幽門的胰十二指腸切除術（PPPD）	胰頭、十二指腸、膽囊、部分膽總管	可能發生	不會發生	可能發生	可能發生	可能發生
全胰腺切除	整個胰腺、十二指腸、膽囊、遠端胃、部分膽總管，有時也會切除脾臟	一定發生	可能發生	可能發生	一定發生	可能發生
遠端胰切除	胰尾、可能部分胰身，有時也會切除脾臟	可能發生	不會發生	不會發生	可能發生	不會發生

針對不同影響，營養方面的應對策略有些什麼呢？

1. 胰腺酶分泌受損

　　80%～90%的胰腺癌患者都有因為胰腺酶分泌受損以及膽汁不足而導致的消化吸收不良的問題。無論是否有手術介入，都不可忽視胰腺酶分泌受損的問題。常見的症狀有腹脹、腹痛、腹瀉、大便鬆散、大便可見未消化的食物、大便泛油光、大便漂浮在馬桶水面、體重下降等。營養方面可以嘗試如下方法：

　✦ 使用胰腺酶，不要自行服用，諮詢醫生，計算劑量。注意：酶需要在用餐的時候吃。通常將一頓飯的胰腺酶製劑抽成2～3次吃，分別在吃飯開始時和剛吃完飯的時候吃，也可以在吃飯過程中再吃一份脂肪酶製劑。

✦ 限制高油脂的食物，如肥肉、皮、油炸食物等。注意：不是無脂膳食，只是限制高油脂食物，不吃脂肪無法保障自身營養。

✦ 如果飲食吃不夠、體重持續下降，可以使用中鏈脂肪酸。中鏈脂肪酸不需要胰腺酶和膽鹽參與就可以被消化吸收。

✦ 營養不良患者在選擇口服營養補充劑的時候選擇中鏈脂肪高的水解肽類配方。

2. 胃傾倒症候群

由於手術可能會切除遠端胃和幽門，導致食物可能快速從胃進入小腸，產生不適。注意：少食多餐，乾稀分開，避免含糖高的食物，具體可以看本書第二部分中的〈燒心、心悸怎麼辦？〉中關於胃傾倒症候群的部分。

3. 胃排空延遲

手術可能會影響到了胃腸動力，食物不能以相對正常的速度從胃進入腸道，容易引發噁心、嘔吐、腹脹。飲食注意少食多餐，選擇低脂肪、低纖維膳食，餐後不要立即躺下，可以把上半身墊高再睡。

4. 血糖失調

根據血糖調控情況使用胰島素和控制血糖的藥物。對於全胰腺切除的患者，基本都是要使用胰島素的。可以學習糖尿病飲食，限制精緻碳水化合物，如糖、甜飲料等，適當限制高升糖指數的食物。書後有常見食物升糖指數列表。

一定注意，對於營養不良的胰腺癌患者，不應該以糖尿病飲食為由過度限制飲食。保障營養攝取是最關鍵和首要的問題，血糖的控制在醫生的指導下使用胰島素和藥物即可。

5. 乳糖不耐受

如果吃乳製品的時候出現腹脹、腹瀉等症狀就很有可能是乳糖不耐受。可以選擇去乳糖產品，如舒化奶；或者使用乳糖酶；或者使用特殊醫學用途配方食品（成人的全營養產品基本都是不含乳糖的）。注意：手術容易引起暫時性的乳糖不耐受，所以在術後的早期建議選擇低乳糖飲食。

6. 微量營養素缺乏

胰腺癌患者很容易出現微量營養素的缺乏，最常見的是脂溶性維生素的缺失，如維生素A、維生素D、維生素E、維生素K的缺乏，另外維生素B_{12}、鐵、銅、鋅、鈣也容易缺乏。建議定期到醫院隨訪，監測這些微量營養素，按需補充。如果是腹瀉嚴重的患者，建議補充鋅。對於脂溶性維生素A、維生素D、維生素E、維生素K缺乏，在使用了合適劑量的脂肪酶以及一般的脂溶性維生素A、維生素D、維生素E、維生素K補充劑之後還是缺乏的患者，在美國醫院工作的時候，我會建議患者使用特殊的脂溶性維生素補充劑，也就是用親水基團包裹處理後的脂溶性維生素補充劑。維生素B_{12}缺乏的患者建議使用肌內注射或者靜脈注射，也可以採用舌下給藥的方式來補充維生素B_{12}。

胰腺癌的手術也是對腸胃道功能影響很大的手術，胰十二指腸切除術後的飲食是一個循序漸進的過程。快速康復理念也推薦術後不需要長期禁食，應該儘早開始飲食。在我曾經工作的醫院，對於手術順利的患者，通常在手術當天清醒後就可以小口啜飲少量清水。

手術後第一天可以喝流質，可以先喝水，再嘗試清茶、蔬菜水果煮的水（注意：避免肉湯和甜飲料）；身體沒有不適，就可以嘗試不透明的流質，比如米湯、高中鏈脂肪的水解肽類特殊醫學用途配方營養液（中

鏈脂肪不需要胰腺酶和膽鹽消化，水解肽類配方中的蛋白質已經被酶處理過，相當於被預先消化過）。

　　術後第2天，按照自己的身體情況，少量慢慢嘗試半流質（如水蒸蛋、菜泥、魚肉泥、糊狀食物等）。一定要注意小口慢慢吃，根據自己的耐受程度，逐漸由少到多，由稀到稠，慢慢增加食物的量和種類。具體的飲食建議可以參考本書胃癌章節胃切除術後的飲食。另外，注意按照醫生的推薦使用胰腺酶，按需使用胰島素或者控制血糖的藥物。

　　每個患者個體情況不同，醫生也可能有不同的建議，注意遵醫囑。

小結

(1) 胰腺癌是營養不良風險極高的疾病。建議確診的時候就申請專業醫務人員進行全面的營養評估，按需及時給予營養介入。在整個治療和康復的過程中，保障飲食十分重要。

(2) 胰腺癌患者大部分存在消化吸收不良，注意胰腺酶的補充。

(3) 胰腺癌患者術後的飲食需要少食多餐，預防胃傾倒症候群，避免油脂含量特別高的食物，監控血糖；同時要重視維生素、礦物質等營養素缺乏的問題，按時監控，按需補充。

(4) 當高血糖和營養不良同時出現的時候，保障飲食營養攝取是關鍵，不應該過度限制飲食，注意使用胰島素和控制血糖的藥物。

　　在我看來，得癌症本身沒有任何值得稱道的地方，但從癌症手中把生命奪回來，是我人生的一件大事。我第一次知道，我有能力在災難面前改變自己命運，我能做很多以前覺得自己肯定做不到的事情。

—— Amy Chung-YuChou

（《紐約時報》專欄，摘自「鳳梨因子」社群）

結直腸癌患者怎麼吃？

本文要點

結直腸癌發病率高，營養不良發生率也高。針對腸梗阻以及結直腸癌術後消化道功能的改變，有針對性地進行飲食營養管理。恰當地使用無渣或低渣膳食；喝夠充足的液體，關注造廔口排洩情況，預防脫水；同時，還需注意微量營養素的缺乏，按需補給。

　　結直腸癌是癌症發病率較高的癌種。結腸和直腸都是消化系統的重要組成部分，結直腸癌也成了患者營養問題較多的一種癌種。結直腸癌患者營養不良發生率高，數據表明，大概42%的結直腸癌的患者都存在營養不良。隨著治療和手術的進行，營養狀況也會不斷惡化。因此，結直腸癌患者在整個治療和康復期間，都需要注意營養問題，在飲食上要保障足夠的熱量和蛋白質，根據治療的情況，進行飲食調整。結直腸癌患者的飲食基礎可以參考第一章中癌症患者基礎膳食相關的內容。手術期間的基本營養應對策略、放療和化療相應的營養問題和應對可以看相應的章節，這裡主要講講結直腸癌在治療過程中比較特別的與營養相關的注意事項。

結直腸癌手術對腸道結構和功能的改變

　　結直腸癌的治療，手術是非常常見的。手術會改變腸道的結構，對腸道的功能產生不同程度的影響，因而也會影響到飲食和營養物質的消化吸收。正常情況下，我們吃到嘴裡的食物，透過咀嚼，混合唾液中的

消化酶，變成食糜，順著食道到達胃；在胃裡，有胃酸、消化酶以及胃的蠕動，進一步將食物消化，再從胃裡一點點進入小腸（從十二指腸到空腸再到迴腸）。整個過程中，胰腺分泌的消化酶，以及肝臟分泌的膽汁進入小腸，進一步消化食物，腸道吸收營養物質。剩下的透過迴盲瓣來到大腸，在大腸中，水分和電解質進一步被吸收，剩下的液體狀的食糜穿過升結腸，在橫結腸中水分進一步被吸收減少，變成了稀軟的半固體，再進入降結腸後逐漸形成軟的固體大便，透過乙狀結腸，最後透過直腸到肛門，再排出體外，就成了排便。

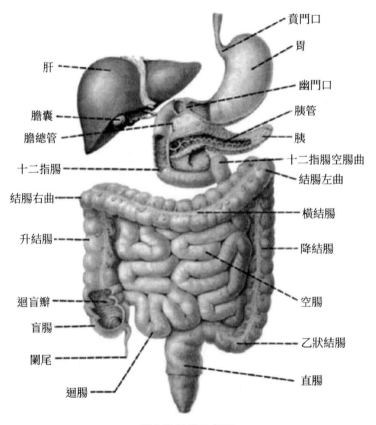

消化道結構示意圖

腸梗阻

　　當患有結直腸癌的時候，癌變的腸道組織可能會導致腸梗阻，也就是腸子堵住不通暢了。結直腸癌手術後也會出現腸梗阻問題。如果是完全堵住了，這時候吃下去的東西沒有辦法順利透過腸道，醫生可能就會建議透過腸外營養來給身體提供營養物質，直到手術解決梗阻問題。如果是非完全性腸梗阻，也就是堵了一部分，但還是有空隙能通過一些，這時候的飲食就建議是無渣或者低渣飲食來避免腸道梗阻的惡化。

手術對飲食和營養的影響

　　除了梗阻問題外，面對手術，結直腸癌患者也需要關注營養問題。手術會切除癌變的組織，也就會切掉一部分的腸道。如果切除的位置不大，一般都能重新縫合，把剩下的腸道接通。如果切除的腸道比較多，醫生沒法連線兩端腸道，就會做一個造廔，也就是在肚子上打一個洞，把腸道連線到這個洞上，排洩物就透過這個洞排出到體外。手術切除癌變的腸道時，可能會影響到食物的消化和吸收，影響的程度取決於切除的位置和剩餘腸道的長度及功能。造廔口的位置越在腸道的上部對營養物質的吸收影響越大，排洩物越稀。表4-5展示了有不同位置的造廔口的患者，可能會出現的營養相關的問題。

表4-5　不同位置造廔口的患者可能出現的營養相關問題

造廔口的位置	對營養物質的消化吸收	對水和電解質的吸收	造廔口排泄物	需要注意的營養問題
降結腸或者乙狀結腸	基本無影響	影響不大	半固體，成型	詳見術後飲食注意

造廔口的位置	對營養物質的消化吸收	對水和電解質的吸收	造廔口排泄物	需要注意的營養問題
橫結腸	影響不大	可能降低對水和電解質的吸收	呈糊狀	詳見術後飲食注意；關注造廔口排出量
升結腸	影響不大	降低對水和電解質的吸收；可能會出現脫水以及電解質失調	液體或稀的糊狀；排泄物中有消化液，如果漏出來會刺激到造廔口的皮膚和組織	詳見術後飲食注意；預防脫水和電解質紊亂
迴腸	可能影響一些營養物質的吸收，顯著影響維生素B12的吸收，容易出現維生素B12缺乏	顯著降低對水和電解質的吸收；可能會出現脫水以及電解質失調；必要時需要靜脈補液	液體或很稀的糊狀；術後早期會呈深綠色；排泄物中有消化液，如果漏出來會刺激到廔口的皮膚和組織	詳見術後飲食注意；預防脫水和電解質紊亂

結直腸癌術後飲食注意

在快速康復外科的建議和操作下，通常結直腸癌手術之後，麻醉清醒後就可以小口慢飲清流質，如水或者清茶，若沒有不舒適的話，就可以慢慢喝營養液或者吃稀軟食物了。在術後第一週使用無渣膳食，術後第2～3週使用低渣膳食，術後第3～4週就可以根據自己的耐受情況，慢慢增加含膳食纖維的食物。

術後需要注意如下方面：

(1) 少食多餐，一天可以吃5～6餐，細嚼慢嚥。

(2) 避免高膳食纖維食物，選擇低膳食纖維的食物，參考下面術後2～4週的食物選擇表。

(3) 避免高甜味高糖的食物。如果是無糖但是甜的食物，很可能是採用了糖醇來提供甜味，糖醇吃得過多容易引起腹瀉。

(4) 限制容易產氣的食物和飲食方式，如避免用吸管喝東西；除了手術當天或術後第一天咀嚼口香糖來刺激胃腸道蠕動，之後盡量不要咀嚼口香糖，容易吞入過多氣體。

(5) 烹飪方法選擇蒸煮，這樣食物比較溼軟；不要使用煎炸方式，如煎蛋、炸雞，煎炸使食物過硬較難消化。

(6) 喝夠水，一天至少喝夠2,000毫升水；如果是有造廔的患者，排出量高的話，需要喝的液體量至少是造廔口排出量再加1,000毫升。

(7) 關注自己的排便情況。

　　腸道手術有很多個體化的情況，這些注意事項只是比較廣泛的，如果醫生有特別的囑咐，請遵醫囑。

無渣膳食

　　說到無渣膳食，很多家屬都會給患者提供湯湯水水。然而，我們傳統的這些無渣飲食，通常營養既不充足也不全面，例如，燉的魚湯、肉湯、骨頭湯，只有少量脂肪和礦物質；而米湯、藕粉等，幾乎都是碳水化合物。這樣的飲食幾乎沒有身體在治療和康復中必需的蛋白質和維生素。表4-6給大家分享了無渣膳食，哪些可以吃，哪些不可以吃，供大家參考。對於需要超過一週使用無渣膳食或者已經營養不良的患者，通常會建議使用無膳食纖維的特殊醫學用途配方食品的營養液或者藥字號的腸內營養液來提供全面均衡的營養。

表 4-6　無渣膳食的食物選擇

食物種類	可以選擇	建議避免
主食	低膳食纖維的主食，可選擇白米、白麵饅頭、麵條、白麵包	避免全穀物（糙米、大麥、高粱、黎麥、蕎麥等），粗糧（紅薯、玉米等）
蛋白質類	選擇容易消化吸收的高蛋白質食物，如雞蛋、魚蝦、禽肉、乳製品、豆腐、嫩瘦肉	避免高油脂的肉類，如紅燒肉、東坡肉、油炸丸子等；避免蹄筋、脆骨、肉皮、貝類裙邊等不容易咀嚼的食物
蔬菜水果	蔬菜水果榨汁過濾以後喝汁水，蔬菜為主，水果為輔（一天不要超過2份拳頭大小水果榨的果汁）	避免直接食用蔬菜、水果、菌菇
豆類	無	避免所有大豆、雜豆
其他	無	避免堅果、種籽

術後2～4週食物選擇見表4-7。

表 4-7　術後 2～4 週食物選擇表

食物種類	可以選擇	建議避免
主食	低膳食纖維的主食，可以選擇白米、白麵饅頭、麵條、白麵包；也可以選擇煮或蒸熟去皮的馬鈴薯	暫時避免全穀物（糙米、大麥、高粱、燕麥、藜麥、養麥等），粗糧（紅薯、玉米、芋頭等）
蛋白質類	保證優質蛋白質的攝入，如肉、蛋、奶、禽、魚、蝦。從易消化脂肪低的魚肉和雞蛋蛋白、豆腐開始	避免高油脂的肉類，如紅燒肉、東坡肉、油炸丸子等；避免蹄筋、脆骨、肉皮、貝類裙邊等不容易咀嚼的；避免加工肉類，如香腸、醃肉、燻肉、火腿等

食物種類	可以選擇	建議避免
蔬菜水果	選擇去皮煮熟的蔬菜，如去皮去籽的番茄、熟的圓生菜、去皮去籽的黃瓜和小瓜、蒸熟的南瓜、煮熟的冬瓜等；選擇去皮的低纖維水果，如西瓜、哈密瓜、去皮的蘋果、成熟去皮的香蕉【但術後第1個月也不要吃超過每天1個香蕉，過多可能造成造廔口堵塞】	避免蔬菜水果皮，盡量不吃生的蔬菜；避免高纖維和容易產氣的蔬菜，如竹筍、大蒜、洋蔥、捲心菜、西蘭花、韭菜、花菜、茵菇等；避免高纖維的水果，如無花果、奇異果、芭樂、莓類、桑葚、大棗、椰子肉等；避免果乾（紅棗、葡萄乾等）、蜜餞等
飲品	水、濾渣的蔬菜汁、低油脂的湯、無乳糖的乳製品、特殊醫學用途配方食品的營養液、補液鹽	避免含糖飲料、碳酸飲料、咖啡、酒；避免大量的果汁
豆類	無	避免所有大豆、雜豆（膳食纖維過高）
其他	無	遊免高糖食物；暫時迴避堅果、種籽這些高膳食纖維的食物；限制辣的食物（可能會引起造廔口痛或者增加排出量）；限制巧克力（可能會增加造廔口排出量）

需要注意的是，上面的飲食建議只是術後暫時的，待術後3～4週後，身體慢慢適應，就可以逐漸增加膳食纖維豐富的食物，如多樣化的蔬菜、水果、堅果、種籽等。這樣才是長期更為健康的膳食模式。

術後關注排便問題

術後可以從以下兩個方面關注自己的排便情況：

(1) 關注能不能排便：是否每天都有排洩物排出來，無論是透過肛門還是造廔口，如果不排，可能便祕了，一定要喝夠水；若懷疑梗阻，需要降低膳食纖維食用量，並及時諮詢醫生。

(2) 關注排洩物的質地：如果太稀，水樣便，就需要注意預防脫水；如果太乾，就要擔心便祕，一定要喝夠水。

預防脫水

迴腸造廔的患者出現脫水的風險更高。脫水會導致心率加速、虛脫、呼吸急促、噁心、腹痛、頭暈，如果不加介入，脫水會造成身體重要器官損傷甚至致人死亡。

預防脫水要避免的食物有碳酸飲料、咖啡、甜飲料、果汁、酒或含酒精飲品；需要保障飲水量，可以適當使用補液鹽。

如果是水樣的排洩物且量大的話，可以考慮食用如白麵包、白饅頭、白米飯、熟的香蕉、熟的去皮馬鈴薯等幫助降低造廔口排洩量；還可以考慮在醫生的指導下使用果膠。

如果造廔口排出量過高（24小時內超過1,500毫升）則需及時告知醫生，這種情況下很可能需要使用補液鹽。如果排出量還是很高的話，有一定程度的脫水就需要靜脈補液了。

結直腸癌患者需要注意的微量營養素

維生素B12

主要是迴腸造廔的患者，全結腸切除的患者。注意監測，按缺補給。

維生素D

不少文獻指出，維生素D缺乏不利於結直腸癌患者的生存率。雖然目前還沒有明確證據表明補充維生素D一定可以提高生存率，但是從骨骼健康和幫助免疫系統的角度，監測維生素D是否缺乏並按缺補給也是必要的。建議結直腸癌患者每半年至一年到醫院監測維生素D，按缺補給。

鋅

造廔口排出量過大的患者，增加了鋅的流失，容易產生鋅缺乏。注意監測，按缺補給。

小結

(1) 結直腸癌患者營養問題顯著，需要在整個治療和康復期重視營養。

(2) 在面對腸梗阻時，考慮腸外營養以及無渣飲食。

(3) 在手術期間要注意手術前後的飲食建議，幫助康復。

(4) 術後2～4週的飲食需要注意少食多餐、選擇低膳食纖維的飲食，避免高糖食物，注意預防脫水。

(5) 需要長期關注健康的膳食和微量營養素的監測和補給。

人是懵懵的，還好一直沒垮掉，就是難為了父母，我總想才30歲
出頭，要是掛了，他們失獨太可悲，索性就堅強地活著吧。目前的狀態
都還好，轉眼3年過去了，困難都是來一個解決一個，我堅信醫療技術
的與日俱進會給我帶來新的希望，也相信內心的強大，對醫生的信任會
讓我走得更遠。癌症患者真是不容易，但是生而為人也很不容易，咬咬
牙，抬頭看看藍天，我們可以走得更遠，活得很好，一起加油！

—— sophie費

（一位30歲出頭的結腸癌晚期患者，「鳳梨因子」社群讀者留言）

乳腺癌患者怎麼吃？

本文要點

> 乳腺癌患者的營養問題同樣重要，需注意合理膳食，科學看
> 待需要忌口的食物；維持健康的體重，過胖過瘦都是不好的；
> 重視骨骼健康；注重運動。

　　乳腺癌是女性所患癌症中發病率最高的癌種，並且在2020年世界
衛生組織釋出的數據中，乳腺癌已經超過肺癌成為全球發病率最高的癌
種。在乳腺癌患者中，營養不良的發生率在確診時較胃癌、肺癌等低，
但是在整個治療過程中，由於治療的副作用，患者的營養觀念，以及疾
病的進展，營養不良的發生率不斷增高，大概44％的患者會出現營養
不良問題。和所有癌症患者一樣，對於乳腺癌患者，良好的營養狀態，
既能保障治療的順利進行，又能提高治療結束後的生活品質、降低復發
風險。

乳腺癌的治療方法有傳統常見的放化療和手術，也有較新的標靶治療，以及較為獨特的內分泌治療。放化療和手術所帶來的營養問題和應對策略，可以參考書中相應的章節。對於使用內分泌療法的患者，就特別需要關注體重和骨骼健康。

　　下面就從營養的角度，和大家聊聊乳腺癌患者在治療中和治療後需要注意的事項。

合理膳食，科學看待能吃和不能吃的食物

　　營養在整個癌症治療和康復期的重要性，本書開始的篇章已經詳細講過。同樣，對於乳腺癌患者，吃得好吃得對，不是餵飽癌細胞，而是讓自己有更好的營養狀態確保治療的順利進行，為良好和快速的康復提供必要條件。基礎膳食的內容在前面已經分享過了，大家也應該了解了。對於激素或內分泌治療，不少患者疑問較多的是含有雌激素或類似雌激素結構的食物（表4-8），到底哪些東西可以吃，哪些不能吃呢？我給患者建議的原則是，根據是否明確有害、是否有營養價值來決定。

表4-8　常見含有雌激素或類似雌激素結構食物的選擇列表

食物	是否有明確的危害	是否有明確的營養價值	乳腺癌患者是否可以吃
大豆和大豆製品	沒有	有	可以 一天可以吃1～2次大豆或豆製品
蜂蜜	沒有	沒有	可以，只是沒必要吃

食物	是否有明確的危害	是否有明確的營養價值	乳腺癌患者是否可以吃
亞麻籽	沒有	有	可以 當作每日堅果、種籽的一個來源，一天1勺就好
大豆提取物或者大豆異黃酮提取物的保健食品	有	不明確	不吃
蜂王漿	有	不明確	不吃
雪蛤	不明確	沒有	不吃
羊胎素	有	沒有	不吃
膠原蛋白補充劑	可能有	沒有	不吃

1. 可以吃的食物

大豆以及豆製品

　　大豆中不含有雌激素，含有大豆異黃酮，結構跟雌激素類似，被稱為植物雌激素。雖然結構類似，但是在生理功能方面是不同的。含植物雌激素的大豆和大豆製品作為正常膳食的一部分，並不會促進癌細胞的增長。同時，大豆和豆製品還是優質蛋白質和膳食纖維的良好來源。大量的科學研究顯示，對於乳腺癌患者或康復者，無論是哪種類型的乳腺癌或者使用什麼治療方式，正常把大豆和大豆製品當食物來吃是沒問題的。越來越多的研究也表明，乳腺癌患者吃大豆和大豆製品還可以降低乳腺癌的復發風險和死亡率。就算是在使用他莫昔芬（tamoxifen）的患

者，也有正面的幫助。對於健康人群，在青少年時期多吃大豆和大豆製品，還能降低成年以後患乳腺癌的風險。

注意：對於乳腺癌患者，大豆和大豆製品是作為整體健康膳食的一部分，一天吃1～2次大豆或豆製品（如青豆／毛豆、豆漿、豆干、豆腐、腐竹等）就好，大量吃並不會帶來額外的好處。

蜂蜜

蜂蜜也屬於游離糖，並沒什麼輔助治療癌症的奇特功效，不建議抱著保健功效的心理來吃，用來調味即可。

亞麻籽

亞麻籽不含有雌激素，含有被稱為植物雌激素的木質素。有研究顯示，吃亞麻籽的乳腺癌患者，癌細胞的複製增長低於不吃亞麻籽的乳腺癌患者，同時也能降低乳腺癌的復發。對於健康人群，吃亞麻籽還能降低乳腺癌的發生風險。同時亞麻籽還是健康脂肪和膳食纖維的優質來源。注意：亞麻籽雖好，大量吃也不好，當作每日堅果、種籽的一個來源，一天1小勺就好。亞麻籽比亞麻籽油營養更好，亞麻籽油裡沒有膳食纖維和木質素。另外，也不建議吃亞麻籽提取物，食物的來源更安全有益。

2. 不建議吃的食物，尤其是雌激素受體陽性（ER+）的患者

大豆提取物或者大豆異黃酮提取物的保健食品

提取物的保健食品中大豆異黃酮含量遠遠高於正常膳食來源的劑量，對於乳腺癌患者可能有安全隱患，同時還缺少了大豆本身的優質蛋白質和膳食纖維等營養成分。在乳腺癌治療期間，如果需要補充蛋白

粉，建議優先選擇乳清蛋白粉，除非一定要素食，否則不建議選擇大豆蛋白粉。

蜂王漿

蜂王漿裡面含有增加雌激素功能的脂肪酸，有研究發現蜂王漿還可能會促進癌細胞的增長。同時，蜂王漿並沒有益於癌症患者的營養成分和功效。

雪蛤

雪蛤是東北林蛙輸卵管以及周邊脂肪，含有一定量的雌激素。雖然量不是很高，但還是有安全隱患。而且雪蛤並不能提供優質的營養物質，對於癌症患者也沒有明確的有利功效。

羊胎素

不建議吃各種胎盤素、胎盤提取物，其含有雌激素。同時這個食物並不能提供優質的營養物質，對於癌症患者也沒有明確的功效。

膠原蛋白補充劑

膠原蛋白並不是優質的完全蛋白質，提供的胺基酸不能滿足人體所有必需胺基酸的需要，不如吃點魚、蝦、肉、禽對癌症患者更有利。值得注意的是，一些膠原蛋白保健品中，為了達到可見的療效而新增了雌激素。所以，不建議乳腺癌患者食用。

維持健康的體重，保障治療，降低復發

不少乳腺癌患者存在超重和肥胖問題。一方面，超重和肥胖會增加乳腺癌的風險，不少患者在確診的時候就是超重或者肥胖的；另一方面，

乳腺癌的治療藥物，如醋酸甲地孕酮（megestrol acetate）、依西美坦（ex-emestane）等會引起體重增加。體重不足或超重都不利於治療的順利進行。治療結束後，超重肥胖還會增加復發的風險。所以，維持健康的體重是很重要的。

健康的體重範圍可以透過身體質量指數（BMI）來評估，對於華人，適宜的BMI範圍是18.5～23.9。要想知道什麼樣的體重才健康，可以透過BMI的適宜範圍以及身高來計算。

治療和康復期間都希望患者的體重穩定且在健康的體重範圍內。體重過輕，營養不良風險高，不利於治療和康復；體重超重和肥胖對治療也不利，還會增加癌症復發、二次癌症以及其他代謝性疾病的風險。

對於體重超過健康體重範圍的患者，無論是治療前還是治療後，都強烈不建議用節食或者藥物的方法來減肥。建議在專業臨床營養師的指導下，透過改善飲食結構、增加運動的方式來將體重控制在健康的體重範圍內。同時，如果是在治療期間，體重下降的速度還應控制，一般較為安全的是每週體重下降0.5公斤，如果超過每週1公斤就需引起重視，治療期間過快的體重下降對治療是不利的。如果是治療結束以後，體重高於正常體重上限的乳腺癌患者，建議在專業臨床營養師的指導下，透過改善飲食結構、調整膳食的量及增加運動，幫助減重到健康的體重範圍內。健康的減重有助於降低癌症復發以及其他代謝性疾病發生的風險。

對於體重低於健康體重範圍的患者，更要注意在治療過程中維持體重，如果體重下降就應該及時進行營養介入，諮詢專業臨床營養師，可以使用特殊醫學用途配方食品或者腸內營養液。如果體重上升，也建議諮詢專業臨床營養師，透過改善飲食結構、調整膳食的量及增加運動，來幫助維持相對穩定的體重。避免體重增加過快，體重不斷增加對癌症治療也是不利的。

骨骼健康，不可忽視

乳腺癌的治療，尤其是使用芳香化酶抑制類藥物（aromatase inhibitors），如阿那曲唑（anastrozole）、依西美坦（exemestane）、來曲唑（letrozole），會增加骨質疏鬆的風險。亞洲女性從人種和性別的角度上來說是骨質疏鬆的高危人群。所以，在整個治療和康復過程中，一定要注重骨骼健康。尤其是現今乳腺癌的治癒率越來越高，我們努力的不僅是治癒，更是治癒以後良好的生活品質。

幫助骨骼健康的營養素有鈣、維生素D、維生素K_2、鎂、磷、鉀、鋅。做到本書前面介紹的基礎健康膳食，基本的營養素都夠了，只需特別關注鈣和維生素D。

1. 鈣

沒有便捷有效的檢測指標，如果等透過測骨密度來看骨質疏鬆就為時已晚了。在臨床中，我一般會建議患者多吃富含鈣的食物，可以參考書後的常見高鈣食物列表。優先透過膳食來滿足每日需要，可以利用膳食評估來看攝取量是否足夠，如果不足，則可以透過補充劑來補。對於使用芳香化酶抑制類藥物且不吃乳製品的患者，我一般會建議在日常膳食之外再透過補充劑來補鈣，一天2次，每次補充400～500毫克的鈣。

2. 維生素D

對於乳腺癌患者，通常都建議監測維生素D，可以透過測量血中25-羥維生素D的量來判斷是否有維生素D缺乏。尤其是使用芳香化酶抑制類藥物的患者，建議血中25-羥維生素D的量維持在40～60ng/毫升，即100～150nmol/公升。如果維生素D不足或缺乏，建議補充維生素D，

例如每天2,000～5,000單位，持續6～8週，再監測，如果不再缺乏了，可以每天繼續補充1,000單位的維生素D來維持。

注重運動，益處多多

對於乳腺癌患者，運動不但可以強化骨骼、防止骨質疏鬆、維持健康的體重，而且可以改善淋巴水腫，降低疲勞感，提高生活品質，預防癌症復發以及降低死亡率。並不需要多麼激烈的運動，只要動起來就比躺著、坐著好。瑜伽、太極、走路、游泳等都是可以嘗試的較為溫和的運動。等身體狀態還不錯的時候，便可嘗試每週2.5小時中等強度的運動。研究顯示，治療和結療後能達到這個運動量的乳腺癌患者，比不運動的患者，複發率低46%，死亡率低43%。如何達到每週2.5小時運動呢？每天20～30分鐘的快步走就好。如果身體可以接受，可以慢慢增加跑步、跳繩、球類以及負重肌肉力量訓練等。

面對治療引起的潮熱，可以做什麼？

乳腺癌的治療很可能會引起激素的改變，尤其是絕經期前患乳腺癌接受治療的患者容易出現潮熱。一些食物會導致或者加劇潮熱，如辛辣食物、含咖啡因的食物（咖啡、可樂）、巧克力等。建議患者可以做一個記錄，知道哪些食物會加劇自己的潮熱狀況，適量限制。除了食物限制外，一些對潮熱有幫助的方法有冥想、深呼吸以及穿著寬鬆的衣服和針灸等。

小結

(1) 營養對於乳腺癌患者在治療和康復過程中都十分重要。

(2) 健康的膳食是基礎，大豆及大豆製品、亞麻籽都是可以吃的食物；而大豆提取物或者大豆異黃酮提取物的保健品、蜂王漿、雪蛤、羊胎素都是建議不吃的食物。

(3) 維持健康的體重很重要，體重過低或者過高都對治療和康復不利。

(4) 乳腺癌患者，尤其是使用芳香化酶抑制類藥物的，一定要注意骨骼健康，重點關注的營養素有鈣和維生素D。

(5) 對於乳腺癌患者，無論是在治療還是康復中，運動益處多多。量力而為，動起來比不動好。

　　世間一切都不可預算，在29週歲的時候確診乳腺癌。有時候會覺得生活無望，有時候又覺得生活還是多姿多彩的，就這樣一路磕磕碰碰地生活著，一切都顯得小心翼翼，害怕有天會復發！可生活還在繼續著，人生的路多長也是未知，只希望這一路上充滿喜悅與期待。

　　　　　　　　　　　　　　—— 沐水而笙（「鳳梨因子」社群讀者留言）

甲狀腺癌患者怎麼吃？

本文要點

甲狀腺癌患者絕大部分在確診的時候營養狀況一般都還不錯。對於甲狀腺癌患者營養方面的問題，比較有特殊性的是碘放射性治療（如碘-131）期間需要遵循的低碘飲食。低碘飲食可以讓身體中的碘缺乏，這樣在使用碘放射性治療的時

> 候，甲狀腺細胞就可以更多地吸收這些碘，造成更好的治療效果。針對可以吃和需要忌口的食物，文中給出了列表。

甲狀腺癌患者絕大部分在確診的時候營養狀況都還不錯。隨著疾病的進程和治療，甲狀腺癌患者可能會面臨吞嚥障礙、放療和化療相關副作用的問題。這些與其他癌症有共性的營養問題，可以參考本書前面關於癌症患者飲食以及治療相關副作用的文章。

對於甲狀腺癌患者營養方面的問題，比較有特殊性的是碘放射性治療（如碘-131）期間的需要遵循的低碘飲食。這個飲食的目標是一天碘的量不超過50μg，並且需要從放射性碘治療前2週開始，一直持續到放射性碘治療期結束後48小時。

除了需要低碘飲食外，碘放射性治療會帶來如口乾、味覺改變、噁心嘔吐等副作用。咀嚼口香糖可以緩解口乾等口腔不適的症狀。

下面具體來說說低碘飲食。

碘是什麼，存在於哪裡？

碘是一種我們身體所必需的礦物質，食用量過低或者過高都會對健康不利。富含碘的食物很多，大家最熟悉的莫過於加碘食鹽，其他富含碘的食物有海產品、禽蛋的蛋黃和乳製品。海產品中碘的含量非常高，如每100克鮮海帶絲含碘1,690μg，海魚每100克可食部分大概含碘300μg。所以低碘膳食中一定要限制海產品。

為什麼需要低碘飲食？

碘放射性治療主要是針對乳頭狀甲狀腺癌和濾泡狀甲狀腺癌。低碘飲食可以讓身體中的碘缺乏，這樣在使用碘放射性治療的時候，甲狀腺細胞就可以更多地吸收這些碘，造成更好的治療效果。注意：並非所有甲狀腺癌都要忌口含碘的食物，是針對特定治療的。

哪些可以吃，哪些不可以吃？

表4-9為低碘膳食食物選擇列表。

表 4-9　低碘膳食食物的選擇列表

食物種類	可以吃	避免吃
主食／富含碳水化合物食物	麵：自製的不加碘鹽的麵包、麵條；大米、小米、燕麥、藜麥等 根莖雜糧：紅薯、紫薯、馬鈴薯、山藥、玉米等	市面上的烘焙食品，如麵包、蛋糕、餅乾等 甘肅產的糙米、黑米、青稞、蕎麥
肉	新鮮的肉，如豬肉、牛肉、羊肉、雞肉、鴨肉、鵝肉等	醃製加工肉禽類，如火腿、乾巴、午餐肉、火腿腸、含鹽肉鬆、滷味、醬肉等
魚蝦蟹海產	河魚、河蝦、河蟹等	所有海裡的魚蝦蟹貝等 其他海產，如海帶、紫菜、昆布、各種海藻、蝦皮／海米
蛋類	蛋白	所有禽類的蛋黃或者含有蛋的製品（如蛋糕等）

碘含量顯著超過同類食物（每 100 克可食部分含 14μg）。碘的含量跟土壤關係很大，安全起見就避免使用，選取其他產地的替代。（數據來源於《中國食物成分表》（第六版）第一冊，2018 年）

* 大豆製品雖然含碘低，但是有動物實驗研究顯示，過量食用會影響放射性碘的攝取。

食物種類	可以吃	避免吃
乳製品	無	所有含乳製品，如牛奶、奶油、乳酪、優格、冰淇淋、布丁、含乳的醬（如乳白色的沙拉醬）、牛奶巧克力等
蔬菜水果	新鮮蔬菜、水果	醃漬的蔬菜、水果
豆類	綠豆、豌豆、菜豆等	大豆和大豆製品（青豆／毛豆、豆腐、豆漿、豆腐乾、豆腐皮、腐竹、素食肉類）＊黑眼豆、赤小豆、白豆（海軍豆入斑豆（pinto bean、利馬豆（lima bean）等
飲品	水、茶、純果汁、黑咖啡等	含乳飲料、特殊醫學用途配方食品、含食用色素的飲品
調味品	無碘鹽、醋（注意看是否含碘鹽）等	加碘鹽、海鹽、醬油、方便調料包、醬料、雞精、味精等
其他	沒有加鹽的堅果	加鹽的堅果、含鹽的芝麻醬等；蛋白粉（原料為乳清蛋白、酪蛋白、大豆蛋白等）；含碘的膳食補充劑；含有海產的膳食補充劑或者食物製品（如魚油補充劑）；含碘的藥物（建議與醫生和藥劑師一起查看在吃的藥物，避免含碘的藥物）；避免添加紅色、橙色或褐色食用色素的食物（許多紅色、橙色和褐色食用色素中可能含有碘）

小結

(1) 甲狀腺癌對患者營養狀況影響不大，低碘膳食期間需要特殊的飲食注意。

(2) 低碘膳食不代表需要禁鹽，選擇無碘食鹽即可，禁鹽容易出現低血鈉症。

(3) 如果低碘膳食嚴重影響飲食和營養攝取，務必諮詢專業的臨床營養師。癌症治療期間的營養狀況十分重要。

(4) 對於純素食患者，強烈建議諮詢臨床營養師，在低碘飲食的同時保障足量蛋白質的攝取。

　　2017 年 7 月確診乳腺癌，手術 —— 化療 —— 放療。然後 11 月確診甲狀腺癌，手術 —— 兩次碘 -131。2018 年 7 月結束所有治療，9 月就開始上班。每天除了大把服藥的時候想起自己是患者外，對各種藥物反應、各種手術後遺症的痛苦、各種深夜裡的輾轉反側都無所謂，只當自己是亞健康人群，好好吃飯，好好睡覺，好好生活，好好愛這個世界！

　　　　　　　　　　　　　　—— 花椒二公子（「鳳梨因子」社群讀者留言）

消化系統癌症患者怎麼補營養素？

本文要點

消化系統將食物分解消化，並將營養素吸收利用，維持身體的正常生理功能。消化系統患癌後，腫瘤本身和治療都可能不同程度地影響消化系統的功能、營養素的消化吸收。特別

> 需要注意的營養素有維生素B_{12}、鐵、鈣、鋅、維生素A、維
> 生素D、維生素E、維生素K。

消化系統將食物分解消化，並將營養素吸收利用，維持身體的正常生理功能。消化系統包含了消化道，從食道到胃、小腸、大腸、肛門，以及涉及消化的器官，如口腔唾液腺、舌、胰腺、膽囊、肝臟。

消化系統患癌後，腫瘤可能不同程度地影響消化系統的功能，很多維持身體正常生理功能的營養素的消化吸收都會受到影響，尤其是經歷了手術以後，手術改變了消化道的生理功能，增加了微量營養素缺乏的風險。例如，食物快速經過消化道，營養素的吸收時間減少，影響消化酶的分泌，手術切除也影響了一些營養素的吸收位置。另外，術後進食減少、食物不耐受，也減少了營養素的攝取，增加了缺乏的風險。

通常，微量營養素的缺乏不會在疾病確診或者手術後立即出現，需要經過一段時間以後才會顯現。但是，我們不能等到缺乏了，已經對身體產生顯著不良影響時才去介入，而是要透過了解疾病和手術對生理結構的改變和治療的影響，來分析可能出現的營養素缺乏，才能有針對性地去監測並及時給予補充和調整介入方法。

有哪些營養素容易缺乏值得我們去關注呢？

維生素B12缺乏

1. 哪些患者需要注意

✦ 胃癌手術患者：手術切除了大部分或者全部的胃。
✦ 食道癌患者：使用胃酸抑製劑（氫離子幫浦阻斷劑或者是H_2受體阻抗劑），如奧美拉唑、蘭索拉唑、西咪替丁、雷尼替丁等。

✦ 結直腸癌患者：手術切除了迴腸末端連線大腸的地方。

✦ 胰腺癌患者：胰腺酶分泌不足，未使用胰腺酶補充劑。

2. 容易缺乏的原因

膳食中的維生素B_{12}是和食物中的蛋白質綁在一起的，吃到肚裡後，需要在胃的酸性環境中，胃蛋白酶（pepsin）將維生素B_{12}從蛋白質上解綁，然後維生素B_{12}需要和胃裡分泌的一種叫內因子的糖蛋白結合才能在腸道中被吸收，胰腺酶分泌不足也會降低維生素B_{12}的吸收。維生素B_{12}在腸道裡的吸收位置就是迴腸末端連線大腸的地方。所以，只要是治療或者疾病本身影響到維生素B_{12}吸收的任何一個過程，維生素B_{12}缺乏的風險就會升高。所以，對於高缺乏風險的患者，監測是非常有必要的。有研究顯示，全胃切除的患者，在術後一年幾乎全部出現了維生素B_{12}缺乏。

3. 缺乏導致的問題

維生素B_{12}缺乏會造成巨幼細胞性貧血，還會造成神經系統功能異常，認知能力下降，心血管疾病等。

4. 如何監測

監測血清維生素B_{12}。如果是手術切除胃或者迴腸末端連線大腸的地方，手術住院期間測一次作為基準，之後每3～6個月測一次。可以術後半年就給予一定的預防性補充。一般全胃切除術後平均9個月會出現可以透過血清維生素B_{12}監測到的維生素B_{12}缺乏。

5. 如何補充

　　通常可以肌內注射維生素B_{12}進行補充，也可以嘗試鼻吸入或者舌下含服製劑，這樣可以繞開消化系統因疾病或手術而導致的吸收不良的問題。如果沒有這些類型的藥，也可以在醫生的指導下調整口服補充劑的劑量和補充頻率。

鐵缺乏

1. 哪些患者需要注意

✦ 胃癌術患者：手術切除了大部分或者全部的胃。

✦ 食道癌患者：使用胃酸抑製劑。

✦ 胰腺癌或者腸癌患者：手術切除了十二指腸。

2. 容易缺乏的原因

　　鐵的吸收需要有胃酸的幫助，使鐵成為容易吸收的形式，胃癌手術或者胃酸抑製劑，減少了胃酸。同時，鐵主要在小腸最靠近胃的那一段（也就是十二指腸）被吸收。手術後，消化道結構可能改變，食物就不能經過十二指腸，錯過了鐵最佳的吸收位置。另外，消化道手術後食物在消化道經過的時間減少，營養素吸收的時間也縮短了。這一系列原因導致了鐵的吸收不良，增加了鐵缺乏的風險。

3. 缺乏導致的問題

　　鐵缺乏會造成小細胞性貧血，增加疲勞感，影響免疫力等。

4. 如何監測

　　最容易監測的是血紅蛋白和平均紅細胞體積（MCV），比較有針對性且更敏感的是血漿鐵、鐵蛋白（ferritin）、轉鐵蛋白（transferritin）、總鐵結合力（total iron binding capacity，TIBC）。

5. 如何補充

　　首選口服補充，成人缺鐵一般口服補充劑每天150～200毫克。如果胃腸副作用反應大，可以選擇蛋白質螯合型的鐵補充劑。如果是重度缺鐵性貧血且對口服補充無效的情況下可以考慮靜脈注射。維生素C可以幫助鐵的吸收，可以吃鐵劑的時候用稀釋的橙汁送服或者搭配維生素C一起吃。需要注意的是，鐵補充劑不要與鈣補充劑同時服用，因為兩個營養素在吸收的時候會相互競爭，可以間隔4小時服用。另外，建議空腹（飯前）服用，吸收效果更好，但如果胃腸反應大、吃了不舒服，隨餐服用也可以。

鈣缺乏

1. 哪些患者需要注意

　✦ 胃癌術後患者：手術切除了大部分或者全部的胃。
　✦ 食道癌患者：使用胃酸抑製劑。

2. 容易缺乏的原因

　　胃酸有助於食物中鈣的吸收，胃癌手術後，或者使用胃酸抑製劑，胃酸減少了，影響了鈣的吸收。另外，消化道的手術後容易出現暫時性

的乳糖不耐受，富含鈣的乳製品的攝取量就減少了。而且，食物在消化道的時間減少，營養素吸收的時間也變短，所以容易造成鈣的缺乏。

3. 缺乏導致的問題

骨質流失、骨質疏鬆等。

4. 如何監測

血清鈣的含量不能代表身體內鈣的含量，不能用來監測或者評估鈣是否缺乏。一般建議患者每年監測骨密度1～2次，同時建議監測血清25-羥維生素D。維生素D幫助鈣的吸收。

5. 如何補充

多吃富含鈣的食物（如乳製品、豆製品、蝦皮、芝麻、深綠色蔬菜等）或者是使用鈣補充劑。胃癌手術後，每日攝取的推薦量為1,500毫克鈣，可以請臨床營養師對膳食做評估，看是否需要額外的補充劑。一般而言，通常推薦全胃切除的患者除每日膳食外，再補充500～1,000毫克鈣補充劑。如果用鈣補充劑補鈣，建議使用液體或者咀嚼片，另外，不建議使用碳酸鈣，因為碳酸鈣依賴於胃酸幫助消化吸收，而且還容易產氣。可以使用檸檬酸鈣、葡萄糖酸鈣、乳鈣等，且每次鈣補充劑不超過500毫克鈣（一般身體對鈣製劑的單次吸收上限為500毫克）。

鋅缺乏

1. 哪些患者需要注意

　◆ 腸癌術後，腹瀉嚴重或者造廔口流出液多。

　◆ 胰腺癌、胃癌或者腸癌患者：手術切除了十二指腸。

2. 容易缺乏的原因

　　鋅會隨著排便而排出，所以嚴重腹瀉增加了鋅的損失。鋅的主要吸收位置在十二指腸。

3. 缺乏導致的問題

　　傷口難以癒合、厭食，味覺嗅覺改變；對免疫系統產生不利影響，鋅缺乏也會導致維生素 A 缺乏。

4. 如何監測

　　測量血清鋅，需注意在身體感染和炎症情況下（例如 C 反應蛋白升高）會導致血清鋅檢測值高於真實值，不能很好地反映鋅的缺乏。所以應該在專業醫生或臨床營養師的指導下評估是否有鋅的缺乏。

5. 如何補充

　　在專業醫生或臨床營養師的指導下口服鋅補充劑。口服補充鋅的時候不要與鈣補充劑一起服用，鈣會顯著降低鋅的吸收率。注意：癌症治療期間厭食、味覺和嗅覺的改變通常是化療藥物的副作用，在鋅不缺乏的時候補充鋅，並不會改善這些症狀，並且，長期大量補鋅還會造成銅的缺乏。

脂溶性維生素 A、維生素 D、維生素 E、維生素 K 缺乏

1. 哪些患者需要注意

胰腺癌和肝膽癌症患者。

2. 容易缺乏的原因

這類癌症本身影響脂肪酶和膽汁酸的分泌和正常生理功能，影響脂肪和脂溶性維生素的吸收，進而導致脂溶性維生素缺乏風險增加。

3. 缺乏導致的問題

維生素 A 缺乏除了大家熟悉的視力問題，如夜盲症、乾眼症等，對於癌症患者，還需特別關注的是維生素 A 缺乏會導致免疫力不佳以及傷口難以癒合，尤其是長期使用糖皮質類固醇藥物的患者，維生素 A 的補充可以對傷口癒合有一定的幫助。

維生素 D 缺乏影響骨骼健康，同時也不利於免疫系統的正常功能。

維生素 E 缺乏影響抗氧化能力，不利於身體對抗炎症。

維生素 K 缺乏導致凝血功能異常，也對骨骼健康不利。

4. 如何監測

維生素 A：測量血清視黃醇。

維生素 D：測量血清 25- 羥維生素 D。

維生素 E：測量血清或血漿 α- 生育酚。

　　維生素K：一般透過凝血功能來間接監測（INR、PT升高），也可以監測血漿葉醌（phylloquinone）。

5. 如何補充

　　脂肪酶和膽汁分泌嚴重不良的患者，建議使用特別加工過的親水性的脂溶性維生素來幫助吸收。可以在專業醫生和臨床營養師的指導下，使用增加劑量的常規的脂溶性維生素。切記：脂溶性維生素過量使用有中毒風險，尤其是維生素A，不要自己隨意大劑量使用，務必諮詢專業醫生和臨床營養師。

　　我對所有患者的建議就是：永遠不要放棄希望！

—— Christina

（前非霍奇金淋巴癌患者，《紐約時報》專欄，摘自「鳳梨因子」社群）

第五部分　飲食之外

　　心靈上的巨大創傷可能會一直延續，只能希望自己能堅持，盡最大
的勇氣堅持，痛並快樂著，我不能預測明天，但我現在還能把握今天。

—— 面朝大海春暖花開（肺癌患者，「鳳梨因子」社群讀者留言）

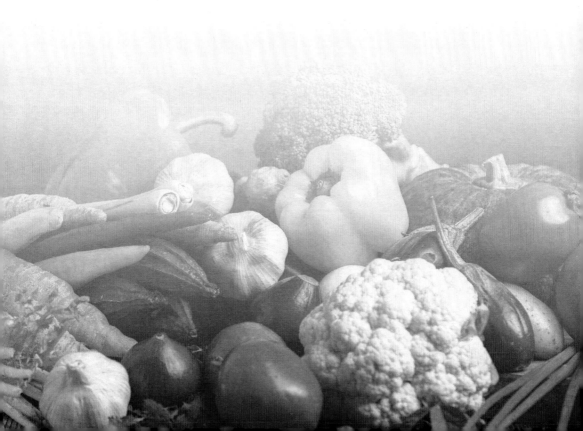

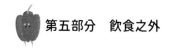

為什麼「躺著養病」不可取？

本文要點

> 運動好處多：能幫助術後康復，有效防止肌肉組織的衰減，減少骨質流失，緩解疾病和治療期間的疲乏，還能提高生活品質、降低復發風險和死亡率。導正心態有助於開展運動。運動也要注意循序漸進，選擇合適的運動方式，採取團隊互助來幫助完成。

說到運動，不少患者都很納悶，都生病了，難道不應該多躺著養病嗎？更何況治療那麼辛苦了，哪還有力氣運動呢？其實不然，躺著養病，其實不是養好了病，而是養出了病。

手術之後總躺著不活動，容易增加肺部感染、褥瘡和下肢深靜脈血栓形成的風險。不運動，還會增加肌肉的流失，肌肉量下降，導致營養狀況下降，藥物毒副作用增加，影響治療和康復。不活動，總是躺著或坐著，還容易導致便祕。

運動好處多

在癌症治療期間，運動能幫助術後康復，有效防止肌肉組織的衰減，減少骨質流失，緩解疾病和治療期間的疲乏。

癌症患者治療之後，運動能提高生活品質、降低復發風險和死亡率。尤其是乳腺癌、前列腺癌、直腸癌、子宮癌的患者，治療結束以後，中等強度的規律運動，有助於增加生存時間，提高生活品質，並且預防癌症復發。

癌症患者治療之後，患高血糖、高血脂、心血管疾病的風險增加，運動能幫助調節血糖、激素，控制體重，預防這些疾病。

既然運動這麼好，如何行動起來呢？

1. 導正心態

✦ 運動在治療和康復期間都是安全的，也是應該力所能及地去努力實踐的。

✦ 運動就是活動起來，只要動起來就比坐著或者躺著好，不是立即就要上球場揮汗如雨；減少靜坐時間，走路也有幫助。

2. 循序漸進

✦ 治療期間，患者一般比較勞累或者虛弱，力所能及地活動就好。例如，躺著的患者，可以坐起來，活動上肢、伸伸腿；能下床的患者，多走動，不要靜坐在床上。

✦ 進一步的話，可以加入力量訓練，負重和力量訓練有助於保持肌肉、增強骨骼健康，如舉啞鈴、下蹲等。

✦ 待身體的狀況好一些了，可以慢慢增加運動量，目標是每週至少150分鐘的中等強度運動，或者75分鐘的劇烈強度運動。

✦ 中等強度的運動，會有如下感受：

◇ 運動過程中呼吸加快，但不會呼吸困難。

◇ 運動10分鐘以後會有輕微流汗。

◇ 運動過程中可以交談，但是無法唱歌。

◇ 例如：走路、騎腳踏車、家事、游泳、跳舞。

+ 劇烈強度的運動，會有如下感受：

　◇ 運動過程中呼吸加快、加深。

　◇ 運動幾分鐘以後就會流汗。

　◇ 運動過程中只能說幾個詞，如果不停下來呼吸，是無法說連貫的句子的。

　◇ 例如：跑步、快速游泳、快速騎車、有氧操、踢足球、打籃球等。

3. 選擇適合的運動

+ 根據自己的體力由少到多，由舒緩到劇烈

　◇ 瑜伽、太極這種舒緩的運動非常適合患者。

　◇ 彈力帶是很不錯的工具，就算是臥床，也可以用手拉拉彈力帶，或者用腿蹬彈力帶，有助於增加肌肉力量。

+ 根據自己的喜好，讓做運動成為一個愉悅的專案。

4. 團隊互助

+ 家屬和患者一起活動起來

　◇ 飯後全家一起散步，既做了運動又有利於家庭關係。

　◇ 在家一起跳有氧操、打太極。

+ 病友運動小分隊，打卡群組

　大家一起來有助於堅持，也可以分享心得，尋找運動搭檔。

5. 注意

(1) 重度貧血患者不建議做劇烈運動，應在醫生指導下，治療好了再進行劇烈運動。日常輕體力活動是沒有問題的，如伸展、散步等。

(2) 免疫抑制期間，不建議到公共健身房運動，可以在家鍛鍊，等血象恢復正常以後再去。

(3) 放療患者不建議到公共泳池游泳，水裡的氯可能會刺激接受過放療的皮膚。

(4) 積極尋找專業人員（如康復科醫生、物理治療師等）的幫助，制定符合自己的運動計劃，來幫助治療的順利進行和康復。

2016 年那場突如其來的重疾改變了我的人生軌跡，掙扎後的感悟是：過好每一天，珍惜老天給我的後福。

—— shix（一位抗癌勇士，「鳳梨因子」社群讀者留言）

為什麼要做生前預囑？

2017 年的一天，我終於做好了這件事，而且自認為是我的一件人生大事。我與父母視訊電話時說到我終於完成了一件人生大事，媽媽八卦神經立即上線，喜悅得不得了，開始了八卦記者式提問。可她瞬間飛起來的好心情就被無情地打到了谷底，因為此人生大事非彼人生大事。

這件人生大事是我寫好並提交了自己的生前預囑。

看到這裡，你是不是在想，我那時是不是重疾纏身，寫好生前預囑交代後事？其實並沒有。

在簽署並提交存檔生前預囑的時候，我不到而立之年，身心健康，在美國頂尖的醫院工作，我的工作也很有意義，患者和同事都很認可我。我每天生活也很開心，自給自足，對已有的當下心懷感恩，對未來充滿希望。我並沒有罹患重疾，也沒有想要輕生。我只是想在自己意識

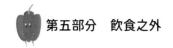

清醒的時候，為不可預知的死亡做好我可以做的準備。

生前預囑就是在健康或者意識清楚的時候簽署的，表達自己在疾病末期或者臨終時要或者不要某種醫療護理的指示性檔案；並且選擇醫學決策人在自己無法做決策的時候，針對檔案中沒有表達的指示做出決策。

我們總是很忌諱談論死亡。在我們的文化中，談死亡是很不吉利的。印象最深的就是小時候，只要一提到和死有關的話題，家人們都要「呸呸呸，不要亂說」，感覺要把死字帶來的晦氣都「呸」走。

可是我們每一個人都深知，我們終將面對死亡，無論是至親至愛的人離世，還是我們自己人生的告別。

生命有太多的不可預知，我們永遠不知道明天和意外哪個先來臨。

在醫院重症監護室工作的這些年，我看到了太多的生離死別。上一秒還怒放的生命，下一秒就敲開了死神的大門；也看到了太多生命垂危之際，患者未能如願，抱憾而終；還看到當患者家屬面對沒有意識無法表達自己心願的患者、面對他們身上無數的管子與儀器，無比艱難地抉擇。

「很抱歉，現在醫學已經無能為力，經過兩次確認，您太太已經腦死亡，撤除呼吸器嗎？」

「您女兒已經多重器官衰竭，24小時透析支持腎的功能，葉克膜 (extracorporeal membrane oxygenation，ECMO) 支持心臟和肺的功能。目前的醫學條件已經無法治癒她的疾病、換回她的生命，也只是這些機器在支撐著，是否撤機？」

「如果心跳再次停止，是否要做心肺復甦？您父親的疾病已經無法治癒了。上次心肺復甦時還斷了2根肋骨。」

……

這些都是極其艱難的決定，而又確實是臨床上患者和家屬真實面對的。

我能想像，對於沒有專業醫學知識的父母和家人，在面臨這樣的場景，讓他們做決定將會是何等的困難。而且，他們的抉擇也極有可能不是我所希望的。他們很可能會想要透過儀器來維繫我的生命，而其實這種沒有意義的「延長」，更多的是一種折磨。我更看重生命的品質而非生命的時長。在我已經確定沒有大腦功能，當我的疾病已經不可治癒的時候，我不需要生命支持來延長沒有品質的生命。我自己提前決策好，父母家人隨我願也會更心安。更多的醫學抉擇，在我生命垂危無法做決定的時候，有我選好的醫學決策人來幫我做。

於是，我在州政府的網站上下載好生前預囑的表格，盡快填寫好。

表格主要有四個部分的內容，第一部分是關於醫學決策人。

這部分需要填寫我選擇的醫學決策人的連繫方式，填寫一個主要決策人和兩個備選決策人。如果主要決策人無法提供醫學決策或者連繫不上的時候，備選的決策人按順序行使醫學決策權。

選主要決策人十分重要，畢竟這個人要代替我做出重要的治療和生命決策，要以為我的生命和人生價值取得最大的利益為目標，要深知我的價值觀，也不能因為我的臨終過於情緒化而喪失理智。這件事從我在重症監護室工作的第二年就開始醞釀，我在填表之前就已選好了一個特別適合的醫學決策人。他是我十多年的摯交、無話不談的好友，他深知我的價值觀，而且也有醫學和生物學的背景。在我正式把他的資訊填寫到我的生前預囑上之前，我們也為此事進行了多次深入的交流。

第二部分是關於臨終之時的醫學治療決策。

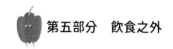

首先是目標和價值的陳述。我表達了我更看重生命品質而不需要延長無意義的生命時長的意願。

接下來是逐一勾選醫學治療決策。我選擇了不需要用生命支持來盡可能地延長生命，而是讓我盡可能地舒適的自然死亡。如果在疾病末期，我接受人工餵養和補液，我想人工餵養的營養可以讓我在疾病末期的時候有時間和精力去處理一些臨終的事；如果我那時意識不清，這個時間也可以讓我的家人去接受我的疾病末期狀況，以及對死亡的預期，也讓我的醫學決策人有時間幫我做決策處理一些相關事宜。但如果是死亡將至或者是我已經是腦死亡的狀態，我則選擇不接受人工餵養和補液。

這部分還專門留有一個板塊來填寫孕育狀況下的選擇：如果懷孕了，上述的醫學支持的決策是否需要改變。在懷孕的情況下，我選擇只有當醫學支持可以幫助胎兒成長到接近足月的出生或者至少達到32週胎齡，那麼我會選擇接受醫學和營養支持，讓這個小生命可以來到這個世界上。

第三部分是關於器官捐贈、遺體處理和葬禮。

對於器官捐贈，我毫不猶豫地填寫了所有能用的器官、組織全部捐贈。既可以給需要的人做器官移植，剩下的器官和組織也可以做標本，或者給科學研究人員提供研究樣品。

如果我死了，我的器官還能讓另一個生命繼續這個世界的精彩，這不是一件很好的事嘛！也是我存在這個世界的另一種方式。人體組織器官的標本對醫學教育十分有用，上學的時候我就感受到，真人的骨頭和模具真的有很大區別，尤其是滿布細節的頭蓋骨。人體解剖也是醫學教育的基礎，真人的標本可以幫助更有效的醫學教育，遺體器官和組織能

捐給科學研究更是我所欣喜的。人體，何等之精妙，我們科技和醫學發展了千年，至今也未能知曉全部。我們可以給腎衰竭的患者使用透析，卻不能像腎一樣，把所有廢物都有效地排出去；我們可以給胰腺有問題、沒法有效控制血糖的患者打胰島素，卻不能像胰腺自己產生胰島素那樣，不多不少，恰恰好地控制血糖的高低。在我們感慨造物主的偉大神奇之時，也在不斷探索，試圖掌握更多人體生理的機制，這樣才能更容易理解疾病，進而為更有效地治療疾病提供可能。而對人體器官和組織的研究，也為這樣的探索搭建了階梯。

要是還有剩下的器官組織，我選擇將我的遺體變成腐殖土，而不是火化或者傳統的埋葬（非常希望Recompose這家公司或者類似的公司快點發展壯大）。火化對環境實在是太不友好了，非常消耗能源，而且又排放大量的二氧化碳。變成腐殖土還可以種點花花草草。我想，就種一棵會開花的樹吧，家人坐在鮮花盛開的樹下野餐，我也以燦爛的方式與他們同在。

第四個部分就是自己的簽名和兩名公證人的簽名了。

寫好生前預囑，心裡輕鬆很多，感覺自己再無後顧之憂。尤其是給我的醫學決策人Z同學聊生前預囑的時候，他說：「你放心，如果你不行了，我一定會同意給你撤呼吸器的。但我一定會確定你是真的不行了。」

之後我把簽署好並完成了公證的生前預囑檔案掃描存檔，發給了我的首要醫學決策人和備選醫學決策人，以及我的家庭醫生，當然也給了父母一份。

我自認為這絕對是我人生的一件大事，老媽認為的人生大事根本不是事。我的人生我做主，出生之時，我沒有多少自主權；生命將亡之時，

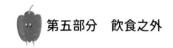

我一定要自己做主。

　　我想，在我清醒的時候，為未知的死亡親自安排好自己的生前生後事，是我對自己，也是對深愛我的人，最終的愛。

　　生前談談死，未嘗不好，逝者如願而無憾，生者心安且無怨。

　　生死兩相安。

　　生命有太多的不可預知，最真的莫過於當下，很多事經不起等待，不及時做，想做的事也許就再也沒有機會，想說的話也許就再也沒法被聽到，活在當下，盡力生活！

—— 孫凌霞

為什麼拒絕臨終營養支持？

　　「你怎麼能選擇不接受營養支持呢？你要讓自己餓死呀！你可是專業的美國註冊營養師，還是認證的臨床營養支持醫師！你不接受營養支持，你開什麼玩笑呀？！」看著我的生前預囑，爸爸質問道。

　　「這是說我生命垂危，沒幾天或者幾週就死（actively dying）的時候。」我回答道。

　　「你這孩子，說什麼呢？你要當餓死鬼嗎？」媽媽又一次質疑道。

　　那就來回答一下我到底為什麼拒絕臨終營養支持。

　　不當餓死鬼是我們中華文化中對生命將亡之人最後的祝福與尊重。死刑犯行刑前，往往會有一頓豐盛的飯菜來送行。然而這裡說的營養支持不是日常的吃飯，而是人工餵養，是一種醫療介入，就是當我們生病不能自己用嘴吃東西的時候，插一根細細的管子到胃腸道裡，把作為食

物的營養液打到身體裡，或者是像打吊針一樣，把營養液直接打到血管，也就是我們常說的腸內腸外營養支持。

在疾病的治療過程中，人工餵養確實是一個很重要的醫療手段。現代醫療因為有了對人工餵養的成熟使用，才給不能吃飯的患者提供營養維持生命成為可能，讓疾病有更多的治療的機會，讓更多的患者能夠被治癒。

但是，如果病情加重，治療無望，死亡將至的時候，再多的治療就是過度治療了。這個時候再給人工餵養進行醫療介入意義就不大了。甚至給了以後，死亡的過程可能會更加難受。

臨床已經發現，在自然死亡的過程中，患者會自主地停止吃喝，讓身體更舒適，也就是臨終脫水。這其實是一個鎮痛的過程，科學家發現，在死亡的過程中，患者減少吃喝，會讓身體產生酮體以及內源性鴉片類物質，這些物質會有麻醉和止痛的功效，能緩解死亡過程中的不適。如果人工餵養反而增加身體內的液體瀦留，更容易產生呼吸困難、水腫、噁心、嘔吐等不舒服的症狀，尤其是直接往血管裡點滴。

研究還發現，其實在死亡的過程中，口渴或者口乾與是否給予人工餵養沒有關係，而且就算給了人工餵養，無論是用管子餵到消化道的腸內營養，還是直接打到血管裡的腸外營養，都不會緩解這種口渴或者口乾的狀態。而用蘸過水的海綿棒幫助患者護理口腔，讓口腔溼潤，或者喝一點點水更能有效緩解口渴或者口乾的不適。腸外營養或者靜脈給液體，更容易導致身體瀦水而讓患者更加不舒服。

如果生命末期，患者還能吃東西，就依患者自己的喜好和耐受程度來吃，不想吃或者不能自主吃也不要強求。

營養支持，是一個醫學介入。在行醫的過程中，作為醫療工作者，

我們不斷努力在做的就是提供治療而不傷害到患者。然而很多時候，治療都會讓患者受苦，比如化療就有很強的副作用。這時候，我們權衡的就是這樣的受苦是否可以承擔，是否可以幫助疾病治療，是否利大於弊。就算在生命末期，疾病無法被現階段的醫療所治癒的時候，我們也希望給患者提供的是最後人生歷程的舒緩與安寧，不提前死亡的到來，也不推遲死亡而讓患者承受更多的苦難。

生命末期的臨床營養支持是一個非常有爭議的話題，但無論抉擇如何，患者的舒緩與安寧，以及患者本人的意願，是一切抉擇的前提和核心。在醫院，我們臨床醫護人員會非常尊重患者自己的意願，當患者自己無法做決定又沒有生前預囑的時候，我們會進一步考慮患者家屬的意願。

而今，我有自己的生前預囑，給父母講解清楚，也希望他們在了解了臨終場景以後，能理解我的決策，也能安心接受我的決策。

最終，生死兩相安。

我爸還清醒的時候就說了，不要搶救。慶幸，他生前我與他談論過很多關於生死的事情，問他的心願，但還是留有太多遺憾，每次想起都會淚崩，想著，要是（他）多活幾年多好呀！

—— 秋水無痕
（一位癌症患者家屬，「鳳梨因子」社群讀者留言）

第六部分　食譜參考

In the end, it』s not the years in your life that count. It's the life in your years.

歸根究柢，生命的品質勝過生命的長度。

—— 亞伯拉罕·林肯（Abraham Lincoln）

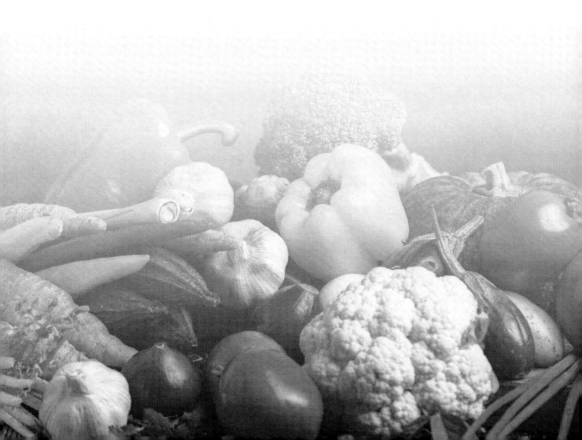

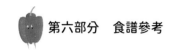

食物攜手助康復，營養伴君行愈路。

膳食的多樣性會帶來更豐富的營養，也能讓營養更趨於均衡。在飲食營養中，最忌諱的就是標榜明星食物並奉之於神壇。某種食物或營養素多吃少吃、吃或不吃對健康的影響，從來不是獨立存在的。整體的膳食模式對我們健康的影響，遠遠比單獨某一個食物或者營養素更為重要。

所以，在吃的世界中，做一個鍾情專一的人不是一個好選擇，而對待食物花心，什麼都吃點的人，往往能吃得更營養健康。

前面說了各種道理，這個部分，想給大家介紹一些簡單易行的參考食譜，從多樣化的飲品到營養流質，再到普食菜餚和餐間小食。大家不必完全照搬，飲食，與我們的生活和文化息息相關，這裡只是拋磚引玉，希望能給大家一些啟發，舉一反三，製作自己喜歡且適合的食物。

注：食譜部分營養成分數據來源於美國農業部食物成分資料庫以及《中國食物成分表》(第六版)。

清流質和果蔬汁

喝水也可以變換花樣

喝足夠的液體才能保障身體的正常生理功能，尤其是在使用化療藥物期間，很多藥物有毒副作用，增加飲水量，可以幫助這些毒素盡快排出體外，降低出血性膀胱炎的發生。建議患者一天喝不少於2,000毫升液體，如果胃口還行，腎功能正常不需要限制液體的患者，可以喝到

3,000 ～ 4,000 毫升，不一定是水，流質都可以算進去。如果是肝腎功能受損的患者，醫生要求限液，那麼飲水量就另當別論了，請遵醫囑。

治療期間，由於一些藥物的副作用使得味覺改變、食欲低下，患者連水都不想喝了。這時候，可以用蔬果來製作有味道的水，既好看又好喝。可以把喜歡的果蔬切片泡在水裡，給水增加滋味，也可以喝煮蔬果後的水，尤其是當出現嗜中性球減少症、免疫力低下的時候，可以把蔬菜、水果煮一下，喝煮過的水，煮沸以後有助於殺菌。

下面就給大家舉幾個果蔬水的例子，大家也可以根據自己的喜好嘗試不同的果蔬水。

生薑檸檬水

生薑和檸檬都有助於緩解噁心的症狀，也讓水有了一些滋味。可以根據自己的喜好增減生薑和檸檬的量。

> 做法步驟：生薑洗淨去皮，切4 ～ 5片放入水中；檸檬洗淨，切半，擠檸檬汁到水裡。

黃瓜薄荷水

黃瓜和薄荷味道都很清爽，喝起來滋味爽口。可以根據自己的喜好增減黃瓜和薄荷的量。

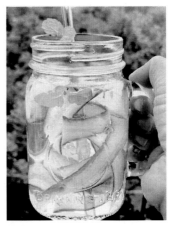

黃瓜薄荷水

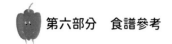

> 做法步驟：黃瓜洗淨，切4～5片放入水中；摘5～6片薄荷葉子，洗淨放入水中。

奇異果草莓水

奇異果鮮綠，草莓紅嫩，一搭配，顏色就很喜人，泡水味道也酸甜可口。

> 做法步驟：奇異果、草莓洗淨切片塊放入水中。

雪梨煮水

梨水清甜溫潤，治療期間，由於藥物副作用可能使味覺改變，甜的味道一般都還能接受，不會嘗出非食物的味道。右圖是加了紅棗和枸杞的，盛出一碗可以做小食，做飲品的話，可以只喝煮好的水。

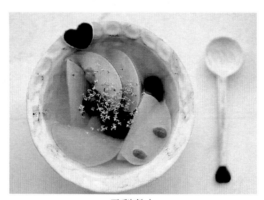

雪梨煮水

> 做法步驟：雪梨洗淨去皮切塊放入沸水中，煮10分鐘，盛出梨水，放涼到溫度適宜飲用。

自製混合果蔬汁

不同的蔬菜水果都可以放在一起攪拌榨汁喝，補充多種維生素和礦物質。一般情況建議攪拌以後不濾渣飲用，這樣還可以補充優質的膳食纖維，對緩解便祕也是有好處的。如果是治療期間，胃腸道受損，嚴重腹瀉，需要低渣膳食，則可以將果蔬榨好汁並濾渣飲用。另外，考慮到腫瘤患者日常飲水較少，且容易腹脹，就可以將果蔬榨汁濾渣以後當水喝，每天500～1,000毫升或者每天一半的飲水量都來自果蔬汁，既能補充水分，又能補充多種營養素，幫助維繫身體的正常生理和免疫功能，幫助胃腸道的健康。注意，果蔬汁中，蔬菜為主，水果為輔，每天2份拳頭大小的水果就好。

這裡列舉2個果蔬汁的食譜。食譜來源於香柏樹兒童腫瘤關愛中心，已經得到許可，在此書食譜部分收錄轉載。

秋冬季：胡蘿蔔2～3根＋大白菜（4～5個大白菜梆子）＋芹菜1根＋蘋果或梨子1個（胡蘿蔔汁與大白菜汁比例1：1）。

春夏季：胡蘿蔔2～3根＋黃瓜1～2根＋芹菜1根＋蘋果1個或哈密瓜去皮切塊1小碗（胡蘿蔔汁與黃瓜汁比例1：1）。

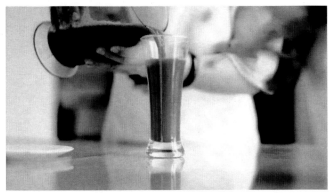

自製混合果蔬汁（圖片來源於香柏樹兒童腫瘤關愛中心，已經得到使用許可）

　　這些果蔬水或者果蔬榨汁，可以算作流質飲食中的一種。治療期間，流質飲食是特別重要的一種膳食形態，運用得好，既可以補充液體又可以容易且方便地補充營養，就算疲乏不想咀嚼，喝也能省力不少。

　　流質飲食一般分為清流質和全流質。清流質就是透明的液體，一眼看過去清澈透明，比如水、無渣蘋果汁、清茶、清湯。手術前後，醫生可能會交代一定時間內只能喝清流質。全流質就是可以流動的液體，如不透明的果蔬汁（如橙汁、胡蘿汁）、奶製品都可以算是全流質。全流質比起清流質，熱量、營養密度更高，既能補充水分又可以補充營養。下一個部分會介紹高營養密度的全流質飲食。

高營養密度的流質和糊狀食物

　　高營養密度流質和糊狀食物是非常適合癌症患者在治療期間的飲食。流質和糊狀食物幾乎不需要咀嚼，吃起來不但不費力也容易吞嚥，而且透過將多種食物混合攪拌可以製作出高營養密度的食物，有利於最大化每一口食物能提供的營養，幫助患者在食慾不佳、進食量有限的時候更好地補充營養。另外，糊狀飲食也可以調整稀稠度，對於有吞嚥障礙的患者，有助於防止誤吸和嗆咳。

　　製作流質和糊狀食物需要食物料理機，如果家裡沒有，非常推薦患者或家屬入手一個。不需要多高級的破壁機，只需要能攪拌就可以。

　　這個部分的高營養密度流質和糊狀食物主要介紹營養雜糧糊、奶昔以及其他高蛋白的糊狀食物。

營養雜糧糊

營養雜糧糊可以選用五穀雜豆堅果、種籽為基礎，加入蔬菜水果混合製作。

五穀雜豆有助於補充優質的碳水化合物以及植物蛋白質。對於吃素的患者，穀物和豆類混合也是最佳化胺基酸配比補充蛋白質的好方法。種類越多營養越豐富，可以混合不同的穀物和雜豆類食材。

堅果和種籽可以提供優質的脂肪，還可以提供豐富的維生素、礦物質和膳食纖維，是營養豐富且幫助增加熱量的優質食材。

加入蔬菜、水果，不但可以幫助調節顏色、增加甜味，還能提供非常豐富的維生素、礦物質以及其他有助於健康、幫助對抗疾病的植物營養素，另外還有助於維持腸道健康的膳食纖維。

對於可以吃動物食品的患者，推薦在這個基礎上再增加雞蛋。雞蛋也是營養非常豐富的食物，提供身體容易吸收利用的優質蛋白質，還有多種維生素和礦物質等有益健康的微量營養素。喜歡吃肉的患者也可以把烹飪至全熟的肉類一起攪拌，例如味道比較淡的雞肉、魚肉等，幫助增加優質的蛋白質。

也可以使用蛋白粉來比較容易地增加蛋白質。在蛋白粉的選擇方面，我會推薦患者優先考慮乳清蛋白粉，乳清蛋白富含人體所需的所有必需胺基酸，屬於完全蛋白質，同時生物利用率高，且富含亮氨酸，有助於肌肉合成。在選擇蛋白粉的時候，盡量選擇醫用的，而不是新增了很多調味料或者高劑量維生素的健身人士使用的。不推薦大家只泡蛋白粉喝，需要蛋白質和碳水化合物一起吃才能更好地幫助肌肉的合成。

下面介紹幾個例子，大家可以根據自己的喜好，嘗試一下，變換不同的花樣。

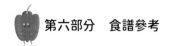

米豆堅果營養糊

　　米豆、堅果、種籽放在一起，有助於最佳化植物蛋白中的胺基酸配比，滿足人體所有必需胺基酸的需要，使之更利於人體吸收利用，對素食患者十分友好。這碗米豆堅果營養餬口感醇香，營養豐富。喝半份這個營養糊就能有接近280kcal熱量和15克蛋白質。就算是素食患者，不加雞蛋，一份米豆堅果營養糊也能提供不錯的蛋白質。

　　如果是營養不良的患者，可以在營養糊中加入1勺味道比較淡的植物油，如橄欖油、山茶籽油、葵花籽油等，或者加入1個酪梨，又可以增加100 ～ 200kcal的熱量。還可以再加入1 ～ 2勺乳清蛋白粉，又可以增加6 ～ 12克優質蛋白質。

　　大家可以根據自己家的食材，選擇不同的豆類、米類以及堅果和種籽，還可以加入玉米或者胡蘿蔔改變顏色和增加口味。

　　注意：豆類富含膳食纖維，如果腹脹，可以減少豆子的用量。

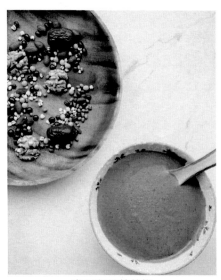

米豆堅果營養糊

食材：

穀物：可以用稻米或者喜歡的穀物，種類多營養更豐富，這裡舉例用稻米、大麥、薏仁米各10克。

豆類：可以用喜歡的豆類，種類多營養更豐富，這裡舉例用黃豆、紅豆、綠豆、黑豆各10克。

其他：花生20克，紅棗、核桃各10克，枸杞和芝麻各5克、雞蛋1個（約60克）。

做法步驟：

1 黃豆、紅豆、綠豆、黑豆洗淨浸泡6小時，稻米、大麥、薏仁米洗淨浸泡2小時；建議放在冰箱浸泡，以免室溫過高滋生細菌。

2 紅棗、枸杞溫水泡軟洗淨，紅棗去核；黑芝麻洗淨。

3 雞蛋蒸熟（或煮熟）去皮。

4 第4步根據器材有兩個選擇。

　　如果有可以製糊加熱的食物料理機：將所有食材放入食物料理機（或其他可以製糊加熱的豆漿機），加500毫升水（也可根據喜好增減水量），按照機器上的功能選擇米糊或者雜糧糊即可。

　　如果食物料理機只有攪拌功能：把泡好的各種豆類和米類，加入核桃和花生，用鍋或者電鍋（快鍋會更快一些）的煮粥模式煮軟爛，再加入紅棗、枸杞、黑芝麻煮5分鐘，然後將煮好的食材加上雞蛋一起放進食物攪拌機，攪拌成糊，根據喜好增減水量即可。

　　米豆堅果營養糊可以提供的營養（表6-1）：

熱量：556 kcal

總蛋白質：31 克

完全蛋白質：15 克

脂肪：25 克

膳食纖維：10 克

（各數值取整）

表 6-1　米豆堅果營養糊營養成分表

食材	熱量／kcal	蛋白質／克	脂肪／克	完全蛋白質／克	膳食纖維／克
大米	35.0	0.8	0.1	0.0	0.1
大麥	33.0	1.0	0.1	0.0	1.0
薏仁米	36.0	1.3	0.3	0.0	1.0
黃豆	39.0	3.5	1.6	3.5	1.6
紅豆	3.2	2.0	0.1	0.0	0.8
綠豆	32.9	2.2	0.1	0.0	0.6
黑豆	40.0	3.6	1.6	3.6	1.0
紅棗	31.7	0.2	0.0	0.0	1.0
核桃	61.6	1.8	5.0	0.0	0.7
花生	114.8	5.0	8.8	0.0	1.2
枸杞	17.5	0.7	0.0	0.0	0.7
黑芝麻	28.0	1.0	2.3	0.0	0.7
雞蛋	83.0	7.8	5.2	7.8	0.0
總計	555.7	30.9	25.2	14.9	9.5

注：完全蛋白質代表這個單個食材可以提供所有人體必需胺基酸的蛋白質

馬鈴薯核桃香蕉雞蛋糊

　　不同種類的食物混合製作成糊，是容易吃且營養密度高的食物。這碗馬鈴薯核桃香蕉雞蛋糊，香甜可口，有馬鈴薯這個富含碳水化合物的

主食類食物，有作為蔬菜類食物的胡蘿蔔，有水果類食物的香蕉。雞蛋、乳清蛋白粉能提供優質蛋白質，核桃既能提供健康的油脂又富含維生素和礦物質，香蕉、胡蘿蔔、雞蛋黃富含多種維生素、礦物質以及植物營養素。

　　打好後，倒入杯子中，一杯下肚，可以補充302kcal熱量、18克蛋白質，還有維生素和礦物質。也可以根據自己的喜好，增減水量，改變稀稠度。

　　如果是營養不良的患者，要更大化營養密度，可以將水替換成牛奶（注意：胃腸道手術以後或者乳糖不耐受的患者不要選擇牛奶，可能會出現乳糖不耐受）、豆漿或者特殊醫學用途配方食品的營養液。這樣又可以再增加100～250kcal熱量和7～10克蛋白質。

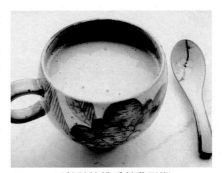

馬鈴薯核桃香蕉雞蛋糊

食材：

馬鈴薯1個（約50克）、香蕉半個（約50克）、3個剝好殼的核桃（約15克）、雞蛋1枚（約60克）、胡蘿蔔20克、乳清蛋白粉1勺（大概7克，含6克乳清蛋白）、飲用水250毫升（大概一杯）。

做法步驟：

1 將馬鈴薯和胡蘿蔔去皮切塊蒸熟，雞蛋蒸熟（或煮熟）去皮，香蕉去皮，

2 將以上食材一同放入料理機（攪拌機、豆漿機、破壁機等都可以，有打碎攪拌的功能就好），加250毫升水。打勻即可。

馬鈴薯核桃香蕉雞蛋糊可以提供的營養（表6-2）：

熱量： 302 kcal

總蛋白質： 18 克

完全蛋白質： 14 克

脂肪： 15 克

膳食纖維： 5 克

（各數值取整）

表 6-2　馬鈴薯核桃香蕉雞蛋糊營養成分表

食材	熱量／kcal	蛋白質／克	脂肪／克	完全蛋白質／克	膳食纖維／克
馬鈴薯	43.0	0.9	0.1	0.0	1.8
香蕉	45.0	0.6	0.2	0.0	1.3
核桃	98.0	2.3	9.8	0.0	1.0
雞蛋	83.0	7.8	5.2	7.8	0.0
胡蘿蔔	8.0	0.2	0.1	0.0	0.6
乳清蛋白粉	25.0	6.0	0.0	6.0	0.0
總計	302.0	17.8	15.4	13.8	4.7

杏仁花生漿

這個杏仁花生漿非常好喝，樣子白淨似牛奶，更有堅果的香味，口感醇滑，熱飲冷飲的口味都很棒。營養也非常好，優質脂肪和蛋白質都很豐富。作為飲品，能幫助治療中的患者獲得更多的熱量和蛋白質。還可以做好了凍在冰箱做成冰棒，在放療和化療的時候吃。前文提到過放

療和化療時嘴裡含冰的東西可以幫助降低口腔黏膜炎發生的機率和發生的嚴重程度。

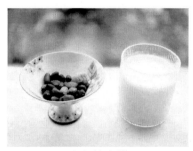

杏仁花生漿

食材：

大杏仁（巴達木）、花生、粳米各20克、雞蛋白2個（約36克）。

做法：

1 將大杏仁（巴達木）、花生洗淨浸泡後去皮，粳米洗淨浸泡1小時。

2 雞蛋帶皮蒸熟剝去黃留蛋白。

3 如果有可以製糊加熱的食物料理機：將去了皮的大杏仁、花生和雞蛋白放入可以製漿（糊）加熱的食物料理機或者各種豆漿機；加350毫升（克）水，按照機器上的功能選擇五穀漿或者米糊即可。如果沒有可以製漿（糊）加熱的食物料理機，也可以將去了皮的大杏仁、花生和粳米用煮粥的方式煮好，放入食物攪拌機，加入雞蛋白一起攪拌，按自己的喜好增減水量即可。

杏仁花生漿可以提供的營養（表6-3）：

熱量：313 kcal

總蛋白質：19 克

完全蛋白質：8 克

脂肪：18 克

膳食纖維：4 克

（各數值取整）

表 6-3　杏仁花生漿營養成分表

食材	熱量／kcal	蛋白質／克	脂肪／克	完全蛋白質／克	膳食纖維／克
大米	70.0	1.6	0.1	0.0	0.1
大杏仁／巴達木	86.0	4.0	8.6	0.0	2.0
花生	114.8	5.0	8.8	0.0	1.6
雞蛋白	42.0	8.1	0.1	8.1	0.0
總計	312.8	18.7	17.6	8.1	3.7

蔬果奶昔

　　蔬果奶昔，以奶為基礎，加入蔬菜、水果、堅果等食材，攪拌以後就是一杯味佳色美營養棒的糊狀飲食了。特別適合作為少食多餐時候的加餐小食，也可以作為食欲不佳時候的「不吃就喝」的高營養密度飲品。

　　建議現做現喝，一方面是蔬菜水果攪拌以後容易氧化變色，做好不及時喝，放置一段時間後就不太好看了，另一方面，攪拌以後在室溫下容易滋生細菌，不建議在室溫下放置超過 2 小時，如果喝不完，可以將剩餘的加蓋放置冰箱，可最多存放 24 小時。

　　表 6-4 是常用來製作高營養密度蔬果奶昔的食材，大家可以從每一個種類的列中挑選自己容易買到的、喜歡的食材，隨意組合。後面會給大家介紹幾個具體例子。

表 6-4　製作高營養密度蔬果奶昔的參考食材

水果	蔬菜	液體（奶）	增加熱量的食材	增加蛋白質的食材	其他
藍莓 草莓 香蕉 木瓜 蘋果 梨子 芒果 鳳梨	羽衣甘藍 菠菜（用水焯一下） 生菜 西芹 黃瓜 胡蘿蔔	牛奶 無乳糖牛奶（如舒化奶） 豆奶／豆漿 特殊醫學用途配方食品奶液 酸奶 椰奶（無額外添加糖的）	牛油果 椰肉、椰蓉 燕麥 紫薯 紅薯 堅果醬（花生醬、芝麻醬等） 堅果（核桃、大杏仁、松子等） 植物油（如橄欖油、山茶籽油等味道比較淡的油）	雞蛋 豆類（如紅豆） 亞麻籽 奇亞籽 嫩豆腐 蛋白粉 南瓜籽 葵花籽 大麻仁	可以用來調味的： 肉桂粉 可可粉（可以作出巧克力味） 抹茶 薑黃 蜂蜜

備註：

✦ 若出現腹瀉的情況：

　◇ 可避免使用普通牛奶，可以選用無乳糖牛奶，如舒化奶、豆漿或者特殊醫學用途配方食品的營養液或營養粉加水沖調。

　◇ 若有腹脹的情況，可考慮規避常見脹氣食材：豆類、普通牛奶（含乳糖）、芒果、蘋果、芹菜、羽衣甘藍。

✦ 若出現嗜中性球減少症：

　◇ 水果選擇可以剝皮的，如芒果、鳳梨、香蕉、木瓜、蘋果、梨子等。

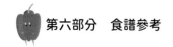

洗淨去皮後食用。

◇ 蔬菜中，羽衣甘藍、生菜、芹菜可以洗淨後大火快蒸 5 分鐘；菠菜用開水焯一下；黃瓜、胡蘿蔔去皮。

◇ 嫩豆腐、堅果、種籽等也可以大火蒸 10 分鐘再用，幫助除菌。

◇ 選擇巴氏殺菌處理的蜂蜜而非未加工的蜂蜜。一般菜市場上買的散裝蜂蜜都不是巴氏殺菌過的，超市裡瓶裝的蜂蜜一般會註明巴氏殺菌過。

下面給大家舉例幾個蔬果奶昔：

羽衣甘藍香蕉奶昔

下面是羽衣甘藍香蕉奶昔食材選擇列表（表6-5）。

表 6-5　羽衣甘藍香蕉奶昔食材選擇列表

水果	蔬菜	液體（奶）	增加熱量的食材	增加蛋白質的食材	其他
香蕉	羽衣甘藍	豆漿 優格	牛油果 椰肉 堅果（大杏仁、核桃）	蛋白粉 亞麻籽	無

這個奶昔是我的最愛，夏天天熱不想吃飯，我就給自己做一杯，嫩綠的顏色，映出夏日的清新，親嘗一口，涼爽香甜，心滿意足，營養也非常豐富，是高熱量、高蛋白質、高微量營養素的食物。

香蕉本身就香甜可口，所以這個奶昔可以不用放任何新增糖，也能有香甜的口感。羽衣甘藍是十字花科的蔬菜，對預防癌症很好，而且營養豐富，富含 β-胡蘿蔔素、維生素C、維生素K，還有有益於眼睛和大腦健康的葉黃素與玉米黃質，礦物質含量也十分豐富，例如鈣、鎂、銅

等，也能補充膳食纖維。酪梨富含葉黃素而且提供優質脂肪和膳食纖維。堅果和種籽也能提供優質的脂肪、多種微量營養素和膳食纖維。

這樣做出來，吃250毫升的一小杯，也能有接近350kcal的熱量，接近17克蛋白質，是喝同樣量的牛奶的2～3倍的熱量和蛋白質量。

體重下降的患者，可以把脫脂優格和豆漿換成全脂優格以及特殊醫學用途配方食品的營養液。椰子肉是熱量很高的食物，體重下降的患者可以使用，如果不容易買到，也沒關係，可以增加一勺植物油，也可以將食譜中的半個酪梨換成一個，還可以買椰漿來替代這裡用的豆漿（注意：椰漿是天然椰子汁和椰肉混合而成的白色液體，不建議使用含有多種新增劑的椰子汁飲料）。

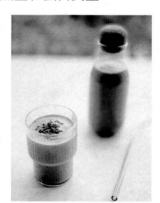

羽衣甘藍香蕉奶昔

食材：

香蕉一根（約100克）、羽衣甘藍8片（約50克）、酪梨半個、核桃一個（約10克）、大杏仁（巴旦木）一小把（大概10粒，約10克）、亞麻籽1勺（約7克）、無糖脫脂優格100克、無糖椰蓉2勺（約10克）、無糖豆漿200毫升、乳清蛋白粉2勺（約14克，含12克乳清蛋白）

做法步驟：

先將堅果和種籽類放入攪拌機中攪拌成粉狀，再加入羽衣甘藍、香蕉（喜歡吃冷的可以把香蕉切塊冰凍一下再攪拌）、酪梨、優格、椰蓉、豆漿，攪拌均勻即可。這個配方做出來大概500毫升成品。

羽衣甘藍香蕉奶昔可以提供的營養（表6-6）：

熱量： 697 kcal

總蛋白質： 35 克

完全蛋白質：25 克

脂肪：36 克

膳食纖維：15 克

（各數值取整）

表 6-6　羽衣甘藍香蕉奶昔營養成分表

食材	熱量／kcal	蛋白質／克	脂肪／克	完全蛋白質／克	膳食纖維／克
香蕉	90.0	1.1	0.3	0.0	2.6
羽衣甘藍	25.0	2.1	0.5	0.0	1.8
牛油果	109.0	1.4	10.0	0.0	4.6
大杏仁	73.0	2.4	6.5	0.0	1.3
核桃	61.6	1.8	5.0	0.0	0.7
亞麻籽	36.0	1.2	2.0	0.0	1.3
無糖脫脂優格	80.0	4.5	0.0	4.5	0.0
無糖椰蓉	60.0	0.7	6.5	0.0	1.6
無糖豆漿	112.0	8.0	5.1	8.0	0.9
乳清蛋白粉	50.0	12.0	0.0	12.0	0.0
總計	696.6	35.2	35.9	24.5	14.8

巧克力花生奶昔

下面是巧克力花生奶昔食材選擇列表（表6-7）。

表 6-7　巧克力花生奶昔食材選擇列表

水果	蔬菜	液體（奶）	增加熱量的食材	增加蛋白質的食材	其他
香蕉	無	牛奶	牛油果 堅果	蛋白粉	可可粉

　　這個巧克力花生奶昔也是高熱量、高蛋白的流質食物。可可粉是製作健康巧克力口味食物的神器，比起直接買巧克力牛奶，減少了新增糖，而且可可富含礦物質以及有抗氧化功能的植物營養素（如黃酮類化合物），有益健康。這個巧克力花生奶昔很好喝，也可以凍起來做冰棒吃。

> 食材：
> 香蕉一根（冷凍以後打出來更細膩）、牛奶200毫升、酪梨半個、無糖可可粉一小勺（約5克）、花生一大把（大概30粒，約30克，用烤過的花生會更香一些，或者可以用花生醬2大勺）、乳清蛋白粉2勺（約14克，含12克乳清蛋白）。
> 做法步驟：
> 將所有食材放入攪拌機中攪拌，攪拌均勻即可。

　　巧克力花生奶昔可以提供的營養（表6-8）：

熱量：568 kcal

總蛋白質：29 克

完全蛋白質：18 克

脂肪：33 克

膳食纖維：12 克

（各數值取整）

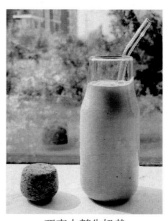

巧克力花生奶昔

表 6-8　巧克力花生奶昔營養成分表

食材	熱量／kcal	蛋白質／克	脂肪／克	完全蛋白質／克	膳食纖維／克
香蕉	90.0	1.1	0.3	0.0	2.6
牛油果	109.0	1.4	10.0	0.0	4.6
花生	189.0	8.6	16.4	0.0	2.8
全脂牛奶	120.0	6.0	6.5	6.0	0.0
可可粉	10.0	0.0	0.0	0.0	2.0
乳清蛋白粉	50.0	12.0	0.0	12.0	0.0
總計	568.0	29.1	33.2	18.0	12.0

愛吃豆腐的水果 [6]

下面是愛吃豆腐的水果食材選擇表（表6-9）。

表 6-9　愛吃豆腐的水果食材選擇表

水果	液體	增加能量的食材	增加蛋白池	其他
藍莓 鳳梨 草莓 香蕉	優格	椰蓉	嫩豆腐 蛋白粉	無

多種水果混合帶來了多樣的色彩以及有益健康的多種維生素、礦物質以及植物營養素。豆腐是我們常吃的食物，也能提供優質的完全蛋白質。這樣搭配香甜可口，而且是高熱量、高蛋白質、高維生素的高營養密度食物。可以作為優質的加餐小食，體重減輕或食欲不佳的患者，可

---

(6)　食譜來源於加拿大註冊營養師蔡依憬，已獲得許可在此書食譜部分收錄轉載。

以把脫脂優格換成全脂優格以增加熱量。如果是需要低脂膳食的患者，使用脫脂優格，並去除椰蓉。

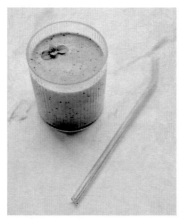

愛吃豆腐的水果

食 材：藍莓一小把（約30克）、鳳梨3塊（約50克）、草莓4個（中等大小，約50克）、香蕉半根（約50克）、無糖椰蓉2勺（約10克）、優格200克，嫩豆腐150克、乳清蛋白粉2勺（約14克，含12克乳清蛋白）。

做法步驟：將所有食材放入攪拌機中攪拌，攪拌均勻即可。

　　注意：如果是嗜中性球減少症的患者，豆腐需要蒸10分鐘再使用。骨髓移植後3個月內的患者，可以把藍莓、草莓換成是需要剝皮的水果，例如香蕉、鳳梨，芒果、奇異果、橙子等。

　　愛吃豆腐的水果可以提供的營養（表6-10）：

　　熱量： 433 kcal

　　總蛋白質： 25 克

　　完全蛋白質： 23 克

脂肪：8 克

膳食纖維：5 克

（各數值取整）

表 6-10　愛吃豆腐的水果營養成分表

食材	熱量／kcal	蛋白質／克	脂肪／克	完全蛋白質／克	膳食纖維／克
藍莓	16.0	0.2	0.0	0.0	0.7
鳳梨	25.0	0.3	0.1	0.0	0.7
草莓	16.0	0.3	0.2	0.0	1.0
香蕉	45.0	0.6	0.2	0.0	1.3
無糖椰蓉	60.0	0.7	6.5	0.0	1.6
無糖脫脂優格	160.0	9.0	0.0	9.0	0.0
嫩豆腐	61.0	2.3	1.3	2.3	0.0
乳清蛋白粉	50.0	12.0	0.0	12.0	0.0
總計	433.0	25.0	8.3	23.0	5.0

其他高蛋白食物

薑汁蒸蛋

　　雞蛋是營養豐富的食材，提供優質的蛋白質和多種有益健康的微量營養素。這個薑汁蒸雞蛋，口感順滑，不需咀嚼，一個雞蛋可以提供大概 80kcal 的熱量和大概 7 克的優質蛋白質，加入薑汁以後，有助於緩解噁心的症狀，還可以增加食欲。

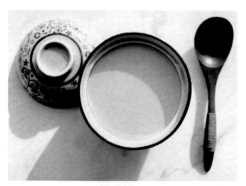
薑汁蒸蛋

食材：

雞蛋1個（約60克）、生薑2～3克、食用油3～4滴（可用芝麻油或橄欖油）、水250毫升或者250克，鹽少許。

做法步驟：

1 將一枚雞蛋打入小碗中，加入適量的鹽和食用油，充分打碎攪勻，再加入250克溫熱水並充分攪勻。注意：雞蛋本身就有鮮味，可以不放鹽，尤其是有水腫或者使用大量激素類藥物的患者，建議少食鹽。

2 將生薑切小擠出薑汁（也可以用料理機，將薑製作成薑泥），根據個人的喜好適量加入攪勻的蛋液中（可5～20滴）。放入蒸鍋大火蒸至蛋液凝固後關火取出食用。對於沒有口腔潰瘍的症狀的患者，也可以蒸好後滴入薑汁，這樣薑味較濃。

青豆糊

　　毛豆／青豆是大豆類食物，是植物蛋白質的優質來源，屬於可以提供所有人體必需胺基酸的完全蛋白質食物。對於素食患者，毛豆／青豆是非常優質高蛋白質食物來源。青豆比較硬，咀嚼有些費力，治療期間

患者容易疲乏虛弱，將青豆做成青豆糝就非常容易吃，而且這種糊狀的食物也能幫助緩解治療期間的口乾等不適症狀。加入花椒油和芝麻油有助於除去豆腥味，增加香味，促進食欲。

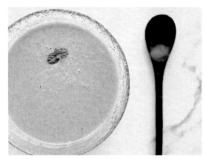

青豆糝

食材：

新鮮毛豆／青豆200克、綠花椒（或花椒）6～7粒、鹽少許、水350毫升、芝麻油6～7滴。

做法步驟：

1 將剝好的青豆，加入花椒、鹽、水一起煮熟。

2 煮好後放入攪拌機（豆漿機或者破壁機），打成糊狀，滴入芝麻油即可。

青豆糝可以提供的營養：

熱量： 260 kcal

總蛋白質： 26 克

完全蛋白質： 26 克

脂肪： 10 克

膳食纖維： 10 克

（各數值取整）

普食菜餚，一菜多料營養佳

　　這部分內容給大家分享一些適合治療和康復期間的家常食譜，從主食到菜肉，出發點就是高蛋白和高微量營養素，盡量做到每一口膳食營養最大化。同時也會分享新鮮簡易的蔬菜快手做法，多吃蔬菜有益健康，還能降低癌症發生的風險。

五穀雜糧飯

　　華人圈大部分人的日常主食就是白米飯、麵條、米粉、饅頭等。這些主食最大的一個缺陷，就是全穀物透過精緻加工而成，在這個加工過程中，有益於健康的營養素，例如膳食纖維、維生素、礦物質都損失殆盡。所以推薦主食多吃全穀物的食物，最好一半或者更多的主食來自於全穀物食物，尤其是治療結束以後的患者。治療期間，由於消化道功能受損，可能一段時間內對過多的膳食纖維耐受不好，不用這麼多的全穀物，每次就在做白米飯的時候放一種全穀物。做麵條和饅頭的時候，也可以用全麥麵粉或者在白麵粉中加入其他全穀物。這裡分享五穀雜糧飯，可以作為主食，增加膳食纖維和微量營養素。

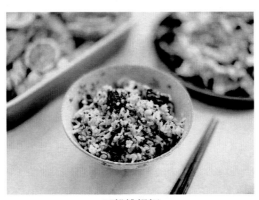

五穀雜糧飯

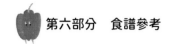

食 材：各種豆類：紅豆、黑豆、黃豆、綠豆、鷹嘴豆。

各種穀物：糙米、白米、大麥、薏仁米、小米、藜麥。

水：適量（豆類和糙米等全穀物比煮白米需要的水多，可以放平時煮米的1.5倍水量），也可以嘗試以後根據自己對軟硬的喜好調整加水量以及不同穀豆的比例。

做法步驟：就跟平日做米飯一樣。可將豆類提前浸泡2～4小時（注意，可以放在冰箱裡浸泡，避免溫度過高帶來食品安全隱患）。

鮭魚奇異果雞蛋炒飯

　　炒飯可以將不同食材綜合在一起，每一口就能把菜飯都一起吃了。這份炒飯加了不同的食材，相比較單純吃一碗米飯，每一口能吃下去的營養增加了不少。雞蛋、鮭魚都能提供優質的蛋白質。鮭魚還富含優質的ω-3脂肪酸，有益心血管和大腦的健康，幫助對抗身體炎症。如果不容易買到鮭魚，也可以換成其他提供優質蛋白質的食物，如蝦仁、雞肉等。加入蔬菜水果，顏色漂亮，口味也好很多，奇異果也可以換成橙子，味道也很不錯。可以用糙米來代替白米飯，營養更豐富。還可以使用蝦皮（海米），這樣既增加鹹味和鮮味，又可以不用或者少用鹽了，還能補鈣。

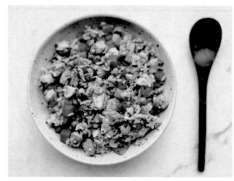

鮭魚奇異果雞蛋炒飯
該食譜改編自香柏樹兒童腫瘤關愛中心的食譜，已徵得許可在本書轉載使用。

食材：

奇異果1個（約70克）、鮭魚50克（大概手掌心那麼大）、胡蘿蔔半根、雞蛋1個、米飯150克（一小碗煮熟的米飯大概有150克，是一個小個子女生的拳頭那麼大）、豌豆20克、芹菜半根（大概中指尖到手腕那麼長）、小蔥1根、鹽適量、植物油1勺（約10毫升）。

做法步驟：

1 稻米淘洗乾淨後放入電鍋，蒸熟後涼著備用。

2 鮭魚提前一天從冷凍層放到冷藏室解凍，不可以在室溫下解凍。變得半軟時（這樣好切一點）切成手指蓋大小的塊（鮭魚是海魚，自帶鹹味，可以不用放鹽醃製）

3 將奇異果、胡蘿蔔、芹菜、豌豆、小蔥洗淨。奇異果去皮切塊，胡蘿蔔、芹菜切小塊，小蔥切蔥花。

4 鍋燒熱，放入鮭魚翻炒（鮭魚會出油，控制脂肪期間可以不用額外放油炒），炒熟後盛出鮭魚。

5 放入芹菜、胡蘿蔔丁和豌豆，用鍋裡剩的油炒軟，如果體重低，需要增加熱量，則可以再放半勺植物油來炒。炒熟盛出備用。如果治療期間需要限制脂肪，可以不放油而是放少量水燜熟。

6 鍋裡再放半勺油將雞蛋打散炒熟備用。如果治療期間需要限制脂肪，可以用不沾鍋不放油炒雞蛋。

7 把米飯放入炒散，再把炒好的豌豆、胡蘿蔔、雞蛋、鮭魚丁，以及奇異果、蔥花放入，加少量鹽繼續翻炒均勻即可。

鮭魚奇異果雞蛋炒飯可以提供的營養（表6-11）：

熱量： 502 kcal

總蛋白質： 26 克

完全蛋白質： 19 克

脂肪：19 克

膳食纖維：5 克

（各數值取整）

表 6-11　鮭魚奇異果雞蛋炒飯營養成分表

食材	熱量／kcal	蛋白質／克	脂肪／克	完全蛋白質／克	膳食纖維／克
奇異果	42.0	0.8	0.4	0.0	2.1
鮭魚	63.0	11.0	2.2	11.0	0.0
胡蘿蔔	12.0	0.3	0.7	0.0	0.8
雞蛋	83.0	7.8	5.2	7.8	0.0
米飯	204.0	4.2	0.4	0.0	0.6
豌豆	15.0	1.0	0.1	0.0	1.0
西洋芹	3.0	1.0	0.0	0.0	0.3
植物油	80.0	0.0	10.0	0.0	0.0
總計	502.0	26.1	19.0	18.8	4.8

雙椒鳳梨炒牛肉

　　酸甜的鳳梨是開胃神器，非常適合用來做菜幫助患者增加食欲。牛肉是優質蛋白質，提供人體所需的所有必需胺基酸，而且富含鐵，也是適合治療中患者的食材。放化療導致味覺改變，吃紅肉可能會有金屬味，加入鳳梨的酸甜，就能緩解很多。彩椒富含維生素C以及植物營養素，是非常好的食材，維生素C有助於提高鐵的吸收率，而且彩椒顏色鮮豔也有助於增加食欲。這道菜都是細碎的食材，對於治療期間咀嚼吞嚥有困難的患者，也是不錯的選擇。

　　還可以加入自己喜歡的色彩豐富的食材或者用來替換紅椒和青椒，

例如青豌豆、胡蘿蔔、甜菜根等。由於胡蘿蔔、甜菜根這兩種食材比較硬，可以先切丁蒸熟，再下鍋炒。

如果覺得吃牛肉還是口腔有異味感，也可以將牛肉換成雞肉。

如果患者是嗜中性球減少症時，可以放了紅椒、青椒以後多炒一會兒。

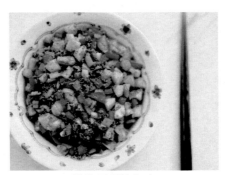

雙椒鳳梨炒牛肉

食材：

精瘦牛肉末280克、新鮮鳳梨或鳳梨1個（去皮切碎後取280克）、紅椒130克（這裡用的是沒有辣味的燈籠椒）、青椒70克（這裡用的是杭椒，也可以換成沒有辣味的燈籠椒，或者喜歡辣的朋友可以換成牛角椒等辣的辣椒）、蒜2～3瓣、薑一塊（大概有兩瓣蒜那麼大的一塊）、鹽少許（約1克）、料酒10毫升（大概一瓷勺）、醬油15毫升（大概一大勺）、植物油15毫升（大概一大勺）。

做法步驟：

1 新鮮鳳梨去皮，去掉中間硬的那一條，然後切成小丁（直接像切西瓜那樣，省事很多）。

2 牛肉末加料酒，一半量的醬油（剩下一半炒的時候放），拌勻，切鳳梨流出來的汁水可以放在肉裡，鳳梨汁中的蛋白酶會讓肉嫩一些。紅椒、青椒切碎（對於咀嚼吞嚥障礙的患者，大家可以切更小些），薑蒜去皮切碎。

3 把鍋燒熱，放入油，油微熱即可放入切碎的薑蒜，炒香。

4 加入牛肉末，炒到完全變色。

5 加入鳳梨丁，淋入剩下的醬油，翻炒均勻（鳳梨會變得更軟，滲出少量汁水）。

6 加入切碎的紅椒和青椒，加鹽，不用炒太久，翻炒均勻即可（這樣保留更多的維生素C）。如果患者是嗜中性球減少症時，可多炒一會兒（不用擔心維生素C的損失，加餐的時候吃一個橙子或者奇異果就可以補充到，吃的時候洗乾淨再去皮即可）。

7 出鍋裝盤享用。可以用一些自己喜歡的餐具有助於增加食欲。

　　雙椒鳳梨炒牛肉可以提供的營養（這份菜做出來可供4～5人食用）（表6-12）：

　　熱量：644 kcal

　　總蛋白質：65 克

　　完全蛋白質：62 克

　　脂肪：23 克

　　膳食纖維：8 克

　　（各數值取整）

表 6-12　雙椒鳳梨炒牛肉營養成分表

食材	熱量／kcal	蛋白質／克	脂肪／克	完全蛋白質／克	膳食纖維／克
精瘦牛肉末	338.8	61.5	8.4	61.5	0.0
鳳梨	140.0	1.5	0.0	0.0	3.9
紅椒	31.2	1.2	0.4	0.0	2.7

食材	熱量／kcal	蛋白質／克	脂肪／克	完全蛋白質／克	膳食纖維／克
青椒	14.0	0.6	0.1	0.0	1.1
烹調植物油	120.0	0.0	13.6	0.0	0.0
總計	644.0	64.8	22.5	61.5	7.7

黃金蝦蛋捲

　　蝦是高蛋白低脂肪的食材，可以作為低脂飲食期間補充蛋白質的好食材。雞蛋也是高蛋白質、高營養密度的食物。香菇、蝦皮（海米）都是增鮮提味且營養豐富的食材。香菇富含香菇多糖，對癌症患者是非常友好的食物，覺得香菇味太重的也可以換成其他蘑菇。這道菜高蛋白低脂肪，味道鮮美營養佳，做出來也很好看好玩，有助於增加食欲。

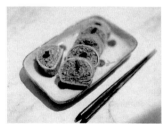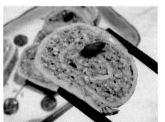

黃金蝦蛋捲

食材：
鮮蝦仁40克、胡蘿蔔10克、香菇2個、蝦皮（海米）3克（可以用來替代食鹽）、雞蛋1個（約60克）、生薑2克、枸杞少許。

做法步驟：

1 新鮮蝦剝去皮、抽去蝦線（沒有新鮮的，也可以使用包裝好的速凍蝦，解凍以後來做）。胡蘿蔔去皮切塊，香菇浸泡水發好或者用新鮮香菇。

2 將剝去皮的蝦仁、切成塊的胡蘿蔔、香菇、蝦皮（海米）和生薑放入攪拌機絞碎成泥狀備用。

3 碗中打入雞蛋攪打成蛋液，用平底鍋攤成薄餅（如果不是不沾鍋，可以放少許油）。

4 雞蛋餅稍微冷卻後，抹上蝦仁胡蘿蔔泥，捲起來。

5 冷水上鍋，中火蒸10分鐘。

6 將蒸好的蝦仁蛋捲稍稍冷卻再切塊裝盤撒上枸杞點綴即可。

黃金蝦蛋捲可以提供的營養（表6-13）：

熱量： 146 kcal

總蛋白質： 20 克

完全蛋白質： 19 克

脂肪： 6 克

膳食纖維： 2 克

（各數值取整）

表 6-13　黃金蝦蛋捲營養成分表

食材	熱量／kcal	蛋白質／克	脂肪／克	完全蛋白質／克	膳食纖維／克
蝦仁	42.5	10.1	0.3	10.1	0.0
胡蘿蔔	4.0	0.1	0.0	0.0	0.3
水發香菇	13.7	1.0	0.1	0.0	1.6
蝦皮	3.1	0.6	0.0	0.6	0.0
雞蛋	83.0	7.8	5.2	7.8	0.0
總計	146.3	19.6	5.6	18.5	1.9

香菇蝦仁蒸雞蛋

如果咀嚼吞嚥不太順暢，想吃一些溜滑的食物，可以使用上面同樣的食材，做下面這個香菇蝦仁蒸雞蛋。

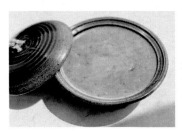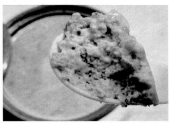

香菇蝦仁蒸雞蛋

做法步驟：

1 新鮮蝦剝去皮、抽去蝦線。胡蘿蔔去皮切塊，香菇浸泡水發好。

2 將剝去皮的蝦仁、切成塊的胡蘿蔔、水發好的香菇、蝦皮（海米）和生薑放入攪拌機絞碎成泥狀備用。

3 碗中打入雞蛋攪打成蛋液，將蝦仁泥放入蛋液裡攪勻再兌入100克溫開水繼續攪勻。

4 鍋中放水燒開後放入調製好的雞蛋蝦仁泥，中火隔水蒸10分鐘即可。

五彩拌雞絲

五彩拌雞絲是高蛋白高營養素的一道菜。雞肉富含優質蛋白質；菌菇類的杏鮑菇和木耳，富含多糖以及礦物質，營養豐富。五顏六色的蔬菜絲富含維生素、礦物質、植物營養素以及膳食纖維，不但營養豐富，顏色多彩也會刺激食欲。對於素食患者，雞肉可以換成腐竹或者豆腐絲，大豆製品也是含有所有必需胺基酸的完全蛋白質。將食物煮熟或者蒸熟再拌上調料即可。

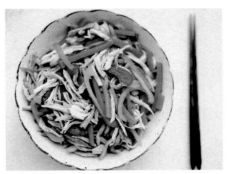

五彩拌雞絲

食材：

去皮雞胸肉1片（生重大概200克）、杏鮑菇2個、胡蘿蔔1根、彩椒1根、萵筍1小段（約200克）、醬油1勺（約15毫升）、醋1勺（約15毫升）、蠔油1勺（約15毫升）、香油1勺（約15毫升）。

做法步驟：

雞胸肉和杏鮑菇煮熟或者蒸熟後撕成細絲；萵筍、胡蘿蔔可以洗淨去皮以後切絲，彩椒洗淨切絲，用沸水焯熟；將所有調料加入拌勻即可。

五彩拌雞絲可以提供的營養表（6-14）：

熱量： 575 kcal

總蛋白質： 53 克

完全蛋白質： 47 克

脂肪： 22 克

膳食纖維： 15 克

（各數值取整）

表6-14　五彩拌雞絲營養成分表

食材	熱量／kcal	蛋白質／克	脂肪／克	完全蛋白質／克	膳食纖維／克
雞胸肉	240.0	45.0	5.2	45.0	0.0
杏鮑菇	105.0	3.9	0.3	0.0	6.9
胡蘿蔔	24.0	0.6	1.4	0.0	1.6
彩椒	50.8	1.6	0.5	0.0	3.4
蘆筍	15.0	1.0	0.1	0.6	3.4
蠔油	20.3	0.9	1.3	0.9	0.0
香油	120.0	0.0	13.6	0.0	0.0
總計	575.1	53.0	22.4	46.5	15.3

雞腿胡蘿蔔玉米燉湯

　　我們國家的飲食文化中，生病的時候，家人特別喜歡煲湯給患者吃，其實花很長時間煲湯，只喝湯，不吃湯裡的肉和菜並不利於治療期間補充營養。不能只喝湯，一定把煲湯的料也吃了。如果煲湯很久，肉已經很柴很乾了，那不妨換一個湯。例如，這個雞腿湯煲出來湯鮮甜，不用放鹽都很好吃，湯料也可以一起吃。雞腿肉也富含優質蛋白質，新增的玉米可以作為高膳食纖維的主食，胡蘿蔔是富含β-胡蘿蔔素的蔬菜，有益健康。這兩個蔬菜都能將湯煮出甜味，再加上香菇提鮮，不放鹽味道也很棒。一鍋下肚，好吃又營養豐富。

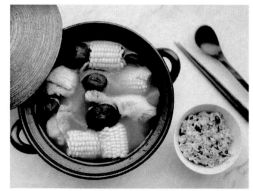

雞腿胡蘿蔔玉米燉湯

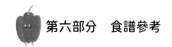

食材：

去皮雞腿一個、玉米半個、胡蘿蔔半根、薑一片、香菇兩個。

做法步驟：

1 雞腿用煮沸的水汆燙。

2 將汆燙後的雞腿和玉米、胡蘿蔔、薑片放入小鍋中，加入小半碗水，蓋上鍋蓋兒，隔水燉或者煮40分鐘即可。

雞腿胡蘿蔔玉米燉湯可以提供的營養（表6-15）：

熱量：231 kcal

總蛋白質：26 克

完全蛋白：24 克

脂肪：9 克

膳食纖維：4 克

（各數值取整）

表 6-15　雞腿胡蘿蔔玉米燉湯的營養成分表

食材	熱量／kcal	蛋白質／克	脂肪／克	完全蛋白質／克	膳食纖維／克
去皮雞腿	168.0	23.6	7.5	23.6	0.0
玉米	44.0	1.7	0.7	0.0	2.0
胡蘿蔔	12.0	0.3	0.7	0.0	0.8
香菇	6.9	0.5	0.0	0.0	0.8
總計	230.9	26.1	8.9	23.6	3.6

彩椒果仁菠菜

除了上面幾個高蛋白的食譜，多吃蔬菜也是有益健康的。蔬菜不僅富含維生素礦物質，還有植物營養素以及膳食纖維，有助於疾病的預防和康復。這裡舉例彩椒果仁菠菜這道菜，菠菜是富含鐵的植物食物來源，而植物來源的鐵是非血紅素鐵，在體內吸收利用沒有動物來源的血紅素鐵的吸收利用率高，不過維生素C能幫助非血紅素鐵的吸收。所以，給菠菜這個高鐵食物配上維生素C含量非常高的紅色彩椒，增加菠菜中鐵的吸收利用率，而且紅綠搭配，顏色好看，有助於增進食欲。加入花生、杏仁等堅果類食物，提供優質的不飽和脂肪酸和多種微量營養素。

注意：如果是骨髓移植後或者嗜中性球減少症患者，不推薦吃涼拌菜，可以用相同的食材炒菜。

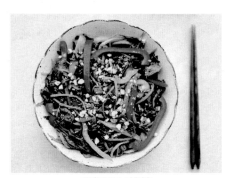

彩椒果仁菠菜

食材：
菠菜500克、紅彩椒1個（大概160克）、烤大杏仁（巴旦木）或者花生碎30克、大蒜3瓣（約10克）、芝麻油1勺（約15毫升）、鮮醬油1勺（約15毫升）、香醋1勺（約15毫升）。
做法步驟：
1 將新鮮菠菜在沸水中焯水（瀝乾水分）後切成兩三公分長擺盤。

2 紅彩椒切絲，放菠菜上擺盤。

3 大杏仁（巴旦木）或者小粒紅花生烤香脆搗碎（或切粒）、大蒜切成碎粒。

4 將大杏仁或者花生碎、蒜粒、醬油、芝麻油、香醋攪拌均勻調成調味汁。

5 將調味汁澆淋在彩椒菠菜上。

彩椒果仁菠菜可以提供的營養（表6-16）：

熱量： 479 kcal

總蛋白質： 11 克

完全蛋白質： 0 克

脂肪： 30 克

膳食纖維： 9 克

（各數值取整）

表 6-16　彩椒果仁菠菜營養成分表

食材	熱量／kcal	蛋白質／克	脂肪／克	完全蛋白質／克	膳食纖維／克
菠菜	115.0	2.9	0.4	0.0	2.2
紅彩椒	50.8	1.6	0.5	0.0	3.4
烤大杏仁	180.0	6.3	15.6	0.0	3.3
大蒜	13.4	0.6	0.1	0.0	0.2
芝麻油	120.0	0.0	13.6	0.0	0.0
總計	479.2	11.4	30.2	0.0	9.1

快手蔬菜做法

多吃蔬菜有益健康，還可以預防多種慢性病，包括癌症。可不少人說做蔬菜麻煩，尤其是治療結束以後，有的患者帶飯上班，擔心隔夜蔬菜不健康。其實只需要微波爐就可以做不少蔬菜，比如蘆筍和花椰菜都是可以用微波爐加熱，方便且好吃的蔬菜。

用微波爐加熱把蔬菜煮熟，不但口味很好，還比水煮或者炒更能減少營養素在烹飪過程中的損失。

蘆筍洗好以後，掰成小段；花椰菜也是洗好，掰下或者切下每朵花，放在微波爐裡，加熱2～3分鐘就熟了。

帶飯的時候就只用帶做好葷菜以及生的蔬菜，吃飯前用微波爐加熱一些蔬菜，就可以吃到新鮮的蔬菜了。微波爐做好的蔬菜可以用下面分享的芝麻醬料來拌著吃，或者加幾滴醬油、醋、芝麻油也很好吃。

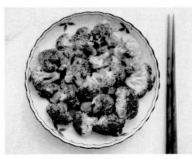

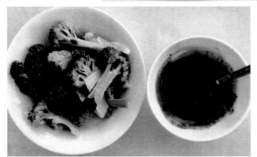
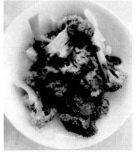

微波爐加熱後的花椰菜，配上芝麻醬料

對於拌菜，分享一個很好吃且幫助增加熱量的調味醬汁 —— 芝麻醬料：20克（1大勺）芝麻醬、15克（1大勺）醋、5克（1小勺）白糖、5克（1小勺）醬油、蒜末1克（少許）、薑末5克（少許），喜辣可加油辣椒。

蔬菜用水燙一下，菌菇、豆腐絲，肉類等都可以蒸熟或者煮熟，用這個醬料來拌著吃，好吃又營養。

高營養密度小食

治療期間，食欲不佳，推薦少食多餐。這些小食可以用來作為少食多餐時候的加餐，每個小食都力求高熱量、高蛋白，盡量最大化每一口食物能提供的營養，提高飲食的營養密度。

高蛋白紫薯泥

這是一款方便且營養豐富的加餐小食。紫薯是營養豐富的碳水化合物來源。紫薯富含膳食纖維，而且紫薯的紫色其實就是一個非常棒的植物營養物質 —— 花青素。使用牛奶稀釋紫薯泥，不但可以讓薯泥容易吞嚥，也可以在口味上帶來奶香，還可以增加蛋白質，提高營養密度。素食患者也可以用豆漿來代替牛奶。低脂飲食期間可以使用脫脂牛奶，營養不良的患者也可以換成口服營養補充液（特殊醫學用途配方食品）。加入蛋白粉可以更好地滿足患者在治療期間的蛋白質需要。

紫薯可以換成番薯，番薯也富含膳食纖維，它的橙色也是一個非常有益於健康的營養物質 —— β-胡蘿蔔素。還可以按個人喜好搭配不一樣色彩的食材，如白色的山藥做的山藥泥、淡黃色的馬鈴薯泥、橘紅色的南瓜泥等。加入堅果研磨成的粉或者堅果碎可以增加熱量、優質脂肪、膳食纖維以及礦物質等營養素，進一步增加這道小食的營養密度。

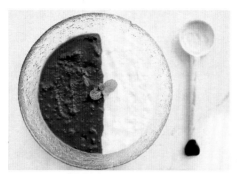

高蛋白紫薯泥配山藥泥

食材：

紫薯1個（約50克，有半個拳頭大）、乳清蛋白粉1勺（7克）、全脂牛奶40克。

做法步驟：

1 紫薯洗淨蒸熟（可以帶皮蒸，蒸好去皮，或者去皮以後再蒸）。

2 蒸好後放在碗裡用勺子搗碎（熱的時候比較容易搗碎）。

3 加入乳清蛋白粉1勺、牛奶40克，繼續攪拌即可享用。也可以根據個人喜好，增加牛奶等液體的量，改變稀稠度。

高蛋白紫薯泥可以提供的營養（表6-17）：

熱量： 140 kcal

總蛋白質： 14 克

完全蛋白質： 14 克

脂肪： 2 克

膳食纖維： 2 克

（各數值取整）

表 6-17　高蛋白紫薯泥的營養成分表

食材	熱量／kcal	蛋白質／克	脂肪／克	完全蛋白質／克	膳食纖維／克
紫薯	60.0	0.7	0.1	0.0	2.0
乳清蛋白粉	50.0	12.0	0.0	12.0	0.0
全脂牛奶	30.0	1.5	1.6	1.5	0.0
總計	140.0	14.2	1.7	13.5	2.0

營養堅果山藥球

　　山藥是華人無論南北都常用的食材，營養豐富且富含膳食纖維。山藥蒸熟以後軟糯，基本不需要咀嚼。山藥等植物根莖類食物幾乎提供的都是碳水化合物，加入乳清蛋白粉可以顯著地增加優質蛋白質的量，加入花生醬或者芝麻醬可以增加優質脂肪和微量營養素，這樣的食物組合可以幫助食欲低下的患者或者需要少食多餐的患者，最大化每一口食物的營養素含量，增加飲食的營養密度。食欲不佳的時候可以使用番茄醬，酸甜可口增加食欲。不過，使用番茄醬熱量就比使用花生醬或者芝麻醬降低了。山藥還可以換成馬鈴薯（馬鈴薯）、番薯、紫薯等，不同顏色的球放在一起五顏六色也有助於增加食欲。

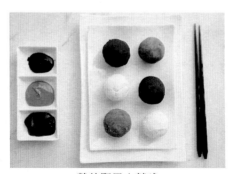

營養堅果山藥球

食材：

淮山藥60克、乳清蛋白粉2勺（14克，含12克蛋白質）、芝麻醬
（花生醬、番茄醬）1大勺（大概15毫升）。

做法步驟：

1 將淮山藥削皮後洗乾淨切塊，放入鍋中隔水蒸熟。

2 蒸熟後用勺子壓碎，加入乳清蛋白粉一起攪拌均勻，捏成小團。

3 將芝麻醬（花生醬、番茄醬）淋在山藥團上裝盤即可。

營養堅果山藥球可以提供的營養（表6-18）：

熱量： 180 kcal

總蛋白質： 17 克

完全蛋白質： 12 克

脂肪： 8 克

膳食纖維： 1 克

（各數值取整）

表 6-18　營養堅果山藥球的營養成分表

食材	熱量／kcal	蛋白質／克	脂肪／克	完全蛋白質／克	膳食纖維／克
淮山藥	34.2	1.1	0.0	0.0	0.5
乳清蛋白粉	50.0	12.0	0.0	12.0	0.0
花生醬	96.0	3.6	8.2	0.0	0.8
總計	180.2	16.7	8.2	12.0	1.3

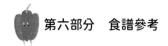

雞蛋蕉香果仁蒸糕

　　雞蛋蕉香果仁蒸糕不用烤箱也能做蛋糕。這個蒸糕做好，當早餐或者是少食多餐時的加餐都是方便可口的食物，熱吃、涼吃都好吃。這個蒸糕也是充滿健康食材且高熱量、高蛋白、高微量營養素的食物。比我們傳統的蒸糕、饅頭等麵食營養更為豐富，味道也很不錯。優格、雞蛋都增加了優質蛋白質。針對治療中的患者，特別額外新增了乳清蛋白粉，增加了每一口食物能提供的蛋白質的量，有助於滿足治療期間增加的蛋白質需要量。核桃、奇亞籽、芝麻醬可以提供優質的不飽和脂肪酸，還可以提供多種礦物質以及膳食纖維，香蕉、大棗、枸杞不但有多種微量營養素和膳食纖維，還能帶來香甜的口味。

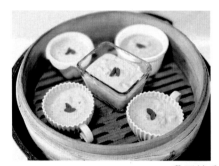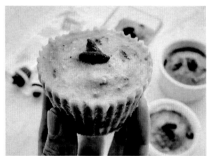

雞蛋蕉香果仁蒸糕

食材：

低筋麵粉100克、無糖全脂優格100克、雞蛋2個、香蕉1根（中等大小，切碎用勺子壓成泥，也可以用料理機打成泥）、核桃2個（剝殼，核桃仁掰成小塊）、奇亞籽1勺（大概12克，可以不放或者換成芝麻）、蜂蜜1勺（5毫升，控制糖的話，可以不用加，有香蕉和大棗就比較甜了）、枸杞30粒（約10克）、乾的大棗2個（棗肉剪碎，去核）、芝麻醬1勺（約16克）、乳清蛋白粉2勺（14克）

做法步驟：

1 雞蛋打散，香蕉剝皮用叉子搗碎或者放在食物攪拌機裡攪成泥。

2 在蛋液中加入麵粉、優格、香蕉泥、芝麻醬攪拌均勻。

3 再加入剪碎的棗肉、一半量的枸杞、核桃仁、奇亞籽，蜂蜜攪勻。

4 倒入一個噴了油的容器中（也可以薄薄地摸一層油，防黏），撒上剩下的幾顆枸杞做裝飾。

5 冷水入蒸鍋，大火蒸半小時。

6 出鍋放涼即可。

雞蛋蕉香果仁蒸糕可以提供的營養：

熱量： 1136 kcal

總蛋白質： 47 克

完全蛋白質： 21 克

脂肪： 36 克

膳食纖維： 14 克

（各數值取整）

每一塊雞蛋蕉香果仁蒸糕可以提供的營養（一個食譜做成5份，也可以用一個大的容器做一個大的，切著吃）（表6-19）：

熱量： 227 kcal

總蛋白質： 10 克

完全蛋白質： 4 克

脂肪： 7 克

膳食纖維： 3 克

（各數值取整）

表6-19　雞蛋蕉香果仁蒸糕的營養成分表

食材	熱量／kcal	蛋白質／克	脂肪／克	完全蛋白質／克	膳食纖維／克
低筋麵粉	362.0	8.2	0.9	0.0	0.0
雞蛋	120.0	12.0	8.0	12.0	0.0
無糖全脂優格	64.0	3.0	3.6	3.0	0.0
奇亞籽	58.0	2.0	3.7	0.0	4.1
大棗	32.0	0.2	0.0	0.0	1.0
核桃	26.0	0.6	2.6	0.0	1.0
香蕉	180.0	2.2	0.6	0.0	5.3
枸杞	35.0	1.4	0.0	0.0	1.4
蜂蜜	21.0	0.0	0.0	0.0	0.0
乳清蛋白粉	50.0	12.0	0.0	6.0	0.0
芝麻醬	188.0	5.8	16.2	0.0	0.9
總計	1136.0	47.4	35.6	21.0	13.7
每一塊	227.0	9.5	7.1	4.2	2.7

堅果蛋白球

　　這個堅果蛋白球好吃且營養密度高。花生醬是熱量非常高的食材，加入蛋白粉，就是高熱量、高蛋白的食物，用來作為零食小點，適合食欲不佳、營養不良和需要補充熱量蛋白質的患者。這個堅果蛋白球做好以後，也可以帶在身上外出的時候隨時吃，幫助補充營養。花生及核桃仁碎可以用喜歡的其他堅果替換，注意選擇原味的堅果。玉米油也可以用其他無味的植物油替代。

做好後可以放在冰箱冷凍層，涼的也很好吃。如果是治療的時候，在出現嗜中性球減少症期間，建議現做現吃，像這樣做好以後存放的食物就不建議吃了。

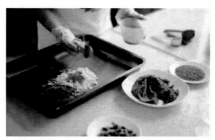
製作堅果蛋白球

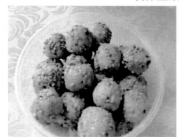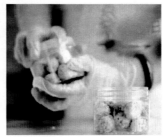
製作好的堅果蛋白球

食材：
花生（自製成花生醬後60毫升）、蜂蜜45毫升、乳清蛋白質粉125毫升（大概30克）、亞麻籽粉45毫升、核桃仁碎32粒（大概2個核桃，每粒指甲大小）、玉米油適量，芝麻適量
（注：上面的毫升數其實是用美式烘焙量具秤量，60毫升=4 ta-ble-spoons，相當於4大勺；45毫升=3 tablespoons，相當於3大勺；60毫升=1/4 cup，相當於1/4一次性紙杯；125毫升=1/2cup，相當於1/2一次性紙杯）。

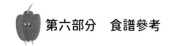

做法步驟：

1 自製花生醬：生花生用烤箱烤熟或用鍋炒熟，再用料理攪拌棒或者食物攪拌機打到花生顆粒細膩，花生出油，成醬狀即可。花生皮很有營養，可以攪拌到花生醬裡。如果除去了花生皮，花生醬會更容易搓成球，操作簡單。如果有花生皮，球容易散，需要再加入一些玉米油或橄欖油。

2 將原料按比例秤量後，放到一個大盤子裡，加入蜂蜜、亞麻籽粉、乳清蛋白粉和玉米油，用手（戴著一次性食品手套）攪拌混合均勻，平均搓成32個球，每個球裡放上核桃仁碎，再滾上芝麻。

3 把做好的堅果蛋白球放到密封的盒裡，放入冰箱冷凍層，隨吃隨拿，口味最佳。

堅果蛋白球可提供的營養（這份食譜大概可以做32個小球）：

每個堅果蛋白球約含蛋白質2克，能量26kcal。

＊這個食譜和圖片都來源於香柏樹兒童腫瘤關愛中心，已經徵得許可，在此書食譜部分收錄轉載。關注「香柏樹兒童腫瘤關愛中心」社群，可以看到這個食譜製作過程的影片。

附錄

常見高蛋白質食物列表

完全蛋白質食物：肉、禽、魚、蝦、貝、蛋、乳製品大豆以及大豆製品

類別	食物	每 100 克可食部分可提供的蛋白質量（估算）／克
肉禽類	瘦牛肉、豬肉、豬肝、兔肉、羊腿肉	21
	雞胸肉、鵝肉	23
	鴨肉	18
	牛心、豬心、雞心	15 ～ 17
	豬血、鴨血	12 ～ 14
	田雞腿	16
水產類	鮭魚、鯽魚、金槍魚	20 ～ 23
	鱈魚、河蟹、魷魚	15 ～ 20
	花蛤、海參	13
豆製品	北豆腐	9
	南豆腐、嫩豆腐	5 ～ 6
	乾的豆腐皮、乾的腐竹	45 ～ 50
	豆腐乾／香乾	12 ～ 18
	豆腐絲、千張	20 ～ 25
	乾的大豆，如黃豆、黑豆	35
	乾的綠豆、紅豆、赤小豆、菜豆、蠶豆	20

類別	食物	每 100 克可食部分可提供的蛋白質量（估算）／克
穀物種籽	南瓜籽	9
	藜麥、蕎麥	5～8

常見高鈣食物列表

	食物類別	一份的量	舉例
含鈣特別高的食物（每份食物含鈣超過200mg，可以滿足每日鈣的推薦攝入量的大概25%）	豆製品	100克	豆腐（加入硫酸鈣製成）、豆腐乾、千張、素雞、豆腐皮
	海產	100克	海參
	乳製品	一杯，大概250克	羊奶、牛奶
	其他高鈣食物	掌心一小把，大概30克	蝦皮、芝麻
含鈣高的食物（每份食物含鈣100～200mg）	大豆類	100克	青豆／毛豆
	蔬菜	100克	龍豆、毛豆、雪菜、小白菜、木耳菜、茴香、薺菜、莧菜

常見富含鐵的食物列表

	食物類別	食物舉例	備注
動物來源的高鐵食物	肝臟	鴨肝、鵝肝、豬肝	每100克就含有大於20mg的鐵，能滿足每日鐵的膳食推薦量
	血	雞血、鴨血	
	紅肉	豬肉、牛肉、羊肉、動物心臟	每100克就含2～5mg的鐵
	蛋黃	雞蛋、鴨蛋、鵝蛋蛋黃	含量雖高（一個蛋含3～5mg的鐵），但是蛋黃含有不利於鐵吸收的物質，並不是好的補鐵食物
植物性來源的高鐵食物	豆類和大豆製品	黃豆、黑豆、菜豆、紅豆、赤小豆、鷹嘴豆、黑眼豆；豆腐、豆腐乾、腐竹、豆腐皮、千張；烤麩	可以配合富含維生素C的食物一起食用，增加鐵的吸收率
	種籽	南瓜籽仁、芝麻	
	蔬菜	蘆筍、菠菜、毛豆、南瓜葉子、茼蒿、豌豆苗	
	水果	桑葚	
	藻類	海帶	

附錄

常見富含維生素 C 的食物列表

	食物類別	一份的量	舉例
維生素C超高的食物（一份蔬菜或水果可以滿足至少100%每日膳食推薦量）	蔬菜	大概成年女性一個拳頭大小的量	柿子椒（甜椒）、長青椒
	水果		荔枝、奇異果、芭樂、柿子
維生素C高的食物（一份蔬菜或水果可以滿足至少一半的每日膳食推薦量）	蔬菜		西蘭花、芥蘭、荷蘭豆、大頭菜、苦瓜、藕、新鮮蠶豆、豌豆苗、歐芹
	水果		草莓、哈密瓜、柳橙、柑橘、金桔、桑葚、鳳梨、新鮮大棗、木瓜

注意：
1. 維生素 C 不耐高溫且易溶於水，所以生吃蔬果能最大化維生素 C 的攝取量。不同的烹飪方法中，水煮或者焯水的方式維生素 C 的流失嚴重，而蒸、烤、微波爐加熱的方式維生素 C 則相對保持較多。
2. 葡萄柚雖然也屬於含高維生素 C 食物，但是葡萄柚會影響很多治療藥物的藥效，所以不建議在治療期間喝葡萄柚汁或者大量吃葡萄柚。

常見食物中鉀含量列表

　　癌症治療期間，藥物可能會導致鉀過高或者過低；嘔吐、腹瀉會增加體內鉀的流失。

　　鉀主要存在於蔬果中，選對食物，可以幫助維持電解質平衡。鉀過低的時候，可以選擇鉀含量高的食物；而鉀過高的時候，含鉀高的食物就需要忌口了。但是需要注意的是，如果電解質紊亂嚴重，食物能造成的作用就很小了，醫生會直接給予電解質補充劑或者透析的方法來矯正電解質紊亂。

	食物類別	舉例
超高鉀的食物（每100克食物含鉀大於600mg）	蔬菜	慈菇
	水果	酸角
	其他	椰子水（250毫升含鉀量超過600mg）
高鉀的食物（每100克食物含鉀大於300mg）	蔬菜	胡蘿蔔、西蘭花、花椰菜、平菇、金針菇、菠菜、牛蒡、藕、毛豆、秋葵、芋頭、馬鈴薯、茼蒿、南瓜、紅薯葉、牛油果、筍、紅薯、馬蹄、茴香、大蒜、生薑、香菜、山藥、香菇、甜菜、南瓜葉
	水果	香蕉、椰子肉、榴槤、菠蘿蜜、奇異果、芭樂、柿子
	豆類	煮熟後大概成年女性拳頭大小的量的豆類（含鉀超過300mg），如黃豆、黑豆、菜豆、紅豆、赤小豆
	其他	板栗；開心果（手心一把開心果含鉀量超過300mg）；柳橙汁（250毫升一杯含鉀量超過400mg）
低鉀的食物（每100克食物含鉀低於200mg）	蔬菜	綠豆芽、黃豆芽、包菜／捲心菜、黃瓜、生菜、洋蔥、甜椒、大蔥、蒜苔、冬瓜、絲瓜
	水果	蘋果、藍莓、燈籠果、檸檬／青檸、鳳梨、草莓、西瓜、黑莓、荔枝、葡萄、芒果、桃子、梨、橙子、橘子、桑葚、李子、樹莓／覆盆子、金桔
	其他	海帶；米飯或麵製品（煮熟後大概成年女性半個拳頭大小的量）

附錄

常見食物中鎂含量列表

癌症治療期間，不少藥物也可能會導致鎂過高或者過低，可以選擇適合的食物幫助維持電解質平衡。

鎂廣泛存在於豆類、堅果類和全穀物食物中。一般來說，富含大量膳食纖維的食物中鎂的含量都高，而精加工的穀類產品去掉了胚芽和麩，也會使食物中的鎂流失。

	食物類別	每份的量	舉例
高鎂（每份食物含鎂大於100mg）	堅果	手心一把的量	巴西堅果、腰果、榛果
	種籽	手心一把的量	南瓜籽仁、葵花籽、奇亞籽
	穀物	煮熟後大概成年女性半個拳頭大小的量	藜麥、米麩、麥麩
低鎂（每份食物含鎂小於15mg）	蔬菜	煮熟後大概成年女性一個拳頭大小的量	芥藍、茄子、番茄、白蘿蔔、萵苣、小蔥、胡蘿蔔、花椰菜、金針菇、蓮藕、南瓜、竹筍、茴香、山藥、綠豆芽、包菜、小白菜、大白菜、黃瓜、洋蔥、甜椒、大蔥、苦瓜、冬瓜、蘆筍、四季豆、芹菜、香菇、南瓜葉
	水果	大概成年女性一個拳頭大小的量	馬蹄果、蘋果、藍莓、芒果、葡萄、桃子、雪梨、李子、木瓜、大棗、柿子

常見食物升糖指數（GI）列表

高 GI 食物（≥ 70）	中 GI 食物 (56 ～ 69)	低 GI 食物（≤ 55）
白麵包 白麵饅頭 短粒白米飯 小米飯 糯米飯 西米 年糕 米漿 普通小麥麵條 速溶燕麥粥 白米濃粥 西瓜 荔枝 龍眼 蜜棗 烤馬鈴薯、烤紅薯 蘇打餅乾 米餅 甜飲料 葡萄糖 綿白糖 甜甜圈	全麥麵包 米粉 長粒白米飯 糙米 小米稀粥 燕麥粥 白米稀粥 烏龍麵 煮南瓜 煮紅薯 甜玉米 爆米花 薯片 薯條 全麥餅乾 放熟了的香蕉 鳳梨 芒果 哈密瓜 葡萄乾 蘇打飲料 布丁 水果罐頭 蜂蜜 蔗糖	煮麥子 綠豆粉 牛奶 優格 青香蕉 蘋果 柳橙 新鮮大棗 煮芋頭 胡蘿蔔 藕 幾乎所有豆類 幾乎所有堅果（原味） 除了澱粉類的所有蔬菜 乳糖

注：GI：glycemic index。

附錄

參考文獻

[1]   華瑞製藥有限公司，行業資訊，周綺思。〈幸福平靜地走完她 58
        歲生命旅程〉，[EB/OL]，2020-02-02，https://www.fresenius-ka-
        bi-sspc.com//xyzx/zqsxfpjdzw_1.html。

[2]   茅力平，沈飛，孫雅君。〈乳腺癌術後輔助化療患者營養風險狀
        況及其對化療不良反應的影響〉，[J]，中國癌症防治雜誌，2015，
        7(1): 36-40。

[3]   王天寶，石漢平，麥碧珍等。〈結直腸癌患者營養不良評估及其
        與術後併發症的相關研究〉，[J]，中華腫瘤防治雜誌，2012, 14:
        1106-1108。

[4]   楊月欣。《中國食物成分表 標準版 第六版第一冊》，[M]，北京：
        北京大學醫學出版社，2018。

[5]   楊月欣。《中國食物成分表 標準版 第六版第二冊》[M]，北京：
        北京大學醫學出版社，2019。

[6]   香港特別行政區政府食品安全中心營養數據查詢系統 2020-2021，
        [DB/OL]，2020-02-02，https://www.cfs.gov.hk/sc_chi/nutrient/in-
        dex.php。

[7]   中國抗癌協會腫瘤營養與支持專業委員會腫瘤放療營養學組。〈頭
        頸部腫瘤放療者營養與支持治療專家共識〉，[J]，中華放射腫瘤
        學雜誌，2018，27(1): 1-6。

[8]   中國營養學會。《中國居民膳食指南（2016）》，[M]，北京：人
        民衛生出版社，2016。

參考文獻

[9]　　中國營養學會。《中國居民膳食營養素參考攝取量（2013版）》，[M]，北京：科學出版社，2014。

[10]　中華醫學會外科學分會、中華醫學會麻醉學分會。〈加速康復外科中國專家共識及路徑管理指南（2018版）〉，[J]，中國實用外科雜誌，2018, 38(1): 1-20。

[11]　趙峻、張德超、汪良駿等。〈肺癌與食管癌術後乳糜胸的比較〉，[J]，中華外科雜誌，2003, 41(1)：47-49。

[12]　Academy of Nutrition and Dietetics. Oncology Nutrition. Constipation, Diarrhea and Fiber [EB/OL]. [2020-02-13]. https://www.oncologynutrition.org/erfc/eating-well-when-unwell/chemotherapy/constipation-diarrhea-and-fiber.

[13]　ALAM N H, MEIER R, SCHNEIDER H, et al. Partially hydrolyzed guar gum-supplemented oral rehydration solution in the treatment of acute diarrhea in children[J]. Journal of Pediatric Gastroenterol Nutrition, 2000, 31: 503–507.

[14]　ALIMTA. Eli Lilly and Company [EB/OL]. [2020-04-11]. https://www.accessdata.fda.gov/drugsatfda_docs/label/2007/021462s006lbl.pdf.

[15]　ALLEN J C, CORBITT A D, MALONEY K P, et al. Glycemic index of sweet potato as affected by cooking methods[J]. The Open Nutrition Journal, 2012, 6: 1-11.

[16]　American Cancer Society. Nutrition and Physical Activity During and After Cancer Treatment [EB/OL]. [2020-07-17]. https://www.cancer.org/treatment/survivorship-during-and-after-treatment/staying-active/

nutrition-and-physical-activity-during-and-after-cancer-treatment.
html.

[17] American Cancer Society. Nutrition and Physical Activity During and
After Cancer Treatment [EB/OL]. [2020-07-16]. https://www.cancer.
org/treatment/survivorship-during-and-after-treatment/staying-active/
nutrition-and-physical-activity-during-and-after-cancer-treatment.
html.

[18] American Cancer Society. Nutrition for the Person with Cancer During
Treatment[EB/OL]. [2020-03-01]. https://www.cancer.org/content/
dam/cancer-org/cancer-control/en/booklets-flyers/nutrition-for-the-
patient-with-cancer-during-treatment.pdf.

[19] American Cancer Society. Swallowing Problems [EB/OL]. [2020-02-
13]. https://www.cancer.org/treatment/treatments-and-side-effects/
physical-side-effects/eating-problems/swallowing-problems.html.

[20] American Cancer Society. Treatments and Side Effects [EB/OL].
[2020-02-13].https://www.cancer.org/treatment/treatments-and-side-
effects/physical-side-effects/stool-or-urine-changes/diarrhea.html.

[21] American Society for Nutrition. Protein Complementation [EB/OL]. (2011-
03-22)[2020-05-01]. https://nutrition.org/protein-complementation/.

[22] ANG-LEE M K, MOSS J, YUAN C S. Herbal medicines and periop-
erative care[J]. The Journal of the American Medical Association,
2001, 286: 208-216.

[23] ARENDS J, BACHMANN P, BARACOS V, et al. ESPEN guidelines
on nutrition in cancer patients[J]. Clinical Nutrition, 2017, 36(1): 11-48.

參考文獻

[24] ARENDS J, BARACOS V, BERTZ H, et al. ESPEN expert group recommendations for action against cancer-related malnutrition[J]. Clinical Nutrition, 2017, 36(5): 1187-1196.

[25] ATKINSON F S, FOSTER-POWELL K, BRAND-MILLER J C. International tables of glycemic index and glycemic load values: 2008[J]. Diabetes Care, 2008, 31(12): 2281–2283.

[26] BAHADO-SINGH P, WHEATLEY A, AHMAD M, et al. Food processing methods influence the glycaemic indices of some commonly eaten West Indian carbohydrate-rich foods[J]. British Journal of Nutrition, 2006, 96(3): 476-481.

[27] BAHADO-SINGH P S, RILEY C K, WHEATLEY A O, et al. Relationship between processing method and the glycemic indices of ten sweet potato (Ipomoea batatas) cultivars commonly consumed in Jamaica[J]. Journal of nutrition and metabolism, 2011, 2011: 584832.

[28] BARACOS V E, ARRIBAS L. Sarcopenic obesity: hidden muscle wasting and its impact for survival and complications of cancer therapy[J]. Annals of Oncology, 2018, 29(suppl_2): ii1-ii9.

[29] BAUMANN F T, REIKE A, REIMER V, et al. Effects of physical exercise on breast cancer-related secondary lymphedema: a systematic review[J]. Breast Cancer Research and Treatment, 2018, 170(1): 1-13.

[30] BERRAZAGA I, MICARD V, GUEUGNEAU M, et al. The Role of the Anabolic Properties of Plant-versus Animal-Based Protein Sources in Supporting Muscle Mass Maintenance: A Critical Review[J]. Nutrients, 2019, 11(8): 1825.

[31]   Beth Israel Deaconess Medical Center. Constipation and the Pelvic
          Floor Muscles [EB/OL]. [2020-02-13].https://www.bidmc.org/-/
          media/files/beth-israelorg/centers-and-departments/rehabilitation-ser-
          vices/all_about_constipation_booklet_2016_05_rev.pdf.

[32]   BILGI N, BELL K, ANANTHAKRISHNAN A N, et al. Imatinib and
          Panax ginseng: a potential interaction resulting in liver toxicity[J].
          Annals of Pharmacotherapy, 2010, 44(5): 926-928.

[33]   BLISS D W. Feeding per rectum: as illustrated in the case of the
          late President Garfield, and others [M/OL]. New York: Medical
          Record, 1882. [2020-01-30]https://collections.nlm.nih.gov/ext/
          dw/101470778/PDF/101470778.pdf.

[34]   BURGER G, DRUMMOND J, SANDSTEAD H. Appendices to Mal-
          nutrition and Starvation in Western Netherlands, September 1944–July
          1945 （Part II）[M]. The Hague: The Hague General State Printing
          Office, 1948.

[35]   BYJU A, PAVITHRAN S, ANTONY R. Effectiveness of acupressure
          on the experience of nausea and vomiting among patients receiving
          chemotherapy[J]. The Canadian Oncology Nursing Journal, 2018,
          28(2): 132-138.

[36]   Cancer Research UK. Cancer drugs A to Z list [EB/OL]. [2020-07-11].
          https://www.cancerresearchuk.org/about-cancer/cancer-in-general/
          treatment/cancerdrugs/drugs

[37]   CANNIOTO R A, HUTSON A, DIGHE S, et al. Physical Activity
          Before, During, and After Chemotherapy for High-Risk Breast Can-

cer: Relationships with Survival[J]. Journal of the National Cancer Institute, 2021, 113(1), 54-63.

[38] CHEN W, ZHENG R, BAADE P D, et al. Cancer statistics in China, 2015[J]. A Cancer Journal for Clinicians, 2016, 66(2): 115-132.

[39] CHI F, WU R, ZENG Y C, et al. Post-diagnosis soy food intake and breast cancer survival: a meta-analysis of cohort studies[J]. Asian Pacific Journal of Cancer Prevention, 2013, 14(4): 2407-2412.

[40] CORKINS M R. The ASPEN Pediatric Nutrition Support Core Curriculum [M]. 2nd ed. Silver Spring: American Society for Parenteral and Enteral Nutrition（ASPEN）, 2015.

[41] CORREIA M I T, WAITZBERG D L. The impact of malnutrition on morbidity, mortality, length of hospital stay and costs evaluated through a multivariate model analysis[J]. Clinical Nutrition, 2013, 22(3), 235-239.

[42] Dana Farer Cancer Institute. Procarbazine-Matulane [EB/OL]. [2020-07-11].https://www.dana-farber.org/legacy/uploadedFiles/Library/health-library/medications/Procarbazine-Matulane.pdf.

[43] DEANS D A, TAN B H, WIGMORE S J, et al. The influence of systemic inflammation, dietary intake and stage of disease on rate of weight loss in patients with gastro-oesophageal cancer[J]. British Journal of Cancer, 2009, 100(1): 63–69.

[44] Diabetes UK & macmillan.org.uk. Diabetes and Cancer treatment [EB/OL]. [2020-04-20]. https://cdn.macmillan.org.uk/dfsmedia/1a6f23537f7f4519bb0cf14c 45b2a629/622-source/

options/download?_ga=2.208404887.42011338.1586177540-
1952440739.1586177540.

[45] Dysphagia Section, Oral Care Study Group, Multinational Association of Supportive Care in Cancer （MASCC） /International Society of Oral Oncology （ISOO）, RABER-DURLACHER J E, BRENNAN M T, et al. Swallowing dysfunction in cancer patients[J]. Support Care Cancer, 2012, 20(3): 433-443.

[46] EL-GHAMMAZ A M S, MATOUG R#B, ELZIMAITY M, et al. Nutritional status of allogeneic hematopoietic stem cell transplantation recipients: influencing risk factors and impact on survival[J]. Support Care Cancer, 2017, 25: 3085–3093.

[47] FARRUKH A, HIGGINS K, SINGH B, et al. Can pre-operative carbohydrate loading be used in diabetic patients undergoing colorectal surgery?[J]British Journal of Diabetes, 2014, 14(3): 102-104.

[48] FERLAY J, SHIN H R, BRAY F, et al. Estimates of worldwide burden of cancer in 2008: GLOBOCAN 2008[J]. International Journal of Cancer, 2010, 127(12): 2893-917.

[49] FLOWER G, FRITZ H, BALNEAVES L G, et al. Flax and Breast Cancer: A Systematic Review[J]. Integrative Cancer Therapies, 2014, 3: 181-192.

[50] FRIEDMAN M. Nutritional Value of Proteins from Different Food Sources: A Review[J]. Journal of Agricultural and Food Chemistry, 1996, 44(1), 6–29.

[51] FROWEN J, HUGHS R, PERERA R, et al. Prevalence of patient-re-

ported dysphagia and oral complications in cancer patients [EB/OL]. MASCC/ISOO annual Meeting 2018. [2020-04-05]. https://www.mascc.org/assets/2018_Meeting_Files/Thurs28/Stolz_1-2/1644_Frowen_Stolz%201-2_Thu.pdf.

[52]　FROWEN J, HUGHES R, SKEAT J. The prevalence of patient-reported dysphagia and oral complications in cancer patients [J]. Support Care Cancer, 2020, 28(3): 1141–1150.

[53]　GAO Y, ZHOU S, JIANG W, et al. Effects of ganopoly （a Ganoderma lucidum polysaccharide extract） on the immune functions in advanced-stage cancer patients[J]. Immunological Investigations, 2003, 32(3): 201-215.

[54]　GE B, ZHAO H, LIN R, et al. Influence of gum-chewing on postoperative bowel activity after laparoscopic surgery for gastric cancer: A randomized controlled trial[J]. Medicine, 2017, 96 (13): e6501.

[55]　GE LN, WANG L, WANG F. Effectiveness and Safety of Preoperative Oral Carbohydrates in Enhanced Recovery after Surgery Protocols for Patients with Diabetes Mellitus: A Systematic Review[J]. BioMed Research International, 2020: 5623596.

[56]　Glycemic Index List of Foods[EB/OL]. [2020-04-20]. https://documents.hants.gov.uk/hms/HealthyEatingontheRun-LowGlycemicIndexFoodList.pdf.

[57]　Government of Canada. Health Canada. Safe food storage [EB/OL]. [2020-02-20].https://www.canada.ca/en/health-canada/services/general-food-safety-tips/safe-food-storage.html.

[58] GUSTAFSSON U O, SCOTT M J, SCHWENK W, et al. Enhanced Recovery After Surgery Society. Guidelines for perioperative care in elective colonic surgery: Enhanced Recovery After Surgery（ERAS®）Society recommendations[J]. Clinical Nutrition, 2012, 31(6): 783-800.

[59] HALYARD, MICHELE Y, et al. Does zinc sulfate prevent therapy-induced taste alterations in head and neck cancer patients? Results of phase III double-blind, placebo-controlled trial from the North Central Cancer Treatment Group（N01C4）[J]. International Journal of Radiation Oncology Biology Physics, 2007, 67(5): 1318-1322.

[60] HAUGEN B R, ALEXANDER E K, BIBLE K C, et al. 2015 American Thyroid Association Management Guidelines for Adult Patients with Thyroid Nodules and Differentiated Thyroid Cancer: The American Thyroid Association Guidelines Task Force on Thyroid Nodules and Differentiated Thyroid Cancer[J]. Thyroid, 2016, 26(1): 1-133.

[61] HEIDELBAUGH J J. Proton pump inhibitors and risk of vitamin and mineral deficiency: evidence and clinical implications[J]. Therapeutic Advances in Drug Safety, 2013, 4(3): 125-133.

[62] HENRY C, LIGHTOWLER H, KENDALL F, et al. The impact of the addition of toppings/fillings on the glycaemic response to commonly consumed carbohydrate foods[J]. European Journal of Clinical Nutrition, 2006, 60(6): 763-769.

[63] HOFFMAN J R, FALVO M J. Protein – Which is Best?[J]. Journal of Sports Science and Medicine, 2004, 3(3), 118-130.

[64] HOFMAN D L, VAN BUUL V J, BROUNS F J. Nutrition, Health,

and Regulatory Aspects of Digestible Maltodextrins[J]. Critical Reviews in Food Science and Nutrition, 2016, 56(12): 2091-2100.

[65] HOROWITZ M, NEEMAN E, SHARON E, et al. Exploiting the critical perioperative period to improve long-term cancer outcomes[J]. Nature Reviews Clinical Oncology, 2015, 12(4): 213-226.

[66] HORSLEY P, BAUER J, GALLAGHER B. Poor nutritional status prior to peripheral blood stem cell transplantation is associated with increased length of hospital stay[J]. Bone Marrow Transplantation, 2005, 35(11): 1113-1116.

[67] IRAVANI M, TAGHIZADEH M, HADJIBABAIE M, et al. Evaluation of nutritional status in patients undergoing hematopoietic SCT[J]. Bone Marrow Transplantation, 2008, 42(7): 469-473.

[68] JAMES A. Garfield President of United States. From Encyclopedia Britannica[EB/OL]. [2020-01-30]. https://www.britannica.com/biography/James-A-Garfield/Cabinet-of-Pres-James-A-Garfield.

[69] JIN L E, FRAZIER S K. The efficacy of acupressure for symptom management: a systematic review[J]. Journal of pain and symptom management, 2011, 42(4): 589-603.

[70] JUVET L K, THUNE I, ELVSAAS I, et al. The effect of exercise on fatigue and physical functioning in breast cancer patients during and after treatment and at 6 months follow-up: a meta-analysis[J]. The Breast, 2017, 33: 166-177.

[71] KAKA A S, ZHAO S, OZER E, et al. Comparison of clinical outcomes following head and neck surgery among patients who contract

to abstain from alcohol vs patients who abuse alcohol[J]. JAMA Oto-laryngology—Head & Neck Surgery, 2017, 143(12): 1181-1186.

[72]　KENNY S A, COLLUM K, FEATHERSTONE C A, et al. Impact of a Replacement Algorithm for Vitamin D Deficiency in Adult Hematopoietic Stem Cell Transplant Patients[J]. Journal of The Advanced Practitioner In Oncology, 2019, 10(2), 109-118.

[73]　KEYS A, BROZEK J, HENSCHEL A, et al. The Biology of Human Starvation （2 Vols） [M]. Minneapolis: University of Minnesota Press, 1950.

[74]　KO K P, KIM S W, MA S H, et al. Dietary intake and breast cancer among carriers and noncarriers of BRCA mutations in the Korean Hereditary Breast Cancer Study[J]. The American Journal of Clinical Nutrition, 2013, 98(6): 1493-501.

[75]　KRATZING C. Nutrition is the cutting edge in surgery : perioperative feeding Pre-operative nutrition and carbohydrate loading[J]. Proceedings of the Nutrition Society, 2011, 70: 311-315.

[76]　KUMAR N B. Nutritional management of cancer treatment effects[M]. Berlin: Springer Science & Business Media, 2012.

[77]　KUZU M A, TERZIOGLU H, GENE V, et al. Preoperative nutritional risk assessment in predicting postoperative outcome in patients undergoing major surgery[J]. World Journal of Surgery, 2006, 30(3): 378-390.

[88]　LEANDRO-MERHI V A, DE AQUINO J L. Determinants of malnutrition and postoperative complications in hospitalized surgical

patients[J]. Journal of Health, Population and Nutrition, 2014, 32(3): 400-410.

[79] LESER M, LEDESMA N, BERGERSON S, et al. Oncology nutrition for clinical practice. Oncology Nutrition Dietetic Practice Group[M]. Chicago: Academy of Nutrition & Dietetics, 2013.

[80] LI M, CHEN P, LI J, et al. Review: the impacts of circulating 25-hydroxyvitamin D levels on cancer patient outcomes: a systematic review and meta-analysis[J]. The Journal of Clinical Endocrinology & Metabolism, 2014, 99(7): 2327-2336.

[81] LIPSETT A, BARRETT S, HARUNA F, et al. The impact of exercise during adjuvant radiotherapy for breast cancer on fatigue and quality of life: A systematic review and meta-analysis[J]. The Breast, 2017, 32: 144-155.

[82] LIU Q, JIANG H, XU D, et al. Effect of gum chewing on ameliorating ileus following colorectal surgery: a meta-analysis of 18 randomized controlled trials[J]. International Journal of Surgery, 2017, 47: 107-115.

[83] LOWCOCO E C, COTTERCHIO M, BOUCHER B A. Consumption of flaxseed, a rich source of lignans, is associated with reduced breast cancer risk[J]. Cancer Causes Control, 2013, 24(4): 813-816.

[84] MAGEE P J, ROWLAND I. Soy products in the management of breast cancer[J]. Current Opinion in Clinical Nutrition & Metabolic Care, 2012, 15(6): 586-591.

[85] MARION D. Stopping nutrition and hydration at the end of life. Up-

ToDate [EB/OL]. [2020-04-17]. https://www.uptodate.com/contents/
stopping-nutrition-and-hydration-at-the-end-of-life.

[86]   Mayo Clinic. Exercise intensity: How to measure it [EB/OL]. [2020-
07-17].https://www.mayoclinic.org/healthy-lifestyle/fitness/in-depth/
exercise-intensity/art-20046887.

[87]   MCRORIE J R, JOHNSON W. Evidence-based approach to fiber
supplements and clinically meaningful health benefits, part 1: What to
look for and how to recommend an effective fiber therapy[J]. Nutrition
Today, 2015, 50(2): 82-89.

[88]   MCRORIE JR, JOHNSON W, AND MCKEOWN N. Understanding
the physics of functional fibers in the gastrointestinal tract: an evi-
dence-based approach to resolving enduring misconceptions about
insoluble and soluble fiber[J]. Journal of the Academy of Nutrition and
Dietetics, 2017, 117(2): 251-264.

[89]   MEHANNA H, NANKIVELL P C, MOLEDINA J, et al. Refeeding
syndrome–awareness, prevention and management[J]. Head & Neck
Oncology, 2009, 1(1): 4.

[90]   MEI B, WANG W, CUI F, et al. Chewing Gum for Intestinal Func-
tion Recovery after Colorectal Cancer Surgery: A Systematic Review
and Meta-Analysis[J]. Gastroenterology Research and Practice, 2017:
3087904.

[91]   Memorial Sloan Kettering Cancer Center. Acupressure for Nausea
and Vomiting.[EB/OL]. [2020-03-13]. https://www.mskcc.org/can-
cer-care/patient-education/acupressure-nausea-and-vomiting.

參考文獻

[92] Memorial Sloan Kettering Cancer Center. Diet Guidelines for People with an Ileostomy [EB/OL]. [2020-12-25]. https://www.mskcc.org/cancer-care/patient-education/diet-guidelines-people-ileostomy.

[93] Memorial Sloan Kettering Cancer Center. Integrative Medicine Ginseng [EB/OL]. [2020-03-25]. https://www.mskcc.org/cancer-care/integrative-medicine/herbs/ginseng-asian#msk_professional.

[94] Memorial Sloan Kettering Cancer Center. Integrative Medicine. Cordyceps [EB/OL]. [2020-03-25]. https://www.mskcc.org/cancer-care/integrative-medicine/herbs/cordyceps#references-16.

[95] Memorial Sloan Kettering Cancer Center. Low-Iodine Diet [EB/OL]. [2020-05-04].https://www.mskcc.org/cancer-care/patient-education/low-iodine-diet.

[96] Memorial Sloan Kettering Cancer Center. Managing Your Hot Flashes Without Hormones [EB/OL]. [2021-01-25]. https://www.mskcc.org/cancer-care/patient-education/managing-your-hot-flashes-without-hormones.

[97] Memorial Sloan Kettering Cancer Center. Nutrition and Breast Cancer: Making Healthy Diet Decisions[EB/OL]. [2020-01-25]. https://www.mskcc.org/cancer-care/patient-education/nutrition-and-breast-making-healthy-diet-decisions.

[98] Memorial Sloan Kettering Cancer Center. Royal Jelly [EB/OL]. [2021-01-25].https://www.mskcc.org/cancer-care/integrative-medicine/herbs/royal-jelly.

[99] MESSINA M. Impact of soy foods on the development of breast

cancer and the prognosis of breast cancer patients[J]. Forsch Komplementmed, 2016, 23(2): 75-80.

[100] MIAO J, LIU X, WU C, et al. Effects of acupressure on chemotherapy-induced nausea and vomiting-a systematic review with meta-analyses and trial sequential analysis of randomized controlled trials[J]. International Journal of Nursing Studies, 2017, 70: 27-37.

[101] MILLER J W. Proton Pump Inhibitors, H2-Receptor Antagonists, Metformin, and Vitamin B-12 Deficiency: Clinical Implications[J]. Advances in Nutrition, 2018, 9(4): 511S-518S.

[102] MISHIMA S, SUZUKI K M, ISOHAMA Y, et al. Royal jelly has estrogenic effects in vitro and in vivo[J]. J Ethnopharmacol, 2005, 101 (1-3) : 215-220.

[103] MUELLER C M. The ASPEN Adult Nutrition Support Core Curriculum[M].3rd ed. Silver Spring: American Society for Parenteral and Enteral Nutrition (ASPEN) , 2018.

[104] BABAR M, et al. Alteration in taste perception in cancer: causes and strategies of treatment[J]. Frontiers in Physiology, 2017, 8: 134.

[105] NACHVAK S M, MORADI S, ANJOM-SHOAE J, et al. Soy, Soy Isoflavones, and Protein Intake in Relation to Mortality from All Causes, Cancers, and Cardiovascular Diseases: A Systematic Review and Dose-Response Meta-Analysis of Prospective Cohort Studies[J]. Journal of the Academy of Nutrition and Dietetics, 2019, 119(9): 1483-1500.

[106] National Cancer Institute. Nutrition in Cancer Care (PDQ®) [EB/

參考文獻

OL]. [2019-10-6]. https://www.cancer.gov/about-cancer/treatment/ side-effects/appetite-loss/nutrition-hp-pdq.

[107] National Cancer Institute. Nutrition in Cancer Care （PDQ®）– Health Professional Version [EB/OL]. [2020-03-01]. https://www. cancer.gov/about-cancer/treatment/side-effects/appetite-loss/nutri-tion-hp-pdq#_51_toc.

[108] National Institute of Health. Calcium Fact Sheet for Health Profession-al[EB/OL]. [2020-05-01]. https://ods.od.nih.gov/factsheets/Calcium -Health Professional/.

[109] National Institute of Health. Office of Dietary Supplements [EB/OL]. [2020-05-01]. https://ods.od.nih.gov/factsheets/.

[110] National Institute of Health. Vitamin B_{12} Fact Sheet for Health Profes-sional[EB/OL]. [2020-05-01]. https://ods.od.nih.gov/factsheets/Vita-min B_{12}-HealthProfessional/.

[111] National Institute of Health. Zinc Fact Sheet for Health Profes-sional [EB/OL]. [2020-05-01]. https://ods.od.nih.gov/factsheets/ Zinc-HealthProfessional/.

[112] National Institute for Health and Care Excellence. Nutrition support for adults: oral nutrition support, enteral tube feeding and parenteral nutri-tion[EB/OL]. [2020-01-28]https://www.nice.org.uk/guidance/cg32/ chapter/1-Guidance#screening-for-malnutrition-and-the-risk-of-mal-nutrition-in-hospital-and-the-community.

[113] NECHUTA S J, CAAN B J, CHEN W Y, et al. Soy food intake after diagnosis of breast cancer and survival: an in-depth analysis of com-

bined evidence from cohort studies of US and Chinese women[J]. The American Journal of Clinical Nutrition, 2012, 96(1): 123-132.

[114] NEWBERRY C, LYNCH K. The role of diet in the development and management of gastroesophageal reflux disease: why we feel the burn[J]. Journal of Thoracic Disease, 2019, 11(Suppl 12): S1594-S1601.

[115] NG K, WOLPIN B M, MEYERHARDT J A, et al. Prospective study of predictors of vitamin D status and survival in patients with colorectal cancer[J]. British Journal of Cancer, 2009, 101: 916–923.

[116] O'SULLIVAN M J, BAIRD D, POSTHAUER M E. Position of the Academy of Nutrition and Dietetics: Ethical and Legal Issues in Feeding and Hydration[J]. Journal of the Academy of Nutrition and Dietetics, 2013, 113(6): 828–833.

[117] PAN H, CAI S, J I J, et al. The Impact of Nutritional Status, Nutritional Risk, and Nutritional Treatment on Clinical Outcome of Hospitalized Cancer Patients: A Multi-Center, Prospective Cohort Study in Chinese Teaching Hospitals[J]. Nutrition and Cancer, 2013, 65(1): 62-70.

[118] Physicians Committee for Responsible Medicine and Unbound Medicine. [EB/OL]. [2020-01-27]. https: s//nutritionguide.pcrm.org/nutritionguide/view/Nutrition_Guide_for_Clinicians/1342067/all/Diet_during_Cancer_Treatment#022_1.

[119] PRADO C, CUSHEN S, ORSSO C, et al. Sarcopenia and cachexia in the era of obesity: Clinical and nutritional impact[J]. Proceedings of

the Nutrition Society, 2016, 75(2), 188-198.

[120] RAO T P, QUARTARONE G. Role of guar fiber in improving digestive health and function[J]. Nutrition, 2019, 59: 158-169.

[121] REBER E, FRIEDLI N, VASILOGLOU M F, et al. Management of refeeding syndrome in medical inpatients[J]. Journal of Clinical Medicine, 2019, 8(12): 2202.

[122] ROCk C L, THOMSON C, GANSLER T, et al. American Cancer Society guideline for diet and physical activity for cancer prevention[J]. A Cancer Journal for Clinicians, 2020, 70(4): 245-271.

[123] ROSCOE J, MATTESON S. Acupressure and acustimulation bands for control of nausea: a brief review[J]. American Journal of Obstetrics and Gynecology, 2002, 186(5): S244-S247.

[124] RYAN A M, POWER D G, DALY L, et al. Cancer-associated malnutrition, cachexia and sarcopenia: the skeleton in the hospital closet 40 years later[J]. Proceedings of the Nutrition Society, 2016, 75(2): 199-211.

[125] SANDRUCCI S, BEETS G, BRAGA M, et al. Perioperative nutrition and enhanced recovery after surgery in gastrointestinal cancer patients. A position paper by the ESSO task force in collaboration with the ERAS society（ERAS coalition）[J]. European Journal of Surgical Oncology. 2018, 44(4): 509-514.

[126] SAWKA A M, IBRAHIM-ZADA I, GALACGAC P, et al. Dietary iodine restriction in preparation for radioactive iodine treatment or scanning in well-differentiated thyroid cancer: a systematic review[J].

Thyroid, 2010, 20(10): 1129-1138.

[127] SCHNITKER M A, MATTMAN P E, BLISS T L. A clinical study of malnutrition in Japanese prisoners of war[J]. Annals of Internal Medicine, 1951, 35: 69-96.

[128] SHACHAR S S, WILLIAMS G R, MUSS H B, et al. Prognostic value of sarcopenia in adults with solid tumours: a meta-analysis and systematic review[J]. European Journal of Cancer, 2016, 57: 58-67.

[129] SHPATA V, PRENDUSHI X, KREKA M, et aI. Malnutrition at the time of surgery affects negatively the clinical outcome of critically ill patients with gastrointestinal cancer[J]. Medical Archives, 2014, 68(4): 263-267.

[130] SILVIS S E, PARAGAS P D. Paraesthesias, weakness, seizures, and hypophosphataemia in patients receiving hyperalimentation[J]. Gastroenterology, 1972, 62: 513-520.

[131] SMITH M D, MCCALL J, PLANK L, et al. Preoperative carbohydrate treatment for enhancing recovery after elective surgery[J]. Cochrane Database Systematic Review, 2014, 8: CD009161.

[132] SUNGURTEKIN H, SUNGURTEKIN U, BALCI C, et al. The influence of nutritional status on complications after major intraabdominal surgery[J]. Journal of the American College of Nutrition, 2004, 23: 227-232.

[133] The International Dysphagia Diet Standardization Initiative[EB/OL]. [2020-04-05]. https://iddsi.org/wp-content/uploads/2017/07/IDDSI-framework-in-Chinese-detailed-definitions-170712.pdf.

[134] The Johns Hopkins Hospital Whipple Surgery Diet Guideline[A]. The Johns Hopkins Hospital Patient Handout, 2017.

[135] The University of Sydney. Glycemic Index [EB/OL]. [2020-02-21]. https://www.glycemicindex.com/index.php.

[136] Thyroid Cancer Canada. Radioactive Iodine Treatment (RAI) [EB/OL]. [2020-05-04]. https://www.thyroidcancercanada.org/en/treatments/radioactive-iodine-treatment.

[137] U.S. Department of Agriculture. FoodData Central [EB/OL]. [2020-02-21].https://fdc.nal.usda.gov/.

[138] U.S. Department of Health & Human Services. Food Safety: Cold Food Storage Chart [EB/OL]. [2020-02-20]. https://www.foodsafety.gov/food-safety-charts/cold-food-storage-charts.

[139] U.S. Department of Health & Human Services. Food Safety: People at Risk: Those with Weakened Immune Systems [EB/OL]. [2020-02-20]. https://www.foodsafety.gov/risk/cancer/index.html.

[140] U.S. Food and Drug Administration. Food Safety: People Cancer [EB/OL]. [2020-02-20]. https://www.fda.gov/food/people-risk-food-borne-illness/food-safety-people-cancer.

[141] United Ostomy Associations of America. Eating with An Ostomy A Comprehensive Nutrition Guide for Those Living with an Ostomy [EB/OL]. [2020-12-25]. https://www.ostomy.org/wp-content/uploads/2020/07/Eating_with_an_Ostomy_2020-07.pdf.

[142] University of Pennsylvania. OncoLink [EB/OL]. [2020-07-11]. https://www.oncolink.org/cancer-treatment/oncolink-rx.

[143] VASSILYADI F, PANTELIADOU A K, PANTELIADIS C. Hallmarks in the history of enteral and parenteral nutrition: from antiquity to the 20th century[J]. Nutrition in Clinical Practice, 2013, 28(2): 209-217.

[144] WEIMANN A, BRAGA M, CARLI F. ESPEN guideline: clinical nutrition in surgery[J]. Clinical Nutrition, 2017, 36(3): 623-650.

[145] WEINSTER R L, KRUMDIECK C L. Death resulting from overzealous total parenteral nutrition: The refeeding syndrome revisited[J]. The American Journal of Clinical Nutrition, 1980, 34: 393-399.

[146] WHO Expert Consultation. Appropriate body-mass index for Asian populations and its implications for policy and intervention strategies[J]. Lancet, 2004, 363(9403) 157-163.

[147] WHO. The Global Cancer Observatory [EB/OL]. [2020-11-25]. https://gco.iarc.fr.

[148] WOOLF P J, FU L L, BASU A. Protein: Identifying Optimal Amino Acid Complements from Plant-Based Foods[J]. PLOS ONE, 2011, 6(4): e18836.

[149] YOUSSRIA EL-SAYED YOUSEF Y E, ZAKI N, SAYED A. Efficacy of acupressure on nausea and vomiting among children with leukemia following chemotherapy[J]. Journal of Nursing Education and Practice, 2018, 9(1): 89-97.

[150] ZGAGA L, THEODORATOU E, FARRINGTON S M, et al. Plasma vitamin D concentration influences survival outcome after a diagnosis of colorectal cancer[J]. Journal of Clinical Oncology, 2014, 32: 2430-2439.

參考文獻

[151] ZHANG F F, HASLAM D E, TERRY M B, et al. Dietary isoflavone intake and all-cause mortality in breast cancer survivors: The Breast Cancer Family Registry[J]. Cancer, 2017, 123(11): 2070-2079.

致謝

這些文字能問世，離不開鳳梨的鼓勵和支持。這些年來一直鼓勵我多寫科普，邀請我給「向日葵兒童」和「鳳梨因子」社群撰稿，還經常給我發網路上不可靠的營養相關文章來激勵我快寫些科普文章出來以正視聽，一直到鼓勵我著手這本書的撰寫。

感謝出版社的邀約，感謝編輯胡洪濤和王華，讓這些文字能編輯成冊。

特別感謝爸爸孫竺，給我無比多的支持。他是我所有文字的第一位讀者，幫我看內容是不是能看懂，不但給我糾錯別字，也幫我試菜譜。

感謝好朋友嚴青、周優在整本書的寫作過程中，不斷給我鼓勵、給我的文章提修改建議。

感謝幫我通讀全稿，給我諸多好建議的好友瞿地，「一個中心、兩個基礎、三個調整」的圖就是他畫了送給我的，甚是感激。

感謝女神曉靜幫我把書裡的菜譜都做了一遍，不但肯定了食譜味道不錯，還給我的食譜拍了美美的照片，讓這本書的食譜部分有了漂亮的照片。

感謝好朋友澳洲註冊營養師、新加坡臨床營養師羅文婷，美國註冊營養師方宇、馮凡青，加拿大註冊營養師蔡依憬，和我一起探討了本書的部分內容和食譜。

感謝在我最開始撰稿時，幫我試讀、給我意見的好友們，秋卜、子鈺、屈上、白鷗、Zack；也感謝遠在新加坡還在幫我試菜譜的好友周周。

感謝「鳳梨因子」的讀者，給我不斷寫稿的鼓勵，你們的提問，你們

致謝

的肯定，不斷鞭策我繼續寫稿，讓我每一次看到自己的蝸牛速度都愧疚不已。

　　也特別謝謝給社群「鳳梨因子」和「健康不是鬧著玩」留言的讀者，你們引起我共鳴的留言成了這本書每篇文章篇尾的引言，希望這些話語能給更多人帶來啟發。

後記

「給時光以生命，而不是給生命以時光。」

（To the time to life, rather than to life in time.）

—— 布萊斯·帕斯卡（Blaise Pascal）

「給時光以生命，而不是給生命以時光。」這句話我非常喜歡，丈量生命意義的不是長度，而是在活著的時光中所綻放的生命與世界的碰撞。我想再給這句話加一句，那就是「給時光以生命，給生命以營養」。

生命之偉大，造物主之神奇。食物，是大自然富含生命的餽贈，多姿多采的食物，富含生命，提供各種營養物質，滋養我們的生命，為生命的無限精彩和超越想像的無限可能奠定基礎。

營養學，將食物的精彩與我們生命的健康連線到了一起，如搭在兩種生命體間的橋梁，碰撞了無限多的可能性。

營養學既古老又年輕，不但是科學，更是文化和生活。從上古至今，我們與食物結下了源遠流長的情愫與信念。食物與健康和疾病的關係，千年之前就已然存在，然而更多的是經驗的感性認知。直到近百年來科學的發展，我們才從實驗科學和實證醫學的角度，看待食物、營養、健康與疾病的關係，進一步剖析如何透過飲食營養為健康助力，確保疾病的治療。也正因為有了這種科學與文化、傳統與現代的交融和碰撞，產生了很多似是而非的飲食建議，以及各式各樣的謠言。

臨床營養學，與所有科學學科一樣，不斷在發展，不斷推陳出新。同時，臨床營養學又涉及多個學科，食品科學、農業、生物學、醫學、

後記

倫理學、心理學、社會學等。不同學科的發展與營養學的相互交融，都會給我們的癌症營養診療帶來新的突破與契機，尤其是目前營養基因組學、腸道微生態以及代謝組學的研究，會讓未來的癌症營養診療以及癌症的預防更加有效和個體化。希望在不久的將來就能和大家分享臨床營養學在癌症診療和癌症預防中的新突破。

重疾在身，飲食，是安慰，更是絕望深處的一線燭光。抗癌之路，道阻且長，一路嶙峋崎嶇。我未曾親身走過，只是在工作中與這一路行者同走了一小段征程。希望這些文字，將科學可靠的營養飲食資訊，用通俗易懂且可實操的方式，傳遞給抗癌路上的患者和家屬，能伴隨每一個在這條路上前行的你，讓這條道路走起來不那麼迷惘和孤單，也有一絲的支持和慰藉。

湯姆·馬西里耶是美國優秀的癌症藥物研發科學家，同時也是一位勇敢樂觀面對晚期癌症的患者，還是癌症科學資訊的傳播者，患者組織的倡導者，更是對抗疾病希望的燈塔。他在自己的文章中分享了大衛·鮑伊（David Bowie）的歌〈英雄〉（Heroes），我很喜歡，也獻給每一位與癌症抗爭的患者、家屬以及康復者。

英雄

We can be heroes, just for one day
我們能成為英雄，哪怕只有一天
We can be us, just for one day…
我們能做真實的自己，哪怕只有一天……
Oh, we can beat them, forever and ever
我們能打敗它們，永永遠遠

—— 大衛·鮑伊

癌症患者怎麼吃？營養抗癌，每一口都是康復的力量：

從特殊營養管理到日常生活調整，針對不同癌種，制定專屬康復計畫

作　　者：孫凌霞

發 行 人：黃振庭

出 版 者：崧燁文化事業有限公司

發 行 者：崧燁文化事業有限公司

E-mail：sonbookservice@gmail.com

粉 絲 頁：https://www.facebook.com/
　　　　　sonbookss/

網　　址：https://sonbook.net/

地　　址：台北市中正區重慶南路一段六十一號八樓
　　　　　815 室

Rm. 815, 8F., No.61, Sec. 1, Chongqing S. Rd.,
Zhongzheng Dist., Taipei City 100, Taiwan

電　　話：(02)2370-3310

傳　　真：(02)2388-1990

印　　刷：京峯數位服務有限公司

律師顧問：廣華律師事務所 張珮琦律師

-版權聲明-

定　　價：450 元

發行日期：2024 年 04 月第一版

◎本書以 POD 印製

Design Assets from Freepik.com

國家圖書館出版品預行編目資料

癌症患者怎麼吃？營養抗癌，每一
口都是康復的力量：從特殊營養管
理到日常生活調整，針對不同癌
種,制定專屬康復計畫 / 孫凌霞 著.
-- 第一版 . -- 臺北市：崧燁文化事
業有限公司 , 2024.04
面；　公分
ISBN 978-626-394-175-5(平裝)
1.CST: 癌 症 2.CST: 健 康 飲 食
3.CST: 食療 4.CST: 食譜
417.8　　113003952

電子書購買

臉書

爽讀 APP